Tobias Schmook
Der Akupunktur-Leitfaden

Der Akupunktur-Leitfaden

Tobias Schmook

Grundkurs und Arbeitsbuch

Mit 66 Abbildungen und 2 Tabellen

Schattauer Stuttgart New York

Tobias Schmook, cand.med.
DÄGfA-Mitglied
An der Wied 12, 55128 Mainz

Die Deutsche Bibliothek – CIP Einheitsaufnahme

Schmook, Tobias:
Der Akupunktur-Leitfaden : Grundkurs und Arbeitsbuch ; mit 2 Tabellen /
Tobias Schmook. – Stuttgart ; New York : Schattauer, 2000
 ISBN 3-7945-1975-2

© 2000 by F. K. Schattauer Verlagsgesellschaft mbH,
Lenzhalde 3, D-70192 Stuttgart, Germany
Internet http://www.schattauer.de
Printed in Germany

Lektorat: Sabine Fahrbach-Kunze, M.A, Stuttgart
Layout und Umschlaggestaltung: Bernd Burkart, Stuttgart
Satz: Hofacker DDV GmbH, Schorndorf
Druck und Einband: Konrad Triltsch, Würzburg
Gedruckt auf chlor- und säurefrei gebleichtem Papier.

ISBN 3-7945-1975-2

Gewidmet meinem Bruder Nikolaus

Vorwort

Die Idee für eine verständliche, systematische und praxisnahe Einführung in die Akupunktur entstand aus den Erfahrungen bei der Vermittlung dieser traditionellen chinesischen Behandlungsmethode in den Arbeitsgruppen für Traditionelle Chinesische Medizin (TCM) an der Universität Mainz. – Bereits bei der eigenen Akupunkturausbildung habe ich feststellen müssen, daß die verfügbare Literatur zu theoriebezogen, zu einseitig und zu wenig lernzielorientiert ist.

Das vorliegende Buch hat ein systematisches Heranführen an die Praxis der Akupunktur zum Ziel. Die Kernaussagen der traditionell-chinesischen Denkweise und die speziellen Begriffe der TCM werden eingehend und nachvollziehbar dargestellt. Besonderes Gewicht wurde auf die anschaulichen Abbildungen der Akupunkturpunkte und auf eine klare Struktur mit didaktischen Lernschritten gelegt. In diesem Lehr- und Arbeitsbuch wurde bei weitgehendem Verzicht auf „Medizinersprache" versucht, allgemeinverständlich zu bleiben und trotzdem alle relevanten Begriffe sowohl der TCM als auch der Schulmedizin einzuführen.

Dieses Buch soll in kompakter Weise ein solides Grundwissen der Akupunktur vermitteln.

Besonderer Dank gilt Marcus Baumann, der bei der Entwurfgestaltung mitgewirkt hat, Uwe Gärtner für die ausgezeichnete fotografische Unterstützung, Karsten Müller für die technische Bearbeitung der Fotografien und Alexander Mack, dem Fotomodell.

Bedanken möchte ich mich auch bei der Arbeitsgemeinschaft TCM in Mainz und dem Lektorat des F. K. Schattauer Verlages, insbesondere Frau Dipl.-Biol. Catrin Cohnen, für die hilfreiche Unterstützung.

Ich wünsche allen Lesern viel Erfolg mit der Akupunktur.

Mainz, im Herbst 1999   Tobias Schmook

Übersicht zu den verschiedenen Bezeichnungen in der Akupunktur.
In Klammern finden sich die verwendeten Abkürzungen.

deutsche Bezeichnung	chinesische Bezeichnung	lateinische Bezeichnung	sinnverwandte Begriffe
Leber (Le)	Gan	orbis hepaticus (H)	
Gallenblase (Gb)	Dan	orbis felleus (F)	
Herz (He)	Xin	orbis cardialis (C)	
Dünndarm (Dü)	Xiao Chang	orbis intestini tenuis (IT)	
Perikard (Pe)	Xin Bao	orbis pericardialis (Pc)	Kreislauf (Ks)
Drei Erwärmer (3E)	San Jiao (Sj)	orbis tricalorii (T)	Dreifacher Erhitzer (3E)
Milz (Mi)	Pi	orbis lienalis (L)	
Magen (Ma)	Wei	orbis stomachi (S)	
Lunge (Lu)	Fei	orbis pulmonalis (P)	
Dickdarm (Di)	Da Chang	orbis intestini crassi (IC)	
Niere (Ni)	Shen	orbis renalis (R)	
Blase (Bl)	Pan Guang	orbis vesicalis (V)	
Konzeptionsgefäß (KG)	Ren Mai (REN)	sinarteria respondens (Rs)	aufnehmende Leitbahn
Lenkergefäß (LG)	Du Mai (DU)	sinarteria regens (Rg)	Leitbahn der Steuerung

Inhalt

Allgemeiner Teil

Im allgemeinen Teil des Buches werden in **Kapitel 1, Chinesische Medizin und Philosophie** alle wichtigen Aspekte der chinesischen Philosophie besprochen, die Sie für die Akupunktur wissen sollten. In **Kapitel 2, Akupunktur in der Praxis**, erhalten Sie wertvolle Tips und wichtige Hinweise für die richtige Anwendung der Akupunktur.

1 Chinesische Medizin und Philosophie

Die Traditionelle Chinesische Medizin (TCM) besteht aus verschiedenen Diagnose- und Therapie-Methoden.

Die **Diagnosefindung** in der TCM besteht nicht nur aus der genauen Betrachtung des Menschen und seiner Krankheit, sondern auch aus der Begutachtung seiner psychischen Verfassung, seiner sozialen Umgebung, seiner Ernährung und anderer Einflüsse, denen der Mensch ausgesetzt ist. Als Diagnosehilfen können zusätzlich auch die sogenannte Zungen- und Pulsdiagnostik eingesetzt werden; hierbei können durch das Betrachten der Zunge bzw. durch das Betasten des Pulses bestimmte Feststellungen zu einer Krankheit gemacht werden.

In der Traditionellen Chinesischen Medizin gibt es verschiedene Therapieverfahren. So existieren neben der Akupunktur als Therapie mit Nadeln noch die Phytotherapie (Therapie mit Heilkräutern und anderen heilenden Substanzen), das QIGONG (Atem- und Bewegungsübungen), die chinesische Diätetik (Therapie durch eine besondere Ernährungsweise) sowie die TUINA (chinesische Massage und Manualtherapie).

Die TCM besteht aus verschiedenen Diagnose- und Therapiemethoden!

Die Basis für die Traditionelle Chinesische Medizin – und damit auch für die Akupunktur – ist geprägt durch sehr alte chinesische Vorstellungen und Anschauungen über die Welt und das Universum. Um die Akupunktur mit ihren Diagnose- und Behandlungsmethoden verstehen zu können, muß man einige Grundlagen über die chinesische Philosophie kennen. Diese Grundlagen sind für einen „westlich" denkenden Menschen zunächst neu und unbekannt, lassen sich aber schnell verstehen, da sie zum Glück nicht allzu kompliziert sind. Sie werden im folgenden beschrieben.

1.1 YIN und YANG

In der chinesischen Vorstellung existiert als ungerichtete Ur-Energie das sogenannte TAO (gesprochen: dao). Dieses TAO ist die ursprünglichste Form jeglicher Energie.

Aus dem TAO entstanden zwei gegensätzliche Kräfte: YIN und YANG. So werden zum YIN Eigenschaften gerechnet wie zum Beispiel innen, dunkel, weich, kalt oder auch negativ; dagegen werden zum YANG beispielsweise Eigenschaften wie außen, hell, hart, heiß und positiv gerechnet. Wichtig ist, daß man versteht, daß diese Eigenschaften sich gegenseitig nicht ausschließen, sondern sogar einander brauchen und immer gemeinsam nebeneinander existieren. Wie schlimm wäre es zum Beispiel, wenn es immer hell wäre (der Tag hat YANG-Charakter) oder wenn es dagegen nur dunkel wäre (die Nacht hat YIN-Charakter). Auch weiblich und männlich werden in den Polaritäten YIN und YANG verstanden: Weiblich ist YIN und männlich ist YANG.

Interessanterweise gibt es nichts, was nur YIN oder nur YANG ist; so ist es in der Nacht nie ganz dunkel, so gibt es in allem Negativen immer auch ein Fünkchen Positives, und so gibt es in jedem Mann auch weibliche Anteile.

YIN und YANG sind nie voneinander zu trennen!

- In der TCM wird der Mensch als Ganzes gesehen, sowohl Seele als auch Körper werden betrachtet.

- Zur TCM gehören:
- Akupunktur
- Phytotherapie
- QIGONG
- chinesische Diätetik
- TUINA

- Das TAO ist die Urform der Energie.

- YIN und YANG sind zwei Gegenpole, die untrennbar voneinander sind.
YIN-Beispiele: Nacht, dunkel, negativ, kalt
YANG-Beispiele: Tag, hell, positiv, heiß

1.2 Die fünf Wandlungsphasen

In der chinesischen Philosophie gibt es die YIN- und YANG-Zuteilungen auch bei den Elementen: Dem Element Wasser wird ein YIN-Charakter zugeordnet; das Element Feuer besitzt dagegen vor allem YANG-Anteile (Abb. 1.1a). Dieses Wasser-Feuer-System ist in der Traditionellen Chinesischen Medizin (TCM) noch um die Elemente Holz, Metall und Erde erweitert worden. Das Element Holz steht auf der aufsteigenden Seite vom YIN (Wasser) zum YANG (Feuer). Das Element Metall steht auf der absteigenden Seite vom YANG zum YIN. In der Mitte zwischen diesen vier Elementen liegt schließlich noch das Element Erde (Abb. 1.1b); später wurde dieses Element dann zwischen die Elemente Feuer und Metall gerückt. Diese fünf Elemente werden in der chinesischen Philosophie auch als die fünf Wandlungsphasen bezeichnet. Der Zyklus der fünf Wandlungsphasen basiert auf der Vorstellung, daß die einzelnen Wandlungsphasen ineinander übergehen, sich ineinander verwandeln können.

● Die Elemente Holz, Feuer, Erde, Metall und Wasser bilden die fünf Wandlungsphasen.

YIN und YANG teilen sich in die fünf Wandlungsphasen auf!

Den einzelnen Wandlungsphasen wurden bestimmte Bedeutungen zugeordnet. Es gibt viele Zuordnungen zu den Wandlungsphasen (Tab. 1.1). Für die Akupunktur ist die Zuordnung zu den inneren Organen am wichtigsten: In der Traditionellen Chinesischen Medizin wird zwischen parenchymatösen, also festen Organen und Organen mit einem Hohlraum unterschieden. In der TCM haben die Parenchymorgane eher einen YIN-Charakter und die Hohlorgane eher einen YANG-Charakter.

● In der TCM gibt es viele Dinge, die den fünf Wandlungsphasen zugeordnet werden. Am wichtigsten sind die Zuordnungen zu bestimmten inneren Organen (Parenchymorgane und Hohlorgane).

Jeder Wandlungsphase lassen sich jeweils ein Parenchymorgan (YIN) sowie ein Hohlorgan (YANG) zuordnen (Abb. 1.1c). Zum Holz gehören die Leber (YIN-Organ) und die Gallenblase (YANG-Organ), zum Feuer gehören das Herz (YIN) und der Dünndarm (YANG), zur Erde gehören die Milz und der Magen, zum Metall gehören die Lunge und der Dickdarm und zum Wasser gehören Niere und Blase. Die Polarität YIN und YANG zeigt sich also auch in den inneren Organen. Das YIN- und das YANG-Organ einer Wandlungsphase werden in Verbindung mit ihren Funktionen und Aufgaben auch als Funktionssystem bezeichnet. Die Funktionssysteme werden im speziellen Teil genauer erläutert.

YIN-Organe sind Parenchymorgane – YANG-Organe sind Hohlorgane!

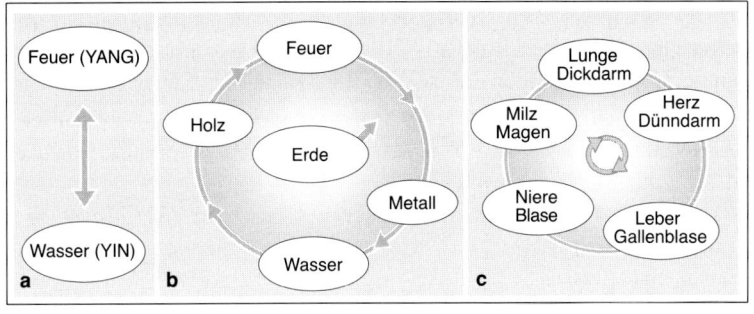

Abb. 1.1a Die Polarität YIN und YANG;
b die fünf Wandlungsphasen;
c die Zuordnungen der inneren Organe zu den Wandlungsphasen

Zu den fünf Wandlungsphasen gibt es, wie oben bereits erwähnt, auch noch andere Zuordnungen, z.B. nach Jahreszeit, Gefühlszustand, Farbe, Klima, Geschmacksrichtung u.a. (Tab. 1.1).

	Holz	Feuer	Erde	Metall	Wasser
YIN-Organ	Leber	Herz	Milz	Lunge	Niere
YANG-Organ	Gallenblase	Dünndarm	Magen	Dickdarm	Blase
Jahreszeit	Frühling	Sommer	Spätsommer	Herbst	Winter
Klima	Wind	Hitze	Feuchtigkeit	Trockenheit	Kälte
Geschmack	sauer	bitter	süß	scharf	salzig
Farbe	grün	rot	gelb	weiß	schwarz
Sinnesorgan	Auge	Zunge	Mund	Nase	Ohr
Gewebe	Sehnen	Gefäße	Muskeln	Haut	Knochen
Gefühlszustand	Zorn	Freude	Grübeln	Traurigkeit	Angst

Tab 1.1
Einige Zuordnungen zu den fünf Wandlungsphasen

1.3 Die Substanzen des Lebens

Mit den fünf Wandlungsphasen haben Sie schon sehr wichtige Dinge über die chinesische Philosophie kennengelernt. Neben den fünf Wandlungsphasen gibt es noch die sogenannten fünf Substanzen des Lebens. Diese fünf Substanzen sind am Lebensprozeß unmittelbar beteiligt:

* QI – Energie
* XUE – Blut
* JING – Essenz
* SHEN– Geist
* JIN YE – Körperflüssigkeiten

Jede dieser Substanzen soll im folgenden vorgestellt werden.

● QI ist die Energie. QI ist die antreibende Energie für das Leben.

    Als **QI** (gesprochen: tschi) wird die Energie bezeichnet, die in allem Lebendigen fließt; das QI ist eine Kraft, die man zum Leben braucht. Das QI (Energie) strömt in den Tieren und Pflanzen und auch in den Körpern von uns Menschen. Das QI befindet sich auch in der Luft und in der Nahrung; durch das Atmen und die Aufnahme von Nahrung kann das QI in den Körper gelangen und sich im Körper bewegen, so kann es uns schützen und ernähren. Das QI wirkt in jedem Organismus als eine Art Motor des Lebens.

● XUE ist das Blut, es ernährt und befeuchtet den Körper.

    Das **XUE** (gesprochen: hsjö) ist das Blut. XUE wird für die Ernährung und Befeuchtung des Körpers benötigt. XUE und QI sind sehr eng miteinander verbunden. Das QI sorgt dafür, daß das XUE (Blut) durch den Körper fließen kann. Das XUE ernährt alle Organe – wenn das XUE nicht in ausreichender Menge vorhanden ist, sind die Organe in ihrer Funktion eingeschränkt.

Eine weitere Substanz des Lebens ist das JING (gesprochen: dsching). JING wird mit dem etwas schwierig zu verstehenden Begriff Essenz übersetzt. Die Essenz ist eine Form von Energie, die in der Niere angesiedelt ist; im Gegensatz zum QI ist das JING eine Art Energie-Konzentrat: Das JING beinhaltet das Wesentliche und Grundlegende von Energie. Das JING ist eine Substanz, die für das Leben unabdingbar ist und die wichtig für das Wachstum, die Entwicklung und die Fortpflanzung ist.

● JING ist die Essenz, konzentrierte Energie. JING wird für Wachstum, Entwicklung und Fortpflanzung gebraucht.

Das JING besteht aus zwei Anteilen: Der eine Anteil stammt von den Eltern, der auf das Kind übertragen wird, und sich im Körper des Kindes ansiedelt; der andere Anteil ist verdichtetes, also konzentriertes QI (Energie), das wir aus der Nahrung und der Atemluft aufnehmen und das durch innere Organe umgewandelt wird. Durch diese Umwandlung kann das JING (Essenz) im Körper immer wieder ein bißchen aufgefüllt werden. Irgendwann ist die Essenz jedoch aufgebraucht – man muß sterben. Ein Lebensstil mit viel Hektik und vielen psychischen Belastungen verbraucht das JING schneller als eine gesunde Lebensweise mit Momenten der Entspannung und des Nachdenkens.

● JING wird einerseits von den Eltern an das Kind mitgegeben, andererseits wird das JING aus umgewandeltem QI der Luft und Nahrung hergestellt und wieder aufgefüllt.

SHEN (gesprochen: schenn) ist die Bezeichnung für den Geist und den Intellekt. Der Geist (SHEN) hat seinen Platz im Herzen. Zum Begriff SHEN gehören die geistige Aktivität, das Gedächtnis und der Denkprozeß. Der Geist (SHEN) hat die Aufgabe, den Körper und das Bewußtsein zu beleben. Wenn der Geist stark ist, funktionieren das Denken und das Gedächtnis gut.

● SHEN ist der Geist und belebt den Körper und das Bewußtsein.

Zu den Substanzen des Lebens gehören auch die JIN YE (gesprochen: dschin je), die Körperflüssigkeiten. Die JIN YE entsprechen der Summe aller Flüssigkeiten, die sich im Körper befinden. Zu diesen Flüssigkeiten gehören alle Sekrete des Körpers (z.B. Verdauungssäfte, Schweiß und Tränenflüssigkeit) und auch die Flüssigkeiten, die sich in jeder Körperzelle befinden. Die Aufgaben der JIN YE sind die Ernährung und Befeuchtung des gesamten Organismus und jeder einzelnen Zelle im Organismus.

● JIN YE ist die Gesamtheit aller Körperflüssigkeiten, sie ernähren und befeuchten den Körper.

Die fünf Substanzen des Lebens sind QI, XUE, JING, SHEN und JIN YE!

Bitte gehen Sie nicht davon aus, daß Sie im weiteren alle Substanzen des Lebens und ihre Funktionen genau kennen müssen – es ist viel wichtiger, daß Sie einfach etwas über die Substanzen gehört haben.

Die einzigen Dinge, die Sie im Moment von der chinesischen Philosophie für die Akupunktur brauchen, sind die Namen der fünf Wandlungsphasen und der fünf Substanzen des Lebens.

2 Akupunktur in der Praxis
2.1 Leitbahnen und Akupunkturpunkte

● Jedem inneren Organ wird eine Leitbahn bzw. ein Meridian am Körper zugeordnet. In den Leitbahnen fließt das QI.

In **Kapitel 1, Chinesische Medizin und Philosophie** haben Sie die fünf Wandlungsphasen und die ihnen zugeordneten inneren Organe kennengelernt (s. Tab. 1.1). Jedes dieser inneren Organe besitzt eine sogenannte **Leitbahn**; die Leitbahn wird auch als **Meridian** bezeichnet. Durch die Leitbahnen fließt das QI (Energie – s. Kap. 1.3, S. 4). Die Leitbahnen verlaufen außen, entlang des Körpers, und sind mit einer inneren Leitbahn, die im Körper verläuft, mit ihrem jeweiligen Organ verbunden.

● Die Meridiane liegen auf beiden Körperseiten und haben jeweils einen ganz speziellen Verlauf.

Die Verläufe der inneren Leitbahnen sind für die Anwendung der Akupunktur von untergeordneter Bedeutung, sie werden in diesem Buch auch nicht weiter besprochen. Die äußeren Verläufe der Meridiane werden Ihnen im speziellen Teil vorgestellt.

Damit Sie eine Vorstellung vom Verlauf einer solchen Leitbahn bekommen, schauen Sie sich den Verlauf der **Dickdarmleitbahn** in Abbildung 2.1 (S. 7) an. Die Dickdarmleitbahn ist wie jede Leitbahn eines inneren Organs sowohl auf der rechten als auch auf der linken Körperseite vorhanden. Die Leitbahn des Dickdarms beginnt am Zeigefinger und zieht über den Unterarm zum Ellbogen und dann über den Oberarm zur Schulter. Von dort verläuft der Dickdarmmeridian über den Hals zur Wange und endet neben der Nase.

Zur Vereinfachung werden die Bezeichnungen der inneren Organe durch zwei Buchstaben abgekürzt. So wird z.B. Dickdarm mit Di abgekürzt oder Leber mit Le.

● Die inneren Organe werden mit zwei Buchstaben abgekürzt!

● Auf jedem Meridian befinden sich Akupunkturpunkte. Akupunkturpunkte haben die unterschiedlichsten Wirkungen.

Auf jeder Leitbahn befindet sich eine unterschiedliche Anzahl von Akupunkturpunkten. An den Akupunkturpunkten kann das QI, das in den Leitbahnen fließt, besonders gut erreicht werden. Jeder Akupunkturpunkt besitzt verschiedene Wirkungen auf den Körper und bestimmte Einsatzmöglichkeiten für die Behandlung von Krankheiten. Die Anwendungsbereiche der einzelnen Akupunkturpunkte sind das Ergebnis jahrtausendealter Erfahrungen.

Die Akupunkturpunkte liegen häufig in einer kleinen Grube oder Vertiefung der Haut. Um die Punkte richtig zu finden, gibt es Orientierungshilfen an Muskeln, Knochen und anderen anatomischen Strukturen.

● Akupunkturpunkte kann man mit Metallnadeln, Druck und Wärme reizen.
Akupunkturnadeln sollen das QI in dem Meridian erreichen, sogenanntes DE-QI-Gefühl.

Es gibt unterschiedliche Möglichkeiten, Akupunkturpunkte zu beeinflussen: Am häufigsten werden dünne Metallnadeln in die Akupunkturpunkte eingestochen. Man kann aber auf bestimmte Akupunkturpunkte auch durch Zufuhr von Wärme, durch Drücken (Akupressur) oder Massage (TUINA) einwirken. Die Akupunkturpunkte sind nicht direkt an der Hautoberfläche zu finden, sondern liegen in einer gewissen Tiefe. Mit speziellen Akupunkturnadeln, die meistens senkrecht – also im rechten Winkel zur Körperoberfläche – eingestochen werden, kann man die Akupunkturpunkte erreichen. Wenn die Nadel am Akupunkturpunkt angelangt ist, löst sie dort ein meist dumpfes, elektrisierendes bzw. ein ziehendes oder auch ein taubes Gefühl aus. Diese Gefühlsempfindung wird **DE QI** genannt. Es gibt auch Akupunkturpunkte, bei denen ein DE-QI-Gefühl nur schwer oder gar nicht ausgelöst werden kann.

Bestimmte Akupunkturpunkte können zur Behandlung von verschiedenen Krankheiten eingesetzt werden. In der Traditionellen Chinesischen Medizin wird die Entstehung von Krankheiten durch einen gestörten oder eingeschränkten QI-

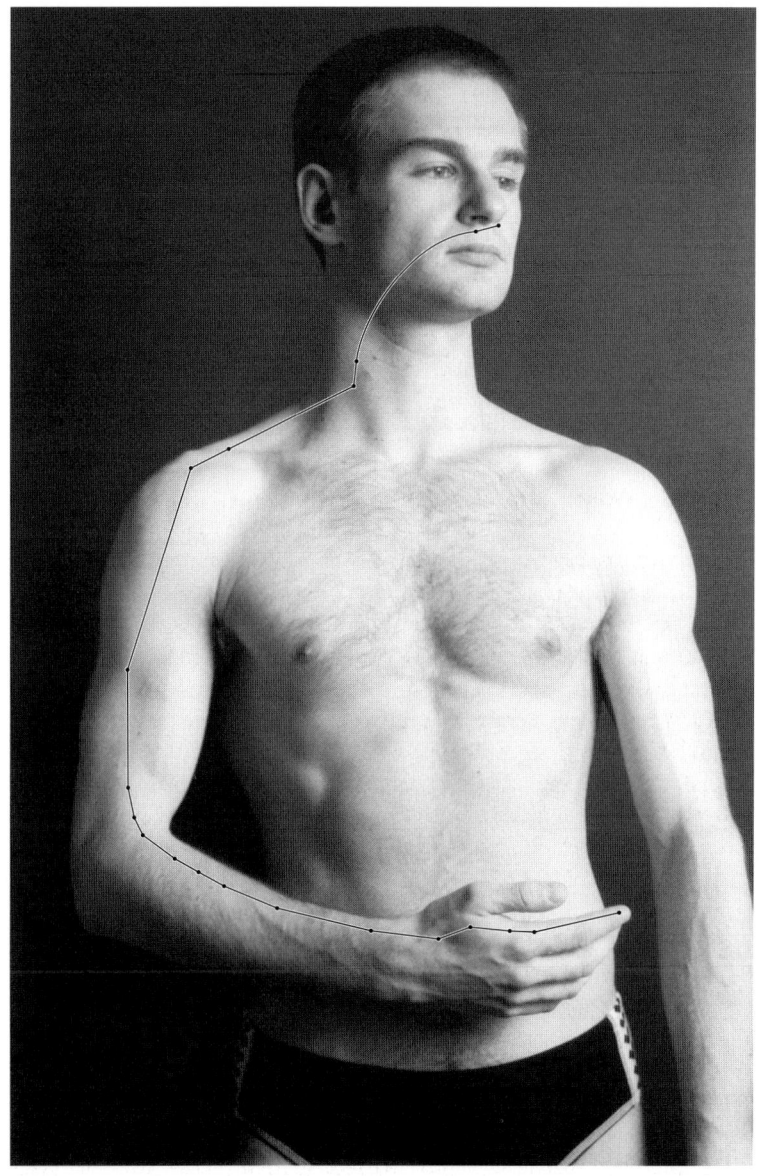

Abb. 2.1 Der Dickdarmmeridian im Verlauf

Fluß erklärt; wenn das QI im Körper und in den Leitbahnen nicht mehr richtig fließen kann, kommt es zur Funktionseinschränkung bestimmter Organe und Organsysteme. Ein gestörter QI-Fluß kann einerseits durch **äußere Faktoren** als auch durch **innere Faktoren** verursacht werden. So kann das QI sowohl durch klimatische Einflüsse (z.B. Wind, Kälte), eine „ungesunde" Ernährungs- und Lebensweise oder Verletzungen als auch durch psychische und körperliche Belastungen behindert werden. Diese genannten Faktoren führen meistens zu einer Verengung (medizinische Bezeichnung: Obstruktion); durch diese Enge ist wie bei einem Staudamm auf der einen Seite zuviel QI und auf der anderen Seite zuwenig.

• Entstehung von Krankheit basiert nach der TCM auf einem gestörten oder zu schwachen QI-Fluß. Dieser kann durch körperliche und auch psychische Belastungen verursacht werden. Solche Belastungen sind meist nur dann schädigend, wenn sie bewußt oder unbewußt als „belastend" wahrgenommen werden.

Das QI wird dabei auch in seinem Fluß verlangsamt, und teilweise kommt es sogar zum Stillstand (medizinische Bezeichnung: Stase). Durch einen gestörten QI-Fluß kann es zu den unterschiedlichsten Krankheitsbildern kommen wie beispielsweise Rückenschmerzen, Übelkeit, klingende Ohrgeräusche oder auch Depression.

Durch die Behandlung der Akupunkturpunkte mit Nadeln kann ein gestörter QI-Fluß verbessert und sogar beseitigt werden. In manchen Fällen muß zusätzlich Energie zugeführt oder ausgeleitet werden. Die genaue Vorgehensweise des „Nadelstechens" und die verschiedenen Techniken beim Akupunktieren werden im nächsten Abschnitt behandelt.

2.2 Diagnostik, Therapie und Nadelungstechniken
2.2.1 Wirkungsweisen der Akupunktur

• Bei Betrachtung des Akupunkturpunktes aus westlicher Sicht besteht das „morphologisch-anatomische Korrelat" in den meisten Fällen aus einem Gefäß-Nerven-Strang.

Nach westlicher Auffassung werden durch das Einstechen der Akupunkturnadeln verschiedene Gefäß- und Nervenstränge gereizt und dadurch bestimmte Impulse gesetzt, die zu Veränderungen im neurophysiologischen Bereich führen. Es kommt dabei zur Ausschüttung unterschiedlichster Botenstoffe (Neurotransmitter, Hormone, immunmodulatorische Substanzen u.a.), die ihrerseits wieder die verschiedensten Reaktionen im Körper bewirken (z.B. Schmerzhemmung, erhöhte Durchblutung, Entspannung von Muskeln).

• Durch Akupunktur werden Zellen, Gewebe und Gewebeteile, Leitbahnen und innere Organe beeinflußt.

Akupunktur beinhaltet aber noch viel mehr als diese westliche Sichtweise: Durch die Akupunktur werden Störungen im QI-Fluß gelöst (s. Kap. 2.1, S. 6f.). Die Akupunkturnadel beeinflußt den QI-Fluß sowohl in den umliegenden Zellen und Geweben als auch im Meridian sowie im zugeordneten inneren Organ und sogar in anderen Meridianen und Organen. Die Wirkungsweise der Akupunktur ist sehr komplex und in vielen Dingen nur sehr schwer zu verstehen und nachzuvollziehen; jedoch hat die Stimulation eines Akupunkturpunktes vor allem eine harmonisierende Wirkung auf den QI-Fluß zur Folge und kann dadurch zur Auflösung von Krankheiten und heilenden sowie stärkenden Effekten führen.

Akupunktur versucht, einen gestörten QI-Fluß zu harmonisieren!

• Die Stimulation eines Akupunkturpunktes bewirkt Reaktionen direkt beim Akupunkturpunkt (lokale Wirkung) und bei entfernt liegenden Strukturen (Meridianwirkung).

Die Reizung eines Akupunkturpunktes – mit einer Nadel, Wärme oder auf andere Weise – hat eine Wirkung auf lokale Strukturen, also Gewebe, die in der Nähe der Nadel liegen, und auch auf entfernte Strukturen. Letzteres wird als sogenannte Meridianwirkung bezeichnet und schließt die Wirkung auf die Leitbahnen und inneren Organe sowie andere Leitbahnen und Organe mit ein. Diese Erläuterungen sind bisher sehr theoretisch, die Anwendung eines Punktes mit lokaler Wirkung und Meridianwirkung wird später im speziellen Teil genau erklärt.

2.2.2 Diagnostik

Patienten sollten sowohl nach schulmedizinischen als auch nach traditionell-chinesisch-medizinischen Gesichtspunkten betrachtet und beurteilt werden. Eine solche kombinierte Vorgehensweise ist wichtig, um keine für die Behandlung wichtige Entscheidung außer acht zu lassen und sich auch rechtlich abzusichern (s. Kap. 2.3, S. 16ff.). Bei der schulmedizinischen Vorgehensweise müssen eine genaue Erfragung der Krankengeschichte, einschließlich bereits eingesetzter Therapien und

Medikamente, und eine vollständige körperliche Untersuchung erfolgen. Gegebenenfalls können weitere diagnostische Methoden wie z.B. Blutuntersuchungen, EKG oder bildgebende Verfahren wie beispielsweise Röntgen durchgeführt werden. Solche ergänzenden Untersuchungen sind natürlich nicht bei jeder Erkrankung notwendig und hängen meist von der Stärke und der schon bestehenden Krankheitsdauer ab. Bei langanhaltenden, also chronischen Leiden haben die meisten Patienten schon die ganze schulmedizinische „Untersuchungsmaschinerie" hinter sich und die Traditionelle Chinesische Medizin kommt somit erst recht spät zum Einsatz. Bei akuten Erkrankungen muß nach der Heftigkeit und vor allem dem Ausschluß von lebensbedrohlichen Erkrankungen (z.B. Blutungen oder Herzinfarkt) entschieden werden. Jedoch sollte man nie unbedacht an eine Erkrankung herangehen und sich im Zweifelsfall dazu entschließen, die Akupunktur als ergänzende Maßnahme einzusetzen (z.B. neurologisch gefährliche Bandscheibenvorfälle, Krebserkrankungen oder schwere depressive Zustände).

- Die Untersuchung sollte nach den Vorgehensweisen der Schulmedizin **und** der TCM erfolgen. Selbstverständlich genügt bei einer „leichten" Erkrankung eine „kleine" schulmedizinische Untersuchung. Wichtig ist aber immer der Ausschluß gefährlicher Erkrankungen.

Die Untersuchung nach der Traditionellen Chinesischen Medizin beinhaltet wie die schulmedizinische Untersuchung eine genaue Befragung der Krankengeschichte, wobei hier darauf geachtet wird, den Menschen als Ganzes zu sehen: Für die TCM ist die Betrachtung der Konstitution, des Verhaltens und des Erscheinungsbildes eines Menschen unerläßlich; außerdem sollten psychische, soziale, umweltbedingte und durch die Lebensweise verursachte sowie ernährungsbedingte Einflüsse berücksichtigt werden. Bei der Befragung und Betrachtung des Patienten gibt es grobe Einteilungsmuster, die auch für die Behandlung sehr wichtig sind. Diese diagnostischen Kriterien werden **BA GANG** genannt und bestehen aus vier Gegensatzpaaren:

- Die Untersuchung nach der TCM wird nach ganzheitlichen Aspekten durchgeführt, und es wird versucht, alle in Frage kommenden Einflüsse auf einen Menschen zu erfassen. All diese Einflüsse werden nach verschiedenen Kriterien, dem sogenannten BA GANG eingeteilt.

- YIN und YANG
- Innen und Außen
- Leere und Fülle
- Kälte und Hitze

YIN und **YANG**: YIN und YANG (s. Kap. 1.1, S. 2) sind die grundlegenden Kriterien zur Beurteilung eines Patienten. Auf YIN und YANG basieren die anderen diagnostischen Kriterien (Innen und Außen, Leere und Fülle, Kälte und Hitze). Die Einteilung in unterschiedliche Kategorien hilft dabei, den Patienten genauer zu betrachten und richtig behandeln zu können.

- YIN und YANG sind als Basis für die folgenden Gegensatzpaare zu sehen.

Innen und **Außen**: Diese Kriterien untersuchen den Ort der Erkrankung. Eine Innen-Erkrankung befindet sich im Körperinneren und betrifft die inneren Organe (Lunge, Leber, Dickdarm, Magen usw.); Außen-Erkrankungen liegen dagegen weiter an der Körperoberfläche.

- Innen und Außen dienen der Frage nach dem Erkrankungsort.

Leere und **Fülle**: Eine Leeresymptomatik zeigt sich z.B. in Müdigkeit, allgemeiner Kraftlosigkeit, Niedergeschlagenheit, leiser Stimme und einem schwachen, schwer zu tastenden Puls. Bei einer Füllesymptomatik ist der Patient z.B. unruhig, aufgeregt und überaktiv, redet mit lauter Stimme und hat einen kräftigen, starken Puls.

- Leere und Fülle beziehen sich auf Schwäche oder Stärke, die in einem Patienten vorhanden sind.

Wenn Sie den Puls am Handgelenk (A. radialis) tasten, können Sie eine grobe Form der **Pulsdiagnostik** durchführen und überprüfen, inwieweit ein schwacher oder kräftiger Puls vorliegt.

- Zur Pulsdiagnostik: Legen Sie zwei bis drei Finger nebeneinander auf die Radialis-Arterie und drücken Sie Ihre Finger kräftig nach unten. Testen Sie, ob sich der Puls leicht unterdrücken läßt oder kräftig ist. Versuchen Sie auf diese Art, Leere- oder Füllezeichen auszutesten.

● Kälte und Hitze sind Hinweise auf die „Temperatur" im Patienten.

Kälte und Hitze: Kältezeichen sind z.B. ein blasses Gesicht, kalte Hände und Füße, häufiges Frieren, Durst nach warmen Getränken, ein langsamer Puls und eine blasse Zunge mit einem weißen Belag. Hitzezeichen sind z.B. ein rotes und warmes Gesicht, eine erhöhte Körpertemperatur mit Hitzegefühl, Durst nach kalten Getränken ein schneller Puls und eine dunkelrote Zunge mit gelblichem Belag.

● Bei der Zungendiagnostik ist es möglich, durch das Betrachten von Form, Farbe und Belag der Zunge bestimmte Aussagen zu einem Menschen und seiner Krankheit zu machen.

Die **Zungendiagnostik** kann bei richtiger Anwendung gut als diagnostisches Hilfsmittel eingesetzt werden, hier z.B. die Beobachtung einer blassen oder dunkelroten Zunge bzw. eines weißen oder gelblichen Zungenbelags.

Bei der körperlichen Untersuchung ist es wichtig, soweit es geht die betroffenen Körperstrukturen anzuschauen und anzufassen; so wird man z.B. bei Rückenschmerzen den Rücken in Augenschein nehmen und ihn nach auffälligen Veränderungen wie Verhärtungen oder Verformungen des Knochens abtasten oder man wird sich bei Hautveränderungen die Haut ansehen und betasten.

● Untersuchen und befragen Sie Ihren Patienten genau und ausführlich – besonders vor der ersten Behandlung.
Klären Sie Ihren Patienten auch über unerwünschte Wirkungen der Akupunktur auf (s. Kap. 2.3).

Wenn man den Patienten in ausreichendem Maße untersucht hat und ihm genügend Informationen gegeben sowie entsprechende Vorsichtsmaßnahmen getroffen hat (s. Kap. 2.3, S. 16 ff.), kann man mit der Akupunkturbehandlung beginnen.

2.2.3 Therapie

Therapiekonzept

Zur Entwicklung eines Behandlungskonzepts ist es hilfreich, wenn man die Befunde des BA GANG (s. Kap. 2.2.2, S. 9 f.) berücksichtigt. Hierbei ist es zunächst noch nicht wichtig, einzelne Akupunkturpunkte zu kennen, sondern sich erst einmal nur ein grobes Raster für das Therapievorgehen zurechtzulegen:

● Innen-Erkrankungen werden über die zugeordneten Meridiane behandelt.

Zur Therapie einer **Innen-Erkrankung** wählt man Akupunkturpunkte der Leitbahnen aus, die dem erkrankten Organ zugeordnet sind. So wählt man beispielsweise zur Therapie der Innen-Erkrankung Verdauungsstörungen Akupunkturpunkte der Milz- und Magenmeridiane aus.

● Bei akuten Erkrankungen wendet man Fernpunkte an; bei chronischen Erkrankungen setzt man Nahpunkte ein.

Bei einer **Außen-Erkrankung** muß man unterscheiden, ob die Erkrankung erst seit wenigen Tagen besteht (akut) oder eine lange Beschwerdedauer vorliegt (chronisch). Diese Trennung ist wichtig, um zu entscheiden, ob man Fern- oder Nahpunkte einsetzt. Bei akuten Kopfschmerzen wird man Fernpunkte von Leitbahnen, die über das betroffene Gebiet ziehen, akupunktieren, und bei chronischen Kniebeschwerden setzt man Akupunkturpunkte ein, die sich am Knie befinden (Nahpunkte).

● Sie haben mit der Akupunktur die Möglichkeit, Energie in den Körper hineinzubringen oder gegebenenfalls auch auszuleiten.

Bei einem geschwächten Patienten (**Leere- und Kältezeichen**) wird man versuchen, Energie zuzuführen, und bei einem Patienten mit **Fülle- und Hitzezeichen** wird man Energie ableiten. Die Techniken des Zu- und Ableitens der Energie werden in Kapitel 2.2.4 (S. 14 ff.) ausführlich vorgestellt.

Wichtig ist, das Konzept des BA GANG verstanden zu haben. Im speziellen Teil wird Ihnen bei jedem einzelnen inneren Organ und den dort besprochenen Akupunkturpunkten erklärt, welche Einsatzbereiche es zu jedem Punkt gibt, und Sie können dann entscheiden, ob Sie für eine bestimmte Erkrankung Nah- oder Fernpunkte bzw. Punkte auf bestimmten Leitbahnen einsetzen wollen.

Vorgehen bei der Behandlung

Bevor Sie Ihren Patienten akupunktieren, sollte er sich in einer angenehmen und entspannten Position befinden. Am besten ist es, wenn er sich dazu auf eine bequeme, aber nicht zu weiche Unterlage legt. Sie sollten ihren Patienten nicht in einer Position akupunktieren, in der er umfallen oder abrutschen könnte (s. Kap. 2.3, S. 16 ff.). Es ist wichtig, daß Ihr Patient bestätigt, daß er sich in einer angenehmen und entspannten Lage befindet und daß er nicht zu sehr in seiner Bewegung eingeschränkt wird, sonst wird ihm die Zeit mit den Nadeln im Körper als sehr lang erscheinen. Auch sollte die Umgebung für Ihren Patienten angenehm sein. Sie können ihrem Patienten durchaus sagen, daß er sich bei der Akupunkturbehandlung entspannen darf.

- Schaffen Sie eine angenehme und entspannte Atmosphäre!

Es ist wichtig, daß Sie oder eine verläßliche Person während der ganzen Zeit, in der sich die Nadeln im Körper befinden, bei Ihrem Patienten bleiben – vor allem, wenn Ihr Patient das erste Mal akupunktiert wird oder Angst vor den Nadeln hat. Wenn Sie bei Ihrem Patienten bleiben, können Sie mit ihm sprechen oder ihn auch einfach die Augen schließen und ganz ruhig liegen lassen. Wie Sie sich hierbei entscheiden, liegt selbstverständlich bei Ihnen.

Wenn Sie die Nadeln einstechen, ist es für Ihren Patienten hilfreich, daß er weiß, wann Sie dies tun. Es hat sich bewährt, das Ein- und Ausatmen als Kommunikationsunterstützung einzusetzen: Erklären Sie Ihrem Patienten, daß er tief ein- und ausatmen soll und daß Sie, während er ausatmet, die Nadel einstechen. Sie erreichen damit eine innere Vorbereitung für Ihren Patienten und und auch für sich selbst und können das unangenehme Gefühl beim Einstechen deutlich reduzieren.

- Reden Sie mit Ihrem Patienten – informieren Sie ihn über das, was Sie tun!

Beim Einstechen der Akupunkturnadel halten Sie mit der einen Hand die Nadel fest und mit der anderen Hand die entsprechende Körperpartie Ihres Patienten. Wenn Sie beispielsweise einen Punkt am Kopf akupunktieren wollen, müssen Sie den Kopf unterstützend fixieren, damit Sie den Patienten beim Einstechen der Nadel nicht verletzen können, weil dieser z.B. aus Angst oder wegen des Schmerzes beim Einstechen den Kopf bewegen will. Entsprechend gehen Sie bei Punkten am Arm und anderen Körperstellen vor.

- Fassen Sie Ihren Patienten an – nehmen Sie so Kontakt mit ihm auf und schützen Sie ihn vor Verletzungen!

Damit Sie mit der Akupunkturnadel sicher umgehen können, sollten Sie sich eine Technik aneignen, mit der Sie die Nadel gut halten und einstechen können. Als sehr gut hat sich die Methode erwiesen, bei der man die Nadel zwischen Daumen und Mittelfinger nimmt, und zwar an der Stelle, wo der Nadelgriff in den dünneren Nadelkörper übergeht. Mit dem Zeigefinger können Sie am Ende des Nadelgriffs eine gewisse Vorspannung in der Nadel erreichen, die das Einstechen erleichtert. Die Art, wie Sie die Nadel am besten halten können, erfahren Sie durch „Trockenübungen": Falten Sie ein Blatt Papier viermal, halten Sie mit einer Hand das Papier und versuchen Sie mit der anderen Hand, die Nadel im rechten Winkel zum Papier einzustechen.

- Eine Akupunkturnadel besteht aus Körper und Griff. Schauen Sie sich eine Akupunkturnadel einmal genau an und üben Sie den Umgang mit der Nadel!

Meistens sticht man die Akupunkturnadel senkrecht zur Haut ein. Wenn Sie in die Haut stechen, sollten Sie die oberflächlichen Hautanteile schnell durchdringen, da hier viele Schmerzrezeptoren sitzen und ein langsames „Vorbohren" mit der Nadel sehr unangenehm ist. – Probieren Sie das Einstechen der Nadel ruhig erstmal an sich selbst aus. Wenn Sie die oberflächlichen Hautanteile durchdrungen haben, schieben Sie die Nadel langsam vor, bis Sie den Akupunkturpunkt erreicht und das sogenannte DE-QI-Gefühl (s. Kap. 2.1, S. 6) ausgelöst haben.

- Lernen Sie die Nadel schnell durch die oberflächliche Haut zu stechen und schieben Sie die Nadel dann langsam vor.

● Versuchen Sie, das QI (Energie) zu erreichen und das DE-QI-Gefühl auszulösen! Das DE-QI-Gefühl besteht meistens in einer dumpfen, elektrisierenden bzw. ziehenden oder tauben Empfindung.

● Grobe Orientierung für die benötigte Anzahl der Nadeln:
einfache Krankheit – wenige Nadeln
komplizierte Krankheit – viele Nadeln

● Grobe Orientierung für die Liegezeiten der Nadeln:
akute Krankheit – kurz
chronische Krankheit – länger
Grobe Orientierung für die Abstände zwischen den Sitzungen:
akute Krankheit – kurz
chronische Krankheit – länger

● Dokumentieren Sie die auffälligen Untersuchungsbefunde, das Behandlungskonzept (ausgewählte Punkte, Abstände zwischen Akupunktursitzungen u.ä.) und auch, wie es Ihrem Patienten während der Akupunktur ging und wie er sich gefühlt hat (entspannt und sicher oder unwohl und hilflos). Ebenso sollten Sie Ihren Patienten vor jeder erneuten Behandlung nach Veränderungen fragen und ausreichend untersuchen. Fragen Sie sich, ob die Akupunktur für Ihren Patienten richtig ist oder ob Ihr Patient eine andere Therapie anstelle der Akupunktur oder zusätzlich zur Akupunktur benötigt.

Es ist immer möglich, daß Sie die Nadel ein gutes Stück vorschieben und trotzdem kein DE-QI-Gefühl ausgelöst wird. Denken Sie beim Vorschieben der Nadel auch an darunterliegende Strukturen, die Sie reizen oder verletzen könnten (Knochenhaut und Knochen, größere Nerven, Lungenanteile, s.a. Kap. 2.3, S. 16ff.).

Wenn Sie kein DE-QI-Gefühl auslösen konnten, müssen Sie die Nadel korrigieren: Sie ziehen die Nadel bis kurz unter die Hautoberfläche zurück, verändern den Winkel der Nadel zur Haut und schieben die Nadel wieder langsam vor. Wenn Sie nach ein paar Korrekturversuchen keinen Erfolg hatten oder der Patient unangenehme Schmerzempfindungen angibt, müssen Sie die Nadel entfernen. – Entweder lag die Nadel verkehrt oder das QI (Energie) war bei diesem Punkt nicht zugänglich. Wenn Sie bei Ihrem Patienten bleiben, haben Sie jederzeit die Möglichkeit, die Nadel zu korrigieren bzw. ein Stück zurückzuziehen oder sogar ganz zu entfernen, wenn der Patient Unwohlsein oder Schmerzen angibt. Hören Sie immer auf Ihren Patienten und quälen Sie ihn nicht mit unangenehmen Nadelempfindungen.

Bei einer Akupunktursitzung werden zwischen vier und zwölf Akupunkturnadeln verwendet. Für jede Erkrankung gibt es verschiedene Punkte, die eingesetzt werden können. Solche Kombinationen von Punkten richten sich danach, wie komplex die Erkrankungen sind und in welchem Zustand sich der Patient befindet. So werden bei relativ einfachen und akuten Erkrankungen wenige Nadeln eingesetzt; ebenso werden bei Menschen, die sehr erschöpft und geschwächt sind, nur wenige Nadeln verwendet, weil diese sonst zuviel QI (Energie) in Bewegung setzen und den Patienten unnötig schwächen würden. Bei komplizierten und meistens chronischen Krankheiten müssen häufig mehrere Nadeln eingesetzt werden.

Die Verweildauer der Nadeln, die Abstände zwischen den Akupunktursitzungen und die gesamte Behandlungsdauer hängen davon ab, ob es sich um eine akute oder chronische Krankheit handelt.

Bei einer **akuten Erkrankung** sollten die Nadeln nach einem kurzen Zeitraum (10–15 Minuten) aus dem Körper gezogen werden; die Abstände zwischen den Akupunktursitzungen sollten ebenfalls kurz sein (jeden Tag bzw. jeden zweiten Tag), und die gesamte Behandlungsdauer sollte nur 1 bis 2 Wochen betragen.

Bei einer **chronischen Erkrankung** sollten die Nadeln länger (20–30 Minuten) im Körper bleiben; der Abstand zwischen den Akupunktursitzungen sollte 1 bis 2 Wochen betragen und die gesamte Behandlungsdauer kann dann durchaus einige Monate in Anspruch nehmen. Die Verweildauer der Nadeln muß natürlich verkürzt werden, wenn der Patient die Entfernung der Nadeln wünscht.

Für eine erfolgreiche Behandlung – unabhängig davon, ob es sich um eine akute oder chronische Erkrankung handelt – ist es wichtig, daß Sie den Therapieverlauf genau beobachten: Am besten schreiben Sie sich Ihre Diagnosen und das Behandlungskonzept stichwortartig auf und bitten Ihren Patienten, vermehrt auf Veränderungen zu achten (z.B. Veränderungen bei der Erkrankung, bezüglich psychischer und physischer Belastbarkeit oder des inneren Antriebs). Fragen Sie Ihren Patienten bei den Akupunktursitzungen nach Veränderungen und stimmen Sie Ihr Behandlungskonzept immer wieder auf die aktuelle Situation ab. Wenn Ihr Patient keine Veränderungen bemerkt, müssen Sie vielleicht einige Akupunkturpunkte weglassen und andere dazunehmen. Wenn Ihr Patient mit der Therapie zufrieden ist, können Sie natürlich Ihre Punktauswahl, mit der Sie begonnen haben, beibehalten. Wichtig ist aber immer, daß Sie flexibel bleiben. Sie werden immer wieder auf Patienten treffen, bei denen die Akupunktur nicht so wirkt, wie Sie es sich wünschen oder die mit Akupunktur überhaupt nicht zu behandeln sind. Auch in solchen Fällen müssen Sie flexibel bleiben und erkennen, welche Grenzen die Akupunktur hat und ob es nicht besser wäre, andere Therapien einzusetzen. Zu solchen Therapieformen gehören z.B. auch andere Methoden der TCM (Phytotherapie – Therapie mit chinesischen Heilkräutern oder QIGONG – bestimmte Atem- und Bewegungsübungen) und ebenso schulmedizinische Disziplinen wie die Psychosomatik.

Punktkombinationen

Die Traditionelle Chinesische Medizin versucht, durch den Ausgleich von bestehenden Ungleichgewichten Harmonie und Einklang herzustellen. Dies ist auch für die Auswahl bestimmter Akupunkturpunkte wichtig. So werden bei der Punktauswahl auch bevorzugt Kombinationen mit „Gegengewichten" ausgesucht: Punkte am Kopf werden mit Punkten am Fuß ergänzt oder Punkte am Ellbogen werden gleichzeitig mit Punkten am Knie für eine Behandlung ausgewählt. Ebenso kann man Akupunkturpunkte auf YIN-Leitbahnen mit Punkten auf YANG-Leitbahnen kombinieren.

In vielen Anleitungen kann man auch reine „Punkt-Rezepte" finden – solche „Rezepte" sollte man allerdings nur als Anregung benutzen. Um eine sinnvolle und effektive Akupunktur zu betreiben, ist es besser, wenn man sich Punkte, die man einsetzen will, und Organe, die mit der entsprechenden Erkrankung in Zusammenhang stehen, herleiten und selbst erklären kann. So kann man das Behandlungskonzept bei Bedarf auch immer wieder leicht abwandeln und muß sich nicht an starre Vorgaben halten.

Es gibt übrigens keinen zwingenden Grund, Akupunkturpunkte auf beiden Körperseiten gleichzeitig einzusetzen. Die beidseitige Nadelung wird zwar häufig durchgeführt und ist auch sehr wirksam, aber wenn ein Punkt als sehr unangenehm empfunden wird oder Sie aus anderen Gründen nur auf einer Seite akupunktieren wollen bzw. können (z.B. geringerer Einsatz von Nadeln oder eine fehlende Extremität) stellt dieses kein Problem dar.

- Die Auswahl und Kombination von Punkten ist Gegenstand des speziellen Teils. Hier erhalten Sie der Vollständigkeit halber aber schon grobe Informationen zu diesem Thema.

Die Akupunkturnadeln

Die Auswahl an Akupunkturnadeln ist sehr groß. Bei den Nadeln gibt es Unterschiede bezüglich der verwendeten Materialien sowie Beschichtungen und bezüglich der Länge und Dicke. Sehr geeignet für den Anfang sind sterilisierte Einmalnadeln aus Edelstahl ohne besondere Beschichtung (z.B. Silikon). Die Nadelgriffe bestehen meistens aus Metall oder auch aus Kunststoff. Die Länge des Nadelkörpers (Länge der Nadel ohne Nadelgriff) sollte etwa 25 mm betragen, und die Dicke des Nadelkörpers sollte zwischen 0,22 und 0,30 mm liegen. Es gibt auch Nadeln, die speziell zur Ohrakupunktur verwendet werden; diese Nadeln sind etwas kürzer und dünner.

Einmalnadeln kosten pro Stück etwa zwischen 10 und 20 Pfennig. Wiederverwendbare Nadeln kosten um die 50 Pfennig pro Stück; Nadeln, die wiederverwendet werden, müssen vorschriftsmäßig sterilisiert werden.

Akupunkturnadeln werden von verschiedenen Firmen vertrieben (Adressen siehe Anhang, S. 139).

- Akupunkturnadeln unterscheiden sich in
- Material
- Beschichtung
- Länge
- Dicke
- Qualität und Preis

2.2.4 Nadelungstechniken

In diesem Abschnitt werden Ihnen unterschiedliche Techniken der Stimulation vorgestellt, mit denen Sie QI (Energie) zuführen oder ableiten können. Das Zuführen von Energie wird **Tonisieren** genannt, das Ableiten von Energie wird als **Sedieren** bezeichnet.

Energie zuführen (Tonisieren)

● Beim Zuführen von Energie können Sie die Nadel einfach im Akupunkturpunkt steckenlassen oder Sie schieben die Nadel mit einer Drehbewegung zum Akupunkturpunkt vor – so als ob Sie die Energie „in den Körper hineindrehen" wollten.

● Die drei Arten, Moxa-Kraut anzuwenden sind:
• Moxa-Kegel
• Moxa-Zigarren
• loses Moxa-Kraut

● Nadelhalter sind Instrumente, die ähnlich wie Scheren aufgebaut sind; statt der Schneiden besitzen Nadelhalter griffige Platten mit Riffelung. Wenn Sie keinen Nadelhalter haben, können Sie sich vielleicht ein ähnliches Gerät selbst herstellen. – Wichtig ist nur, daß man die Möglichkeit hat, auch eine heiße Nadel rasch aus der Haut zu ziehen.

● Wichtig beim Einsetzen der Moxa-Zigarre ist die langsame Vor- und Zurückbewegung, die manchmal für den Behandelnden etwas anstrengend sein kann.

● In China wird teilweise sogar loses Moxa-Kraut direkt auf der Haut abgebrannt – ohne Ingwerscheibe oder ähnliches. Machen Sie das bitte nie!

Patienten, die geschwächt sind und Leere- sowie Kältezeichen aufweisen (s. Kap. 2.2.2, S. 9 f.), kann man über bestimmte Techniken Energie (QI) zuführen.

Es gibt zum einen die Möglichkeit, nach dem Einstechen der Nadel und dem Auslösen des DE-QI-Gefühls (s. Kap. 2.1, S. 6) die Nadel im Körper steckenzulassen und nicht weiter zu stimulieren. Eine weitere Form des Tonisierens ist das Ausführen einer langsamen Drehbewegung mit gleichzeitigem Vorschieben der Nadel in Richtung auf den Akupunkturpunkt – nach jedem drehenden Vorschieben zieht man die Nadel ohne Drehung wieder ein kleines Stück zurück. Diese Art des Tonisierens läßt sich einige Male hintereinander durchführen.

Eine andere Möglichkeit des Tonisierens bietet die **Moxibustion**. Bei der Moxibustion wird dem Körper Energie mittels Wärme zugeführt. Bei der Moxibustion werden sogenannte Moxa-Kegel oder -Zigarren abgebrannt. Diese bestehen aus gepreßtem Beifußkraut, das wegen seiner guten Brenneigenschaften eingesetzt wird. Das Moxa-Kraut entwickelt beim Abbrennen einen für viele sehr eigenen unangenehmen Geruch, was Sie berücksichtigen sollten, wenn Sie das Moxa-Kraut in Schlaf- und Wohnräumen einsetzen wollen.

Moxa-Kegel: Die Moxa-Kegel werden auf den Griff der Akupunkturnadeln aufgesteckt und angezündet; mit Hilfe der Moxa-Kegel kann die Wärme direkt zum Akupunkturpunkt geleitet werden. Die Moxa-Kegel sollten vorsichtig auf die sich bereits am Akupunkturpunkt befindlichen Nadeln aufgesteckt werden. Hier dürfen auf keinen Fall silikonbeschichtete Nadeln benutzt werden. Beim Abbrennen der Moxa-Kegel können die Nadeln sehr heiß werden – halten Sie für alle Fälle einen Nadelhalter bereit, um die Nadel samt Kegel entfernen zu können, wenn Ihr Patient über Schmerzen klagt. Generell ist es auch sinnvoll, ein Stück Aluminiumfolie unter die Nadeln zu legen, falls Asche vom Moxa-Kegel herunterfallen sollte.

Moxa-Zigarren: Die Anwendung der Moxa-Zigarre verläuft etwas schonender als das Abbrennen der Moxa-Kegel: Die glimmende Moxa-Zigarre wird in langsamen Bewegungen nahe an das Areal, an dem der Akupunkturpunkt liegt, herangeführt und dann wieder langsam zurückbewegt. Diese Bewegungen werden einige Minuten lang durchgeführt. Achten Sie darauf, daß Sie Ihrem Patienten keine Verbrennungen zufügen.

Loses Moxa-Kraut: Eine weitere Variante besteht im Abbrennen von losem Moxa-Kraut. Sie legen dazu eine Scheibe frischen Ingwers über den Akupunkturpunkt, zünden ein kleines Häufchen Moxa-Kraut auf der Ingwer-Scheibe an und können Ihrem Patienten so Energie zuführen.

Das Abbrennen des Moxa-Krauts hört sich zunächst gefährlicher an als es ist; es handelt sich dabei um eine Methode, mit der sehr gut Energie zugeführt werden kann. Bei tonisierenden Techniken, aber besonders beim Einsatz von Moxa-Kraut, müssen Sie darauf achten, daß Ihr Patient sich nicht in einem Zustand mit Hitze-zeichen befindet. Am besten betrachten Sie sich dazu die Zunge Ihres Patienten: Bei einem Hitzezustand ist die Zunge dunkelrot und hat einen gelblichen Belag (s. Kap. 2.2.2, S. 10).

Moxibustion dürfen Sie auch nie im Bereich des Kopfes anwenden, weil sich der Kopf generell in einem ständigen Füllezustand befindet.

Finden Sie selbst heraus, mit welcher Art des Tonisierens Sie am besten zurecht-kommen!

● Moxibustion darf nicht bei Patienten mit Hitzezeichen angewendet werden! Moxibustion darf nie am Kopf durchgeführt werden!

Energie ableiten (Sedieren)

Bei Patienten, die Fülle- und Hitzezeichen zeigen (s. Kap. 2.2.2, S. 9 f.), kann es sinnvoll sein, Energie (QI) aus dem Körper abzuleiten. Achten Sie darauf, daß Sie bei Patienten, die alt oder schwach sind, keine sedierenden Techniken einsetzen.

Eine energieableitende Technik besteht darin, die Nadel nach dem Auslösen des DE-QI-Gefühls stark zu stimulieren. Diese starke Stimulation kann auf ver-schiedene Arten erfolgen: Einerseits kann die Nadel im Körper schnell vor- und zurückgeschoben werden, andererseits kann die Nadel in schnellen Bewegungen hin- und hergedreht werden. Die dritte Methode ist eine Kombination aus den bei-den schon genannten Methoden; hierbei wird die Nadel langsam bis zum Akupunkturpunkt vorgeschoben und dann mit einer schnellen Drehbewegung zurückgezogen.

Unabhängig von der gewählten Methode können Sie diese nur ein paar Sekun-den durchführen, weil Ihr Patient sonst zu starke Schmerzen erleidet. Sie müssen die heftige Stimulation natürlich auch sofort beenden, wenn Ihr Patient sagt, daß Sie aufhören sollen.

Durch die heftige Nadelstimulation wird die Gefahr erhöht, daß Ihr Patient einen sogenannten Nadelkollaps erleidet – es ist deswegen wichtig, daß sich Ihr Patient in einer liegenden Position befindet (s. Kap. 2.3, S. 16 ff.).

Ein anderes sedierendes Verfahren ist der Mikro-Aderlaß. Hierbei lassen Sie Ihren Patienten nur in geringstem Maße zur Ader: Sie ritzen, nachdem Sie die Nadel vom Akupunkturpunkt entfernt haben, mit der Akupunkturnadel oder einer Kanüle leicht über die Einstichstelle, so daß ein kleiner Bluttropfen zutage tritt. Durch diesen Bluttropfen kann Energie abgeleitet werden, da dieser QI (Energie) und XUE (Blut – s. Kap. 1.3, S. 4) enthält. Wischen Sie den Bluttropfen mit einem kleinen Tupfer, den Sie bereithalten, ab.

● Vermeiden Sie bei alten oder schwachen Patienten energieableitende Techniken!

● Bei den sedierenden Verfahren wird die Nadel schnell auf- und abbewegt, gedreht oder die Nadel wird mit einer schnellen Drehbewegung zurückgezogen – als ob Sie die Energie "aus dem Körper her-ausziehen" wollten.

● Führen Sie den Mikro-Aderlaß nur bei Patienten durch, die dies erlauben.

Tonisieren und Sedieren mit dem Schröpfkopf (Schröpfen)

Akupunkturpunkte können nach einer Akupunkturbehandlung noch in besonderer Weise durch die Technik des Schröpfens stimuliert werden. Beim Schröpfen wird ein sogenannter Schröpfkopf eingesetzt. Hierbei handelt es sich um eine Glaskugel, die an einer Seite eine glatte Öffnung besitzt und in der ein Unterdruck erzeugt wird. Die Wirkung des Schröpfens besteht aus dem Unterdruck, der in der Glaskugel herrscht: Das Gewebe wird beim Aufsetzen auf die Haut leicht in die Kugel hineingezogen und dadurch günstig beeinflußt. Der Unterdruck kann ent-weder durch die Erhitzung des Innenraums des Schröpfkopfes oder durch einen kleinen Gummiballon mit Ventil, der sich am Schröpfkopf befindet, hergestellt werden.

● Der Schröpfkopf wird auch als Saugglocke bezeichnet. Wichtig ist, daß beim Schröpfen ein ausreichender Unterdruck erreicht wird.

● Das trockene Schröpfen ist tonisierend (Akupunkturnadel herausziehen und Schröpfkopf aufsetzen).

● Das blutige Schröpfen ist sedierend. Setzen Sie den Schröpfkopf nicht über eine eingestochene Nadel, sondern schröpfen Sie stets ohne Nadel.

● Mißgestalten Sie Ihren Patienten nicht durch eine „Schröpfkur", durch zu lange Behandlungszeiten oder zu hohe Unterdrücke im Schröpfkopf.

Mit Schröpfköpfen kann sowohl Energie zugeführt als auch abgeleitet werden:

Eine energiezuführende, also tonisierende Wirkung erreichen Sie durch das sogenannte **trockene Schröpfen**; Sie setzen den Schröpfkopf nach Entfernung der Akupunkturnadel über den Akupunkturpunkt und lassen sich die Haut durch den Unterdruck etwas in den Schröpfkopf ziehen.

Wenn Sie mit dem Schröpfkopf Energie ableiten wollen (Sedieren), müssen Sie das sogenannte **blutige Schröpfen** durchführen: Nachdem Sie die Nadel entfernt haben, ritzen Sie die Haut an der Einstichstelle mit der Akupunkturnadel oder einer Kanüle leicht ein und setzen dann den Schröpfkopf darüber. Der Schröpfkopf saugt dann etwas Blut und Gewebe nach oben. Wenn Sie blutig schröpfen möchten, müssen Sie sich bei der Behandlung natürlich an hygienische Grundregeln halten und nach der Behandlung einen Tupfer bereithalten und den Schröpfkopf später sachgemäß reinigen.

Sie sollten Ihren Patienten auf jeden Fall darauf aufmerksam machen, daß nach dem Schröpfen häufig Blutergüsse entstehen können und in ganz seltenen Fällen auch eine Narbenbildung möglich ist. Zudem sollten Sie als Behandelnder selbst darauf achten, daß Sie für die Schröpfköpfe keine Akupunkturpunkte aussuchen, die an Stellen liegen, die sich durch Kleidung schlecht abdecken lassen (z.B. Hals oder Unterarm). Eine Schröpfbehandlung sollte zwischen 5 und 10 Minuten dauern. Zwischen zwei Schröpfbehandlungen sollte mindestens ein zweiwöchiger Abstand liegen, da das Gewebe sich nach jeder Behandlung wieder erholen muß.

Schröpfköpfe gibt es in verschiedenen Größen, die für die unterschiedlichen Körperstrukturen (z.B. Rücken oder Bein) benötigt werden.

2.3 Vorsichtsmaßnahmen und Patientenaufklärung

In diesem Abschnitt erhalten Sie Hinweise und Tips über Vorsichtsmaßnahmen, die Sie beim Umgang mit der Akupunktur berücksichtigen sollten, und Informationen, die Sie Ihrem Patienten als sogenannte Patientenaufklärung vor der Behandlung mitteilen sollten.

2.3.1 Vorsichtsmaßnahmen

● Vorsichtsmaßnahmen sind:
● Akupunktieren Sie Ihren Patienten nur, wenn er liegt!

● Kontrollieren Sie die Herzfrequenz und achten Sie auf die Gesichtsfarbe Ihres Patienten!

Die Akupunkturbehandlung sollten Sie bei Ihrem Patienten nur durchführen, wenn sich dieser in einer liegenden Position befindet (s. Kap. 2.2.3, S. 11). Denn durch das Akupunktieren kann stets ein sogenannter Nadelkollaps ausgelöst werden – dieses Risiko besteht besonders bei einer sedierenden Nadelungstechnik mit starker Nadelstimulation (s. Kap. 2.2.4, S. 15).

Achten Sie kurz vor oder beim Setzen der Nadeln auf kaltschweißige Handinnenflächen. Patienten mit einem solchen Symptom neigen besonders dazu, einen Nadelkollaps zu erleiden. Kontrollieren Sie bei diesen Patienten in regelmäßigen Abständen den Puls am Handgelenk. Wenn sich der Puls beschleunigt oder kaum noch zu tasten ist und wenn eine deutliche Blässe des Gesichts eintritt, ziehen Sie die Nadeln heraus und bringen die Beine Ihres Patienten in eine erhöhte Lage. Solche Situationen treten bei liegenden Patienten äußerst selten auf. Fragen Sie Ihren Patienten ab und zu nach seinem momentanen Wohlbefinden und sagen Sie ihm, daß er Ihnen mitteilen soll, wenn er sich unwohl fühlt bzw. Schmerzen oder andere unangenehme Empfindungen hat.

Es ist immer wichtig, daß eine Person – Sie selbst oder jemand anderes – bei Ihrem Patienten anwesend ist. Denn nur so kann gewährleistet werden, daß ein Unwohlsein Ihres Patienten erkannt wird. Wenn eine verläßliche Person bei Ihrem Patienten ist, können die Akupunkturnadeln gegebenfalls in ihrer Lage korrigiert oder ganz herausgezogen werden.

Letztlich zählt immer das Empfinden Ihres Patienten: Wenn er Schmerzen oder Unwohlsein angibt, sollten Sie dieses beachten und entsprechend reagieren.

Um Sicherheit beim Auffinden von Akupunkturpunkten und beim Stechen der Nadeln zu erhalten, sollten Sie alle Punkte anhand der Abbildungen und Beschreibungen im speziellen Teil an sich selbst oder bei Bekannten suchen und auch bei sich selbst oder bei anderen akupunktieren. Es ist wichtig, daß Sie selbst erfahren, wie sich eine Nadel in einem Akupunkturpunkt anfühlt. Wenn Sie Schwierigkeiten haben, sich selbst eine Nadel in den Körper zu stechen, können Sie sich mit „Gleichgesinnten" auch gegenseitig akupunktieren. Versuchen Sie, sich mit der Akupunktur vertraut zu machen, behandeln Sie einen Patienten erst, wenn Sie sicher mit der Nadel umgehen können. Bedenken Sie aber auch, daß Sie Erfahrung nur erhalten können, wenn Sie selbst aktiv Patienten akupunktieren und sich gedanklich mit den Behandlungskonzepten und Wirkungen von Akupunkturpunkten beschäftigen.

Ihr erster Patient sollte aus Ihrem Freundes- oder Bekanntenkreis stammen. Sie könnten ihm anbieten, ihn wegen umgrenzter Beschwerden zu akupunktieren (z.B. vor kurzem aufgetretene Übelkeit, akute Rückenschmerzen oder Gelenkbeschwerden). Selbstverständlich ist es nicht sinnvoll, als Anfänger bereits mit der Behandlung schwieriger und komplexer Krankheiten zu beginnen (z.B. jahrelanger Migräne oder chronischer Gelenkerkrankungen) – man erlebt sonst meist große Enttäuschungen und verliert schnell das Interesse an der Akupunktur.

Ein Thema, das unbedingt angesprochen werden sollte, ist die **Hygiene** bei der Akupunktur. Um die Gefahr des Auftretens von Infektionen und Entzündungen auf ein Minimum zu verringern, sollten Sie sich an hygienische Grundanforderungen halten. Hierzu gehört, daß Sie keine verschmutzten oder benutzten Nadeln bzw. andere, nicht ausreichend sterilisierte Utensilien verwenden (z.B. Kanülen, Schröpfköpfe beim blutigen Schröpfen). Ebenso sollten Sie auf eine angemessene Sauberkeit bei der Akupunktur Wert legen (z.B. ausreichende Händewäsche, keine Nadeln in verschmutzte Körperareale stechen, die Akupunkturnadeln nicht an der Nadelspitze anfassen).

Eine Desinfektion der zu akupunktierenden Stelle ist im Regelfall nicht nötig (Ausnahme: Ohrakupunktur oder ausdrücklicher Wunsch des Patienten); kleine Schmutzpartikel, die sich an der Haut oder der Nadel befinden können, werden normalerweise beim Einstechen der dünnen Nadel an der Hautoberfläche abgestreift.

Wie bereits in Kapitel 2.2.2 (S. 8ff.) besprochen wurde, ist es wichtig, daß Sie Ihren Patienten sowohl nach schulmedizinischen als auch nach traditionell-chinesisch-medizinischen Gesichtspunkten beurteilen. Eine solches Vorgehen kann nicht nur für Ihren Patienten, sondern auch für Sie selbst große Bedeutung haben: Rein rechtlich gesehen können Sie ernsthafte Schwierigkeiten bekommen, wenn Sie einen schwerkranken Patienten, der nicht schulmedizinisch untersucht bzw. behandelt wurde, nur mit Akupunktur therapieren (z.B. bei Lähmungen oder anderen neurologischen Erkrankungen). In der Praxis ist es aber meistens so, daß die

• Lassen Sie Ihren Patienten nicht allein!

• Beachten Sie Schmerzen und Unwohlsein Ihres Patienten!

• Bevor Sie einen Patienten behandeln, sollten Sie soweit wie möglich alle wichtigen Punkte an sich aufsuchen, abtasten und „gespürt" haben. Üben Sie mit anderen Akupunktur-Interessierten das Akupunktieren und erleben Sie so an sich selbst die Akupunktur. Durch ein langsames Vertrautmachen mit der Akupunktur vermeiden Sie Frustration und Entmutigung.

• Verwenden Sie nur saubere Materialien bei der Akupunktur!

• Untersuchen Sie Ihren Patienten nach den Methoden der Schulmedizin und der Traditionellen Chinesischen Medizin!

Akupunktur dann zum Einsatz kommt, wenn der Patient entweder unter Krankheiten leidet, die sich mit der Schulmedizin nur schwer heilen lassen (z.B. chronische Rückenschmerzen, Kopfschmerzen, Menstruationsbeschwerden) oder wenn der Patient sogar als „austherapiert" gilt, d.h., wenn mit der Schulmedizin keine ausreichende Heilung oder Besserung des Leidens erreicht werden kann.

In Fällen, in denen Ihr Patient schwer oder sogar lebensbedrohlich erkrankt ist, müssen Sie selbstverständlich der Schulmedizin den klaren Vorzug geben (z.B. bei einem Herzinfarkt, Asthmaanfall, bei Blutungen oder bei akuten Seh- bzw. Hörstörungen).

Denken Sie aber daran, daß die Akupunktur bei schwerwiegenden und komplizierten Erkrankungen auch als hilfreiche Unterstützung und Ergänzung zur Schulmedizin angewendet werden kann.

Beachten Sie, daß Sie die Akupunkturnadel nie in ein entzündetes Areal, ein Muttermal, eine Warze oder ähnliches stechen dürfen.

Stechen Sie die Akupunkturnadel auch niemals in die Brustwarzen, den Bauchnabel oder an Stellen im Intimbereich. Es gibt an diesen Orten zwar Akupunkturpunkte – diese sind aber nicht für den Einsatz der Nadel geeignet.

Eine Akupunkturbehandlung sollte bei bestimmten Erkrankungen nicht durchgeführt werden. Zu diesen Erkrankungen gehören akute Psychosen (Geisteskrankheiten) und Gerinnungsstörungen mit stark erhöhter Blutungsneigung. Solche erhöhten Blutungsneigungen können auch durch bestimmte Medikamente verursacht werden, nach denen Sie fragen sollten.

2.3.2 Aufklärung des Patienten

Bei der Akupunktur kann es wie bei anderen Therapien, wenn auch sehr selten, zu unerwünschten Wirkungen kommen.

Bei der Akupunkturbehandlung kann es zum Blutdruckabfall kommen, der sogar zur Ohnmacht führt. Um die Gefahr dieses sogenannten Nadelkollapses zu reduzieren, sollten Sie Ihren Patienten nur im Liegen akupunktieren (s.o., Vorsichtsmaßnahmen).

Durch die Akupunktur kann es während, aber auch nach der Behandlung zu einem Gefühl der Müdigkeit und Erschöpfung kommen; dies tritt besonders häufig auf, wenn sich Ihr Patient im Streß befindet. Er sollte nach der Akupunkturbehandlung nicht direkt wieder am Straßenverkehr teilnehmen, sondern sich zuvor ausruhen.

Durch die Akupunkturbehandlung sind in der ersten Zeit nach der Behandlung Schlafstörungen möglich.

Bei der Akupunkturbehandlung kann es durch die versehentliche Reizung von Nerven oder Knochenhaut (Periost) zu kurzen Schmerzen kommen. Nach der Behandlung sind zeitweilige Schmerz- oder Druckzustände im Bereich der akupunktierten Punkte möglich.

Durch die Akupunkturnadeln können auch Gefäße getroffen werden und dadurch Blutergüsse entstehen – besonders bei sedierenden Techniken (s. Kap. 2.2.4, S. 15). Das Auftreten von Blutergüssen mindern Sie deutlich durch Umsicht und behutsames Vorgehen, wenn Sie also nicht „wie wild mit der Nadel in der Haut herumstochern und -bohren". Denken Sie auch an eine erhöhte Blutungsneigung durch Krankheit oder Medikamente (s.o., Vorsichtsmaßnahmen).

• Akupunkturnadeln dürfen nicht in verdächtige Hautveränderungen und auch nicht an den Brustwarzen, am Bauchnabel oder im Intimbereich eingesetzt werden!

• Die Akupunktur sollte nicht bei akuten Psychosen und erhöhter Blutungsgefahr (durch Krankheit oder Medikamente) angewendet werden!

● Mögliche unerwünschte Wirkungen sind:

• Nadelkollaps

• Müdigkeit und Erschöpfung

• Schlafstörungen

• Schmerzen

• Blutergüsse

Bei der Schröpfkopf-Behandlung (s. Kap. 2.2.4, S. 15f.) kann es neben Blutergüssen auch zu Blasen- und teilweise sogar zu späteren Narbenbildungen kommen. Natürlich richten sich solche Folgen der Schröpfbehandlung auch nach der Heftigkeit, mit der Sie diese Methode durchführen (z.B. lange Liegezeiten des Schröpfkopfes oder sehr hoher Unterdruck). Probieren Sie zum sicheren Umgang das Schröpfen zunächst an sich selbst aus.

• Blasen- und Narbenbildung (Schröpfbehandlung)

Bei der Anwendung der Moxibustion (s. Kap. 2.2.4, S. 14f.) müssen Sie auf Verbrennungen achten. Probieren Sie die Moxibustion – ebenso wie die Schröpfbehandlung – zuerst an sich selbst aus.

• Verbrennungen (Moxibustion)

Bei der Akupunkturbehandlung besteht generell immer die Möglichkeit der Infektion (s.o., Vorsichtsmaßnahmen).

• Infektion

Durch die Akupunkturnadeln können Organe, die weiter in der Tiefe liegen, verletzt werden. Es gibt über einigen inneren Organen (z.B. Lunge, Herz) Akupunkturpunkte, an die Sie beim Vorschieben der Nadeln denken müssen. Bei solchen Akupunkturpunkten werden Sie im speziellen Teil noch genau auf mögliche Verletzungen hingewiesen.

• Verletzung innerer Organe

In seltenen Fällen kann es auch zur Verschlimmerung von Krankheiten und teilweise sogar zum Auftreten von Krankheiten kommen, die im Körper „schlummerten" und noch nicht in Erscheinung getreten waren.

• Verschlimmerung von Krankheiten

Vor einer Akupunkturbehandlung sollte man sich nach einer möglichen Schwangerschaft erkundigen. Denn durch bestimmte Akupunkturpunkte kann die Entwicklung des ungeborenen Kindes gestört werden; außerdem kann es zu ungewollten Uteruskontraktionen (Zusammenziehen der Gebärmutter) kommen. Wenn Sie nicht wissen, ob eine Schwangerschaft vorliegt, sollten Sie keine Akupunkturpunkte unterhalb des Bauchnabels und auch nicht den 4. Punkt auf der Dickdarmleitbahn (s. Di 4 – Kap. 7.2.3, S. 83) einsetzen.

• Gefährdung einer Schwangerschaft

Bei jeder Akupunkturbehandlung sollte Ihnen klar sein, daß Sie Ihren Patienten zu einer solchen Behandlung nicht drängen können, sondern die Akupunktur nur als mögliche Therapie anbieten können. Sie müssen wissen, daß jede Akupunkturbehandlung prinzipiell den Tatbestand der vorsätzlichen Körperverletzung erfüllt; ihr Patient willigt jedoch stillschweigend oder sogar ausdrücklich in die Behandlung ein, wenn er zu Ihnen kommt, um behandelt zu werden. Wichtig ist aber, daß Sie Ihren Patienten über mögliche Komplikationen aufgeklärt haben.

● Im Prinzip ist jede Akupunkturbehandlung eine Körperverletzung – drängen Sie Ihren Patienten deswegen nie zu einer Therapie!

Sie sollten Ihren Patienten aber nicht nur über „unerwünschte Wirkungen" der Akupunktur aufklären, sondern ihm auch erklären und zu verstehen geben, daß Sie die Behandlung sofort abbrechen werden, wenn er dies wünschen sollte. Ebenfalls respektieren sollten Sie, wenn Ihr Patient an bestimmten Körperstellen nicht akupunktiert werden möchte – setzen Sie dann andere Punkte ein.

● Brechen Sie die Akupunkturbehandlung im Interesse Ihres Patienten und auch im eigenen Interesse sofort ab, wenn Ihr Patient dies wünscht!

2.4 Akupunkturpunkte mit besonderen Funktionen und erweiterte Therapieverfahren

Dieser Abschnitt ist bewußt recht kurz gehalten. Er gibt Ihnen einerseits einige Informationen über bestimmte **Akupunkturpunkte mit besonderen Funktionen** sowie andererseits einen kleinen Überblick über zusätzliche Methoden bei der Akupunkturbehandlung. Hierbei ist es nur wichtig, daß Sie mit einigen Begriffen bekannt gemacht werden und deren ungefähre Bedeutung kennen; ein genaueres Wissen über Wirkweise und Einsatz ist im Augenblick noch nicht notwendig.

Im speziellen Teil werden Ihnen diejenigen besonderen Funktionen einiger Akupunkturpunkte, die Sie kennen sollten, jeweils bei den entsprechenden Punkten vorgestellt.

2.4.1 Akupunkturpunkte mit besonderen Funktionen

Auf jeder Leitbahn, die einem inneren Organ zugeordnet wird, gibt es eine Gruppe von Punkten mit besonderen Funktionen:

YUAN-Punkte: YUAN-Punkte (gesprochen: jönn) sind sogenannte Quellpunkte. Sie haben die Fähigkeit, einen gestörten Fluß des QI (Energie) in den Leitbahnen zu beheben und wieder zu harmonisieren. Mit Hilfe der YUAN-Punkte können bestimmte Funktionen, die den inneren Organen zugeordnet sind, gestärkt und wiederhergestellt werden.

LUO-Punkte: LUO-Punkte werden auch als Passage- oder Verbindungspunkte bezeichnet. Ein LUO-Punkt kann eine Verbindung zwischen zwei gekoppelten Organen herstellen und dafür sorgen, daß QI (Energie) von dem Meridian, auf dem sich dieser LUO-Punkt befindet, zu dem gekoppelten Organ und Meridian übertragen wird.

XI-Punkte: XI- oder auch Grenzpunkte werden vor allem zur Therapie von akuten Erkrankungen eingesetzt (z.B. akute Oberbauchschmerzen, akute Blasenentzündung oder akuter Asthmaanfall).

Antike Punkte: In der Vorstellung der Traditionellen Chinesischen Medizin gibt es auf jeder Leitbahn jeweils fünf Punkte, die den fünf Wandlungsphasen (Holz, Feuer, Erde, Metall, Wasser) zugeordnet sind und als sogenannte Antike Punkte bezeichnet werden. Nach dem Konzept der Antiken Punkte lassen sich bestimmte Krankheitsmuster sehr speziell behandeln und auch bestimmte Einflüsse auf die Organe und ihre Meridiane nehmen (Energie zuführen oder ableiten).

Es existieren des weiteren auch Punkte mit besonderen Funktionen, die nicht auf allen Leitbahnen zu finden sind:

MU-Punkte: MU-Punkte oder Alarmpunkte sind bei einer Störung des Organs, dem sie zugeordnet sind, druck- oder sogar schmerzempfindlich. MU-Punkte können somit einerseits zur Diagnostik, aber auch zur Therapie eingesetzt werden: Zur Behandlung eines gestörten QI-Flusses im zugeordneten inneren Organ akupunktiert man den entsprechenden MU-Punkt.

SHU-Punkte: SHU-Punkte (gesprochen: schu) werden auch als Zustimmungs- oder Einflußpunkte bezeichnet. Jedem inneren Organ sind je zwei SHU-Punkte (links und rechts) am Rücken zugeordnet. Die SHU-Punkte werden vorwiegend zur Therapie chronischer Erkrankungen eingesetzt.

Einschaltpunkte: Einschaltpunkte bzw. Schlüsselpunkte aktivieren sogenannte außerordentliche Leitbahnen. **Außerordentliche Leitbahnen** sind nicht – wie andere Leitbahnen – einem bestimmten inneren Organ zugeordnet (vgl. Kap. 9, S. 111). Die Einschaltpunkte können Störungen der außerordentlichen Meridiane speziell beeinflussen und verbessern die Wirkung von eingesetzten Akupunkturpunkten auf den außerordentlichen Meridianen.

Marginalien (linke Spalte):

• Akupunkturpunkte mit besonderen Funktionen sind:

• YUAN-Punkte: Beseitigung eines gestörten QI-Flusses sowie Stärkung und Wiederherstellung von Funktionen innerer Organe

• LUO-Punkte: Übertragung von QI auf gekoppelte Organe und Leitbahnen und dadurch Stärkung derselben

• XI-Punkte: Einsatz bei akuten Erkrankungen

• Antike Punkte: Jede Leitbahn hat von den Akupunkturpunkten, die sich auf ihr befinden, einige spezielle Punkte, die noch einmal gesondert einer Wandlungsphase zugeordnet werden.

• MU-Punkte: Diagnostik und Behandlung des zugeordneten Organs

• SHU-Punkte: Behandlung chronischer Erkrankungen

• Einschaltpunkte: Aktivierung außerordentlicher Meridiane

2.4.2 Erweiterte Therapieverfahren der Akupunktur

Elektrostimulation: Bei der Elektrostimulationsakupunktur werden die Akupunkturnadeln, die sich im Körper befinden, mit Kabeln verbunden und dann mit elektrischem Strom gereizt. Durch variierende Stärken und Frequenzen des Stroms können die Akupunkturpunkte auf unterschiedlichste Arten gereizt werden.

Laser: Bei der Laserakupunktur werden Akupunkturpunkte durch Laserstrahlen stimuliert, ohne daß dazu Akupunkturnadeln eingesetzt werden müssen. Die Laserakupunktur kann beispielsweise bei der Behandlung von Kindern oder auch sehr empfindlichen Erwachsenen eingesetzt werden.

Injektionen: Bei der Injektionsakupunktur werden in oder über Akupunkturpunkten verschiedenste Substanzen injiziert. So können mit einer Kanüle beispielsweise Betäubungs- oder Schmerzmittel, Wasser, Kochsalzlösung und auch pflanzliche sowie homöopathische Stoffgemische eingespritzt werden.

Mikrosysteme und Somatotope: Neben der sogenannten Körperakupunktur, die in diesem Buch behandelt wird und sich durch Akupunkturpunkte am ganzen Körper auszeichnet, gibt es auch Akupunkturformen, die sich mit sogenannten Mikrosystemen bzw. Somatotopen beschäftigen. Hierunter versteht man bestimmte Orte am Körper, auf denen der gesamte Körper oder Körperteile „abgebildet" werden. Eine solche „Abbildung" oder Projektion gibt es z.B. am Ohr, am Schädel, im Mund oder auch an der Hand. Durch die Stimulation bestimmter Punkte auf einem Mikrosystem bzw. Somatotop kann man bestimmte Einflüsse auf Körperstrukturen und -funktionen ausüben (z.B. innere Organe, Muskeln und Gelenke). So lassen sich beispielsweise Schulterschmerzen über Akupunkturpunkte am Ohr behandeln.

Diese speziellen Akupunkturmethoden werden mit dem Namen ihres Somatotops bzw. Mikrosystems bezeichnet (z.B. Ohrakupunktur, Schädelakupunktur, Mundakupunktur, Handakupunktur).

2.5 Chinesische Maßeinheiten und Grundbegriffe der Anatomie

Um Akupunkturpunkte korrekt aufsuchen zu können, gibt es zu jedem Punkt eine genaue Beschreibung der Lage. Diese Lagebeschreibungen bestehen sowohl aus Erklärungen von anatomischen Strukturen als auch aus Entfernungsangaben mit der speziellen chinesischen Maßeinheit **CUN**. Zunächst wird in diesem Abschnitt die Abmessung mit dem CUN-Maß besprochen; anschließend werden die wichtigsten anatomischen Begriffe und Definitionen angegeben, die Sie für die Akupunktur benötigen.

2.5.1 Die chinesische Maßeinheit CUN

Das Besondere an der Maßeinheit CUN (gesprochen: zunn) ist, daß es sich um ein individuelles Maß handelt: das CUN-Maß berücksichtigt die verschiedenen Körperbauweisen und -größen, die wir Menschen haben.

• Erweiterte Therapieverfahren sind:

• Elektrostimulation von Akupunkturpunkten: Hier dürfen nicht zu starke Reize gesetzt werden (sedierend!).

• Laserstimulation von Akupunkturpunkten: In einigen Fällen wird die Wirkung des Lasers als zu schwach beschrieben.

• Einspritzung von Substanzen in Akupunkturpunkte: Hier zeigen sich unterschiedlichste Wirkungen durch unterschiedlichste Substanzen.

• Akupunktur über Mikrosysteme und Somatotope: Gerade bei akuten Erkrankungen sind viele dieser Somatotope sehr wirksam.

• Die Maßeinheit CUN benötigt man häufig, um Entfernungen von anatomischen Strukturen (z.B. Knochen, Hautfalten) abzumessen.

● Durch die Übertragung der Daumenbreite (1 CUN) auf die Breite bestimmter nebeneinandergelegter Finger lassen sich Entfernungen schnell abmessen.

Generell entspricht 1 CUN der Breite des Daumens an seiner breitesten Stelle am Daumenendglied.

Häufig benötigt werden auch die folgenden Meßabstände:

- 1,5 CUN stimmen mit der Breite des Zeige- und Mittelfingers im Bereich der Fingerendglieder überein.
- 2 CUN entsprechen der Breite von Zeige-, Mittel- und Ringfinger, ebenfalls im Bereich der Fingerendglieder.
- Bei der Abmessung von 3 CUN ist die Breite von Zeige-, Mittel-, Ring- und kleinem Finger an der breitesten Stelle der Fingergelenke maßgebend.

● Selbst bei schlanken Patienten sollten Sie Körperstellen mit hoher Variationsbreite wie den Bauch immer mit der relativierenden Meßtechnik abmessen.
Lernen Sie auf jeden Fall die individuellen Maße Brustbeinspitze-Nabel-Abstand (8 CUN) und Nabel-Symphysen-Abstand (5 CUN).

Bei manchen Patienten wird man an einigen Körperstellen jedoch mit der Einteilung „1 CUN entspricht einer Daumenbreite" Schwierigkeiten haben, z.B. am Bauch. Aus diesem Grund müssen Sie die sogenannte relativierende Meßtechnik einsetzen: Bei diesem Vorgehen werden Entfernungen durch vorgegebene Abstände zwischen bestimmten Körperstrukturen in Relation gesetzt, z.B. beträgt die Entfernung vom Bauchnabel zum Schambein (Symphyse) immer 5 CUN – wenn nun ein Punkt 3 CUN unterhalb des Bauchnabels liegt, wird die Strecke Bauchnabel-Symphyse einfach in fünf Abschnitte unterteilt und der gesuchte Punkt drei Abschnitte unterhalb des Nabels aufgesucht. Die exakte Berechnung solcher Relationen wird Ihnen bei den jeweiligen Punkten noch einmal genau beschrieben.

● Um Entfernungen rasch abmessen zu können, vergleichen Sie am besten die Größenverhältnisse Ihres Daumens bzw. Ihrer Hand mit denen Ihres Patienten und schätzen dann den Unterschied.

Wichtig ist, zu berücksichtigen, daß sich alle Maßangaben individuell auf den Patienten beziehen.

Die CUN-Maßeinheit ist eine Individualmaßeinheit!

2.5.2 Grundbegriffe der Anatomie

Je nach Ihrem Wissensstand können Sie diesen Abschnitt gegebenenfalls auch überspringen. Lesen Sie aber auf jeden Fall die Erklärung des Nagelfalzwinkels nach – dieser Begriff wird als letztes erklärt.

● Richtungsbezeichnungen sind:
• ventral – bauchwärts
• dorsal – rückenwärts
• kranial – kopfwärts
• kaudal – steißwärts
• lateral – zur Seite hin
• medial – zur Mitte hin
• ulnar – ellenwärts
• radial – speichenwärts

Zunächst einmal zu den Bezeichnungen der anatomischen Richtungsangaben: Die Vorderseite eines Menschen wird als **Ventral**seite, die Rückseite als **Dorsal**seite bezeichnet. Körperstrukturen, die in Richtung Kopf liegen, nennt man **kranial** gelegen, gegenteilig bezeichnet man Strukturen, die in Richtung Steißbein bzw. in Richtung der Füße liegen, als **kaudal** gelegen. Mit **lateral** werden Dinge bezeichnet, die seitlich liegen, **medial** bezeichnet Dinge, die zur Mitte hin liegen, z.B. liegen die Augen lateral der Nase, die große Zehe befindet sich medial von der kleinen Zehe. Weitere wichtige Begriffe sind **distal** und **proximal**: Distal bedeutet vom Mittelpunkt des Körpers entfernt, und proximal meint in Richtung zur Körpermitte hin gelegen; als Beispiele: die Hand liegt distal der Schulter, und das Knie liegt proximal des Fußes.

Zwei weitere Richtungsbezeichnungen betreffen die Unterarmknochen Elle (ulna) und Speiche (radius) und heißen **ulnar** und **radial**: Ulnar bezeichnet die Richtung zur Elle hin und radial steht für die Richtung auf die Speiche zu. Statt radial kann man auch daumenseitig sagen und für ulnar ist auch die Bezeichnung kleinfingerseitig möglich.

Bedenken Sie, daß die Richtungsbezeichnungen rechts und links immer aus der Sichtweise des Patienten eingesetzt werden.

Es gibt auch noch einige wichtige Bezeichnungen für die Anatomie des Brustkorbs (thorax). An knöchernen Strukturen gibt es das Brustbein (sternum), die Schlüsselbeine (claviculae) und die Schulterblätter (scapulae) sowie zwölf Rippen (costae). Den Raum zwischen zwei Rippen nennt man Zwischenrippen- bzw. Interkostalraum.

Der **Knochenaufbau** von Hand und Fuß ist ebenfalls wichtig für das Aufsuchen von Akupunkturpunkten.

Hand: Am Handgelenk befinden sich distal der Elle (ulna) und Speiche (radius) die Handwurzelknochen (ossa carpi), noch weiter distal liegen die Mittelhandknochen (ossa metacarpi) und dahinter dann die Fingerknochen, die aus drei (am Daumen zwei) Fingergliedknochen bestehen.

Fuß: Die Knochen des Fußes sind ähnlich wie die der Hand aufgebaut. An die Unterschenkelknochen Schienbein (tibia) und Wadenbein (fibula) schließen sich die Fußwurzelknochen (ossa tarsi) an, weiter distal liegen die Mittelfußknochen (ossa metatarsi) und dann die Zehenknochen mit jeweils drei Zehengliedern bzw. zwei an der Großzehe.

Eine Bezeichnung, die Sie kennen sollten und die oft gebraucht wird, ist die des sogenannten **Nagelfalzwinkels**: Wenn Sie sich Ihre Nägel anschauen, sehen Sie, daß jeder Nagel seitlich an der Haut anliegt und daß zwischen Haut und Nagel eine kleine Falte, der Nagelfalz liegt.

Der Nagelfalzwinkel befindet sich etwas lateral von der Stelle, an dem sich der längs ausgerichtete Nagelfalz und der senkrecht zum Finger liegende Nagelfalz kreuzen.

Nagelfalzwinkel sind sehr häufig Anfangs- oder Endpunkte von Leitbahnen.

● Der Vollständigkeit halber werden hier auch lateinische Bezeichnungen mit aufgeführt – sie werden klein geschrieben und in der Einzahl bezeichnet:
• Brustbein – sternum
• Schlüsselbein – clavicula
• Schulterblatt – scapula
• Rippe – costa
Interkostalraum wird mit ICR abgekürzt.

● Schauen Sie sich auch die anatomischen Strukturen in einem Anatomie-Atlas an – dadurch wird Ihnen vieles leichter verständlich.

● Der Nagelfalzwinkel befindet sich ein kleines Stückchen auf der Verlängerungslinie des Nagelfalzes, der senkrecht zum Finger ausgerichtet ist. Es gibt somit an jedem Finger je zwei Nagelfalzwinkel (links und rechts).

Spezieller Teil

Im speziellen Teil finden Sie Erklärungen zu allen **Funktionssystemen** der Traditionellen Chinesischen Medizin (TCM). Jedes Funktionssystem besteht jeweils aus **zwei inneren Organen** mit besonderen Funktionen und Aufgaben (s. Kap. 1, S. 3 f.).

Zudem werden die **fünfzig wichtigsten Akupunkturpunkte** mit genauer Lage und den wichtigsten Anwendungsmöglichkeiten vorgestellt.

Die einzelnen Kapitel des speziellen Teils und die jeweils dazugehörenden Fragen an jedem Kapitelende sind aufeinander aufgebaut; es empfiehlt sich daher, bei der Bearbeitung des Buches die Reihenfolge der Kapitel einzuhalten. Die Antworten zu den jeweiligen Fragen finden Sie am Ende des Buches.

3 Funktionssystem Leber – Gallenblase

Organsystem: YIN-Organ ➤ Leber

                    YANG-Organ ➤ Gallenblase

3.1 Leber

3.1.1 Die Funktionen der Leber

• XUE (Blut) wird für die Ernährung des Körpers benötigt.

Die Leber ist ein großer Speicher für die Substanz XUE (Blut – s. Kap. 1.3, S. 4). Um körperliche Arbeit verrichten zu können, brauchen die Muskeln XUE. XUE wird dem Körper vom blutspeichernden Organ Leber zur Verfügung gestellt.

• Jeder Blutverlust, aber besonders die monatlich immer wiederkehrende Menstruation, ist ein Verlust von XUE.

Für den Blutverlust bei der Regelblutung muß die Leber ebenfalls Blut bereitstellen. Wenn die Leber zu wenig Blut für die Menstruation liefert, kann sie im Extremfall völlig ausbleiben. Im Gegensatz dazu kann es bei einem Zuviel an XUE (Blut) sogar zu Regelblutungen außerhalb der regelmäßigen Uterusblutungen kommen – es handelt sich dabei um ein Füllezeichen (s. Kap. 2.2.2, S. 9).

Die Leber speichert das Blut!

Des weiteren sorgt die Leber für das freie Fließen der chinesischen Substanz QI (Energie – s. Kap. 1.3, S. 4). Wenn die Energie im ganzen Körper frei fließen kann, funktionieren die einzelnen Organe ohne Schwierigkeiten. Auch psychisch befindet man sich dann in einem Zustand der Harmonie und Zufriedenheit.

• Ein gestörtes Fließen des QI, das durch „Leberstörungen" verursacht wird, kann sowohl zu körperlichen Erkrankungen (Verdauungsstörungen) als auch zu psychischen Beeinträchtigungen (Depression oder Wut) führen.

Wenn die Leber ein harmonisches Fließen des QI nicht mehr aufrechterhalten kann, kommt es vor allem im Bereich der Verdauung zu Störungen; die Behinderung des QI-Flusses macht sich dann in Magen-Darm-Beschwerden (Übelkeit, Erbrechen und Durchfall) bemerkbar.

Im psychischen Bereich führt eine Störung des QI-Flusses ebenfalls zu unausgeglichenen Zuständen. So kann ein eingeengter QI-Fluß einerseits zu Depressionen und unterdrücktem Zorn, andererseits zu Reizbarkeit und Wutausbrüchen führen. Später können sich solche Emotionen von der Leber abkoppeln. So führen längere depressive oder aggressive Zustände zu einer Schwächung der Leber.

Die Leber sorgt für ein ausgeglichenes Fließen des QI!

• Der Leber sind Bänder und Sehnen, Nägel und Augen zugeordnet.

Die Leber hat aber nicht nur Einfluß auf XUE und QI, sondern auch auf bestimmte Organe bzw. Organteile, die der Leber zugeordnet werden. Hierzu zählen die Bänder und Sehnen, die Nägel und die Augen.

• Wenn die Leber das QI fließen läßt und das XUE ausreichend vorhanden ist, bleiben Bänder und Sehnen geschmeidig.

Die Leber hält die Bänder und Sehnen durch den ausgeglichenen QI-Fluß und das ausreichende Angebot von XUE (Blut) locker und beweglich. Wenn das QI oder XUE der Leber abnehmen, kommt es zur Einschränkung der Beweglichkeit.

• Gesunde, glatte Nägel sind ein Hinweis für ein gutes Funktionieren der Leber.

Nach der Auffassung der Traditionellen Chinesischen Medizin werden die Finger- und Fußnägel als Nebenprodukte der Sehnen angesehen. Wenn die Leber zu wenig XUE an die Nägel abgibt, werden diese rissig und brüchig. Somit kann von der Vitalität der Nägel auf die Funktionsfähigkeit der Leber geschlossen werden.

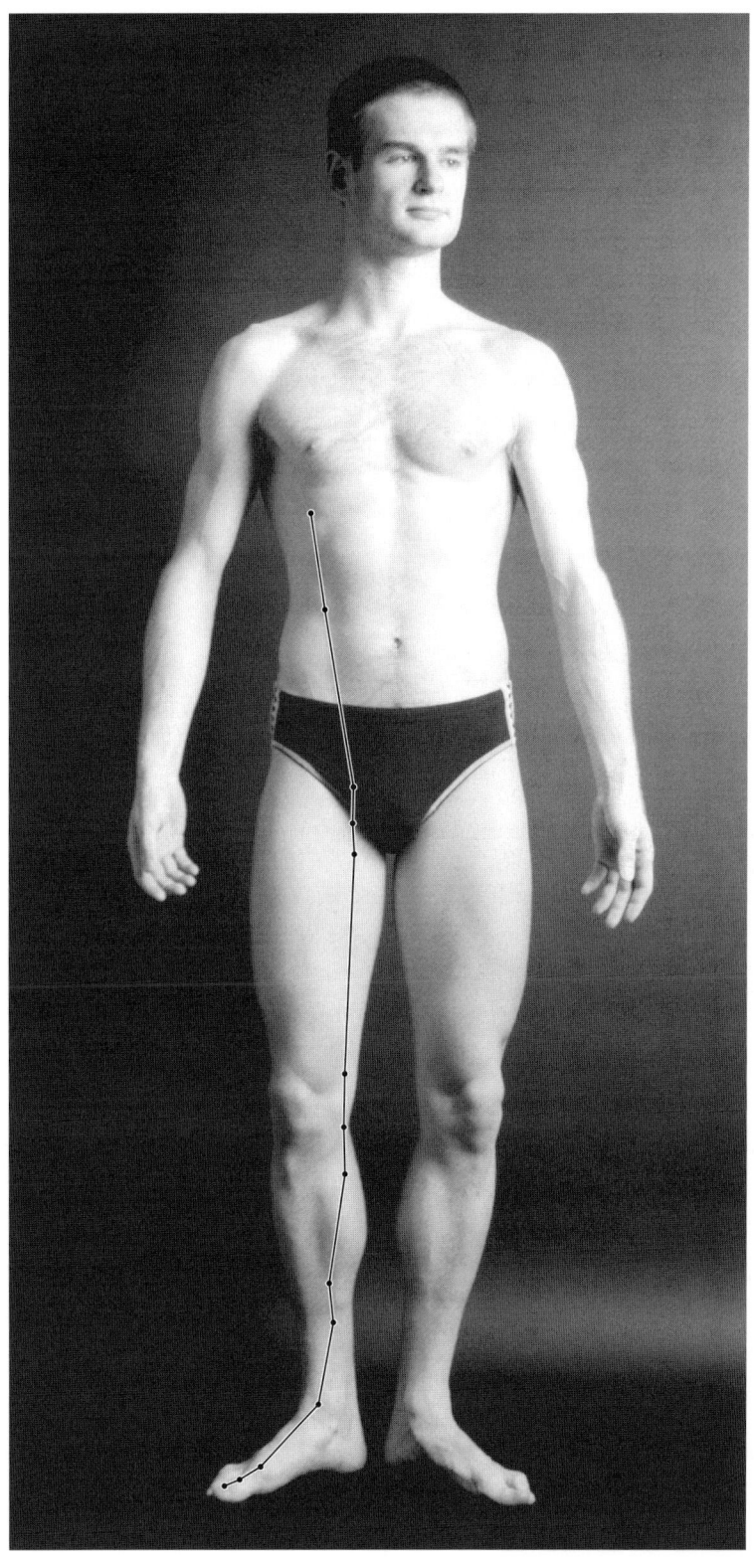

Abb. 3.1 Der Lebermeridian im Verlauf

● Auch das Auge kann Informationen über die Leber geben. Viele Augenerkrankungen haben eine „Leberstörung" zur Ursache. Denken Sie auch an die gelben Skleren (Lederhäute der Augen) bei einem Ikterus (Gelbsucht), der meist auch auf eine Lebererkrankung zurückzuführen ist.

Als letzter wichtiger Aspekt ist der Einfluß der Leber auf das Auge zu betrachten. Das Auge ist dasjenige Sinnesorgan, das der Leber zugeordnet ist.

Das Leber-QI und das von der Leber bereitgestellte XUE halten das Auge feucht und sorgen für scharfes Sehen. Wenn es zu Störungen in der Versorgung des Auges durch die Leber kommt, kann das zu Kurzsichtigkeit, Farbenblindheit und zu trockenen, roten oder auch brennenden Augen führen.

3.1.2 Der Meridianverlauf der Leber

Verlauf der Leitbahn: innen und vorne (YIN)
Anzahl der Akupunkturpunkte: 14

● Die inneren Organe werden mit zwei Buchstaben abgekürzt; der 1. Punkt auf der Leberleitbahn wird also mit Le 1 bezeichnet.

Der Lebermeridian beginnt beim Punkt Le 1 auf der lateralen Seite der Großzehe am Nagelfalzwinkel (Nagelfalzwinkel – s. Kap. 2.5, S. 23). Von Le 1 verläuft die Leitbahn an der medialen Seite des Beins in Richtung Leiste und von dort über den Bauch bis zum 6. Interkostalraum (6. ICR), senkrecht unter der Brustwarze. Hier endet der Meridian mit Punkt Le 14 (Abb. 3.1).

3.1.3 Leberpunkte

Die drei wichtigsten Leberpunkte sind: Le 3, Le 8 und Le 13.

Le 3 (Tai Chong)

● Le 3 befindet sich proximal des Grundgelenks der Großzehe. Das Grundgelenk liegt zwischen proximalem Zehenglied und Mittelfußknochen.

Lage: Der Akupunkturpunkt Le 3 befindet sich am Fuß. Le 3 liegt zwischen dem 1. und 2. Mittelfußknochen, etwa dort, wo sich die proximalen Anteile dieser beiden Knochen annähern (Abb. 3.2). Zum Auffinden dieses Punktes tasten Sie sich von der Schwimmhaut (Zwischenzehenfalte) zwischen der Großzehe und der 2. Zehe zwischen den Mittelfußknochen nach proximal. Probieren Sie das bei sich selbst aus. Sie werden feststellen, daß etwa 1,5 CUN proximal des Großzehen-Grundgelenks ein druckempfindlicher Punkt liegt – Le 3.

● Denken Sie daran, daß es sich bei der Maßeinheit CUN um eine individuelle Maßeinheit handelt.

Zur Erinnerung: 1,5 CUN entsprechen der Breite des Zeige- und Mittelfingers im Bereich der Fingerendglieder (s. Kap. 2.5, S. 21 f.).

Anwendung:
● Meridianwirkung: Der Punkt Le 3 ist ein YUAN-Punkt (Quellpunkt – s. Kap. 2.4, S. 20). Le 3 kann als YUAN-Punkt einen gestörten QI-Fluß der Leber wieder in einen harmonischen und freien Fluß bringen und somit das QI der Leber stärken.

● Le 3 ist vor allem bei plötzlich einsetzenden Magen-Darm-Beschwerden und Augenerkrankungen wirksam.

Le 3 kann eingesetzt werden, wenn ein gestörter QI-Fluß wieder frei fließen soll. Ein solcher gestörter QI-Fluß kann z.B. bei Magen-Darm-Beschwerden (Übelkeit, Erbrechen und Durchfall), aber auch bei Erkrankungen der Augen (z.B. Augenbrennen und Bindehautentzündung) vorliegen.

Le 3 ist ein YUAN-Punkt (Quellpunkt)!

● Le 3 wird bei Unterleibsschmerzen und bei Menstruationsstörungen eingesetzt.

Der Punkt Le 3 wirkt auch auf die Bereitstellung des XUE (Blut) durch die Leber. So ist Le 3 bei krampfartigen, stechenden, gut lokalisierbaren Schmerzen im Unterleib und bei Störungen der Regelblutung einzusetzen. Hierbei sollte man darauf achten, daß man bei einer Füllesymptomatik (starke und lange Regelblutung) sedierende Techniken einsetzt und bei Leerezeichen (z.B. Ausbleiben der Menstruation) tonisierende Verfahren anwendet (s. Kap. 2.2.4, S. 14 f.).

Le 3 reguliert das XUE und das Leber-QI!

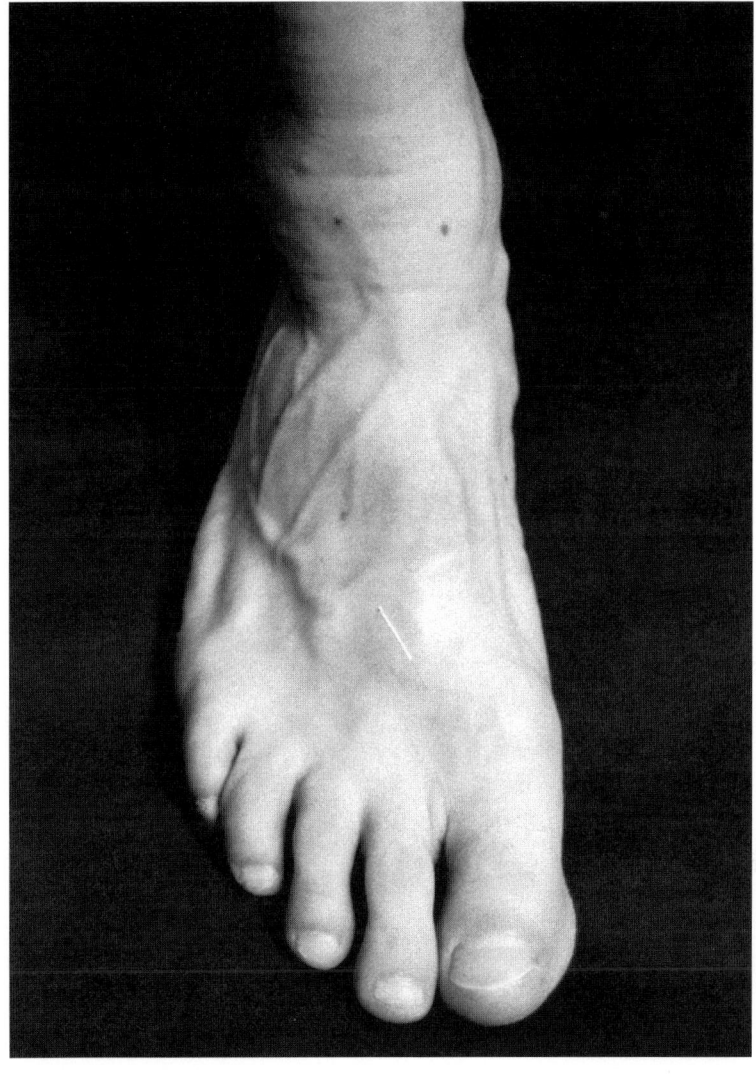

Abb. 3.2 Akupunkturpunkt Le 3

Le 8 (Qu Quan)

Lage: Le 8 finden Sie innen am Knie. Le 8 befindet sich bei gebeugtem Knie am medialen Ende der Kniegelenksfalte (Abb. 3.3). Zum Aufsuchen von Le 8 bitten Sie Ihren Patienten, sein Knie um etwa 90° zu beugen; Sie sehen dann eine Falte, die von der Kniekehle nach vorne (ventral) zieht – am Ende dieser Falte liegt Le 8.

Zum Akupunktieren stechen Sie die Nadel bei gebeugtem Knie nur durch die oberflächliche Haut und schieben die Nadel erst weiter bis zum Punkt Le 8 vor, wenn das Bein wieder ausgestreckt ist. So kann Ihr Patient die Beine während der Behandlung entspannen.

● Wenn Sie Schwierigkeiten haben, die Kniefalte zu sehen, können Sie auch einfach das Knie „bis zum Anschlag" beugen lassen – dann sehen Sie auf jeden Fall die Falte und können Le 8 auf dieser ein Stück in Richtung Kniekehle ausfindig machen.

● Wenn Sie Le 8 bei gebeugtem Knie akupunktieren und dann erst das Bein strecken lassen, kann das für Ihren Patienten sehr schmerzhaft sein.

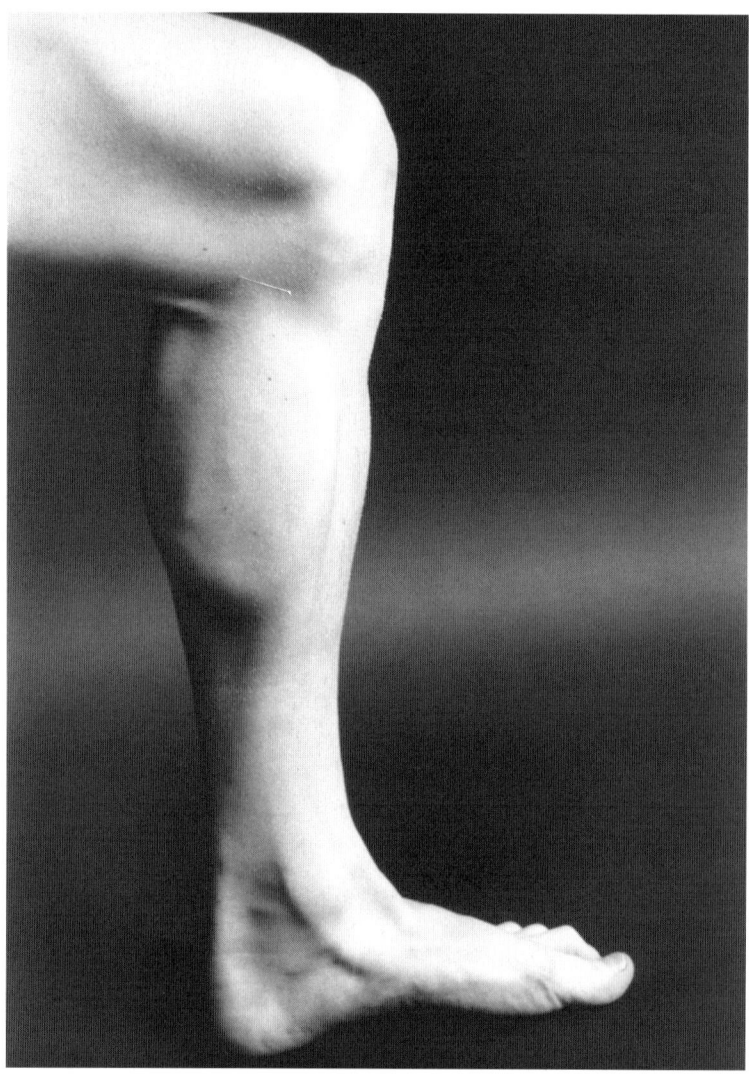

Abb. 3.3　Akupunkturpunkt Le 8

● Erinnern Sie sich: Bei chronischen Erkrankungen werden lokale Punkte eingesetzt (s. Kap. 2.2.3, S. 10).

● Le 8 zeigt bei Regelstörungen oder bei plötzlich einsetzenden Magen-Darm-Beschwerden seine Wirksamkeit.

● Le 8 hat eine tonisierende Wirkung, Sie sollten ihn deshalb nicht sedierend (Energie-ableitend) nadeln.

Anwendung:

● Lokale Wirkung: Le 8 findet als Nahpunkt bei chronischen Kniegelenksbeschwerden seine Anwendung. Le 8 wird vor allem bei chronischen Schmerzen und Erkrankungen im medialen Anteil eingesetzt.

● Meridianwirkung: Le 8 hat wie Le 3 einen regulierenden Einfluß auf das QI der Leber und das XUE (Blut). Deswegen kann der Punkt Le 8 ebenfalls bei Störungen der Menstruation, Schmerzen im Unterleib und auch Magen-Darm-Beschwerden benutzt werden. Hierbei läßt sich Le 8 generell gut mit Le 3 kombinieren.

Der Punkt Le 8 hat einen besonders auffüllenden Effekt, d.h. Le 8 kann sehr gut bei Leeresymptomen im Urogenitalbereich wie z.B. Impotenz und Harnverhalten eingesetzt werden.

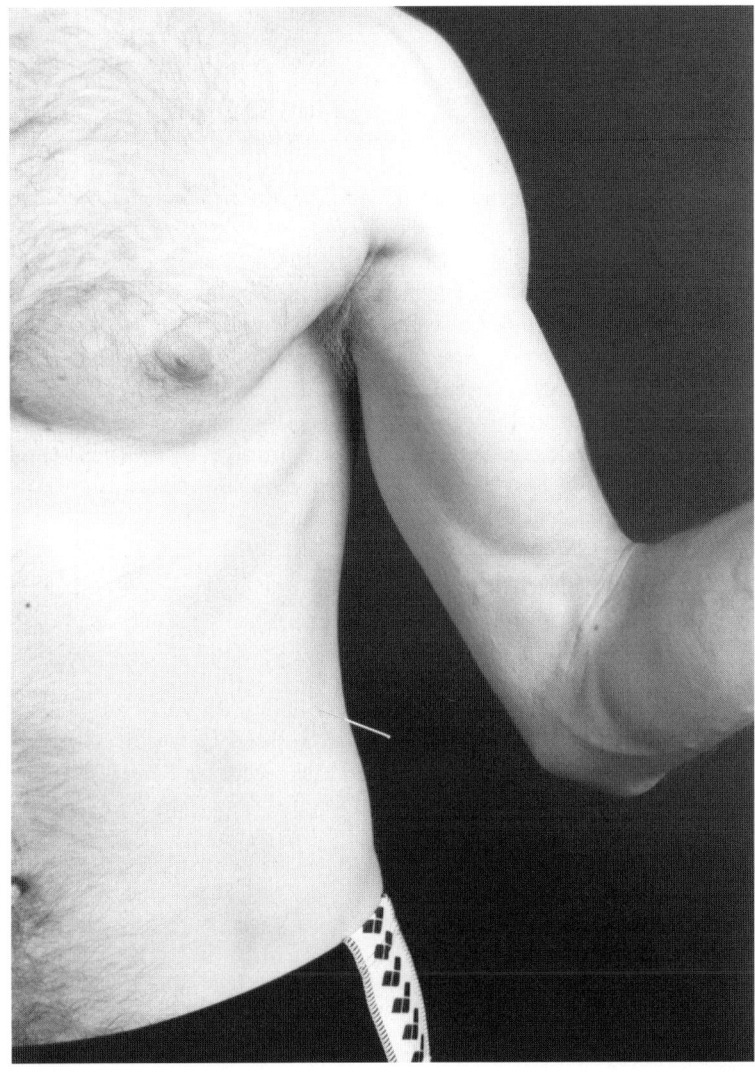

Abb. 3.4 Akupunkturpunkt Le 13

Le 13 (Zhang Men)

Lage: Le 13 befindet sich am freien Ende der 11. Rippe (Abb. 3.4). Als Hilfe beim Auffinden des Punktes kann man den Patienten bitten, sich gerade hinzustellen und dann den gebeugten Ellbogen vorne an den Körper zu halten; die Ellbogenspitze berührt dabei den Punkt Le 13.

● **Anatomie:** Die 11. und 12. Rippe sind im Gegensatz zu den oberen Rippen nicht am Brustbein bzw. am Knorpel befestigt.

Anwendung:

● Lokale Wirkung: Bei länger anhaltenden Schmerzen unterhalb des Brustkorbs kann Le 13 genadelt werden.

● Meridianwirkung: Le 13 ist wie die anderen Leberpunkte (Le 3 und Le 8) auch bei Magen-Darm-Beschwerden einzusetzen; hier sind neben Übelkeit, Erbrechen und Durchfall vor allem starke Blähungen (Meteorismus) und Verwertungsstörungen der Nahrung (Maldigestion) zu nennen. Le 13 sorgt also wie die anderen genannten Punkte auch für einen ausgeglichenen QI-Fluß.

● Le 13 kann als Nahpunkt bei lokalen Schmerzen eingesetzt werden.

● Le 13 wird sowohl bei plötzlich auftretenden Magen-Darm-Erkrankungen als auch bei lang anhaltenden Beschwerden (v.a. chronischem Meteorismus und chronischer Maldigestion) akupunktiert.

3.2 Gallenblase

3.2.1 Die Funktionen der Gallenblase

- Auch in der westlichen Medizin besteht ein enger Zusammenhang zwischen der Leber und der Gallenblase.
Bei einigen anderen Funktionssystemen ist diese Kopplung nicht zu finden – z.B. bei Herz und Dünndarm oder Lunge und Dickdarm (s. Kap. 1.2, S 3f.).

Die Gallenblase ist das gekoppelte YANG-Organ der Leber; beide Organe werden der Wandlungsphase Holz zugeordnet (s. Kap. 1.2, S. 3 f.).

Die Gallenblase sorgt gemeinsam mit der Leber für einen ungestörten QI-Fluß und so für ein gutes Funktionieren aller Organe.

Auch im psychisch-emotionalen Bereich ist die Gallenblase eng mit der Leber verbunden. Wenn die Leber es nicht mehr schafft, den ungehinderten QI-Fluß aufrechtzuerhalten, kann es neben Reizbarkeit und Wutausbrüchen (s. Kap. 3.1.1, S. 26ff.) auch zur Beeinträchtigung der Funktion der Gallenblase kommen.

Eine Störung des YANG-Organs Gallenblase kann sich körperlich ganz unterschiedlich zeigen: z.B. durch Kopfschmerzen oder klingende Ohrgeräusche.

- Die Einsatzbereiche der Gallenblasenpunkte ergeben sich häufig aus dem Verlauf des Meridians (s. Abb. 3.5). Wenn Sie den Leitbahnverlauf in etwa kennen, können Sie sich allein dadurch schon viele Anwendungsbereiche herleiten.

Das Miteinbeziehen des Organs Gallenblase ist vor allem bei der Therapie von Kopfschmerzen, von Migräne und Schmerzen der Halswirbelsäule sowie von Augen- und Ohrerkrankungen von großer Bedeutung.

3.2.2 Der Meridianverlauf der Gallenblase

Verlauf der Leitbahn: außen und seitlich (YANG)

Anzahl der Akupunkturpunkte: 44

- Chinesische Maßeinheiten: 0,5 CUN entsprechen der halben Daumenbreite an der breitesten Stelle des Daumenendglieds. Alle CUN-Angaben orientieren sich am Patienten.

Der Gallenblasenmeridian beginnt beim Punkt Gb 1 – 0,5 CUN vom äußeren Augenwinkel entfernt. Dann verläuft der Gallenblasenmeridian seitlich in Zickzacklinien über den Kopf; danach gelangt die Leitbahn seitlich am Körperstamm und am Bein über den Fuß zum lateralen Nagelfalzwinkel der 4. Zehe. Hier endet der Meridian mit dem Punkt Gb 44 (Abb. 3.5).

3.2.3 Gallenblasenpunkte

Die vier wichtigsten Punkte des Gallenblasenmeridians sind: Gb 14, Gb 20, Gb 34 und Gb 41.

Gb 14 (Yang Bai)

- Tasten Sie ruhig bei sich selbst oberhalb der Mitte der Augenbraue die Stirn ab, meistens findet sich 1 CUN über der Augenbraue ein druckempfindlicher Punkt.

Lage: Gb 14 befindet sich an der Stirn, etwa 1 CUN oberhalb der Augenbrauenmitte (Abb. 3.6). Um Gb 14 zu finden, bitten Sie Ihren Patienten, geradeaus zu gucken, und stellen sich eine senkrechte Linie vor, die durch die Pupille zieht. Auf dieser Linie befindet sich 1 CUN oberhalb der Augenbraue der Punkt Gb 14.

- Der künstlich aufgeworfene Hautwulst über Gb 14 verringert die Wahrscheinlichkeit, daß Sie in die Knochenhaut (Periost) stechen – was sonst ein unangenehmes „spitzes" Gefühl auslöst.

Beim Akupunktieren von Gb 14 stechen Sie die Nadel am besten über einen künstlich gebildeten Hautwulst ein: Sie fassen die Haut mit Daumen und Zeigefinger an und werfen durch leichtes Zusammendrücken einen kleinen Hautwulst auf. Dieser Hautwulst sollte senkrecht verlaufen In diesen Hautwulst stechen Sie die Nadel schräg von oben nach unten etwa in einem 45°-Winkel ein. Sie müssen bei dieser Methode darauf achten, daß Sie die Nadel etwas oberhalb des eigentlichen Punktes einstechen, damit Sie Gb 14 in der entsprechenden Tiefe auch auf der richtigen Höhe treffen.

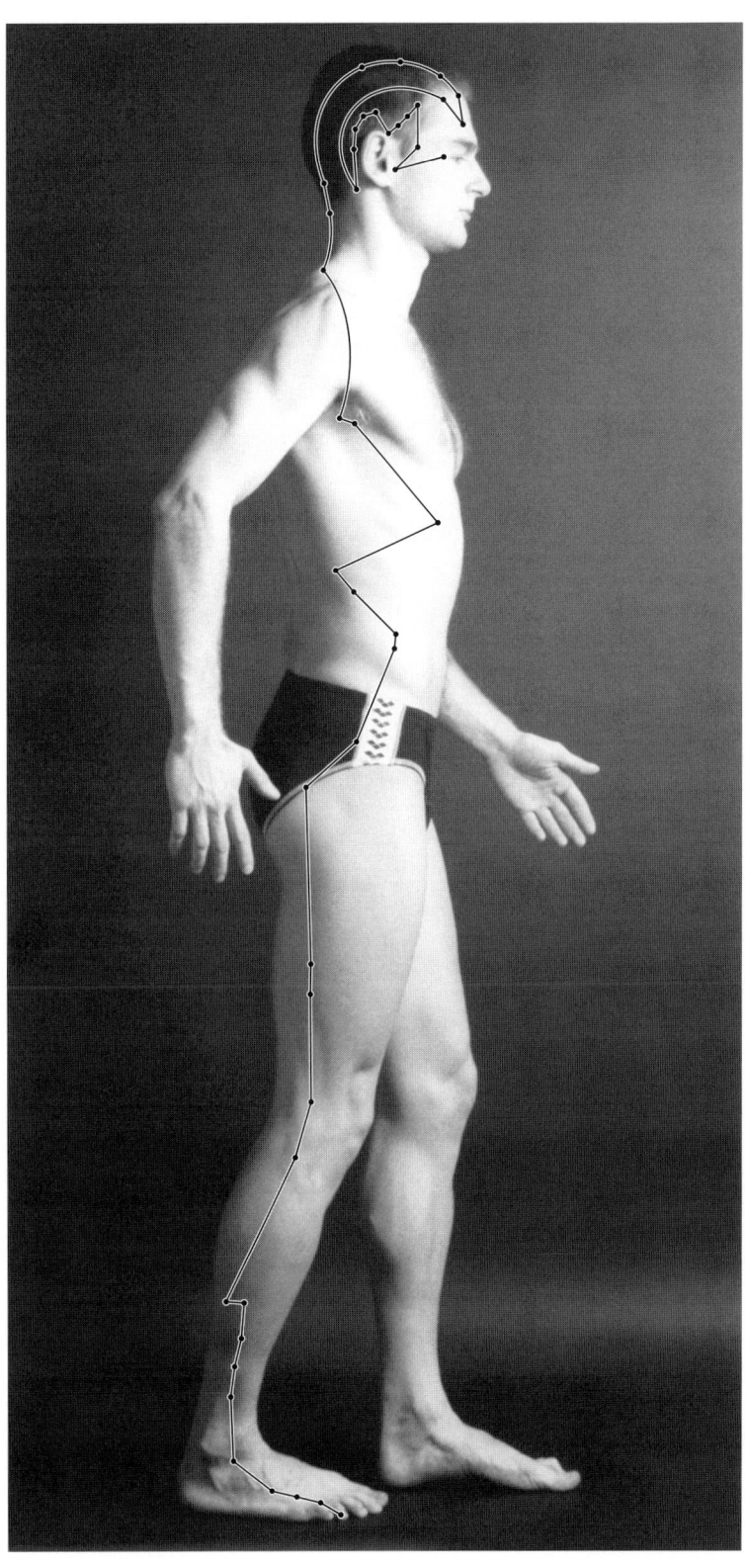

Abb. 3.5 Der Gallenblasenmeridian im Verlauf

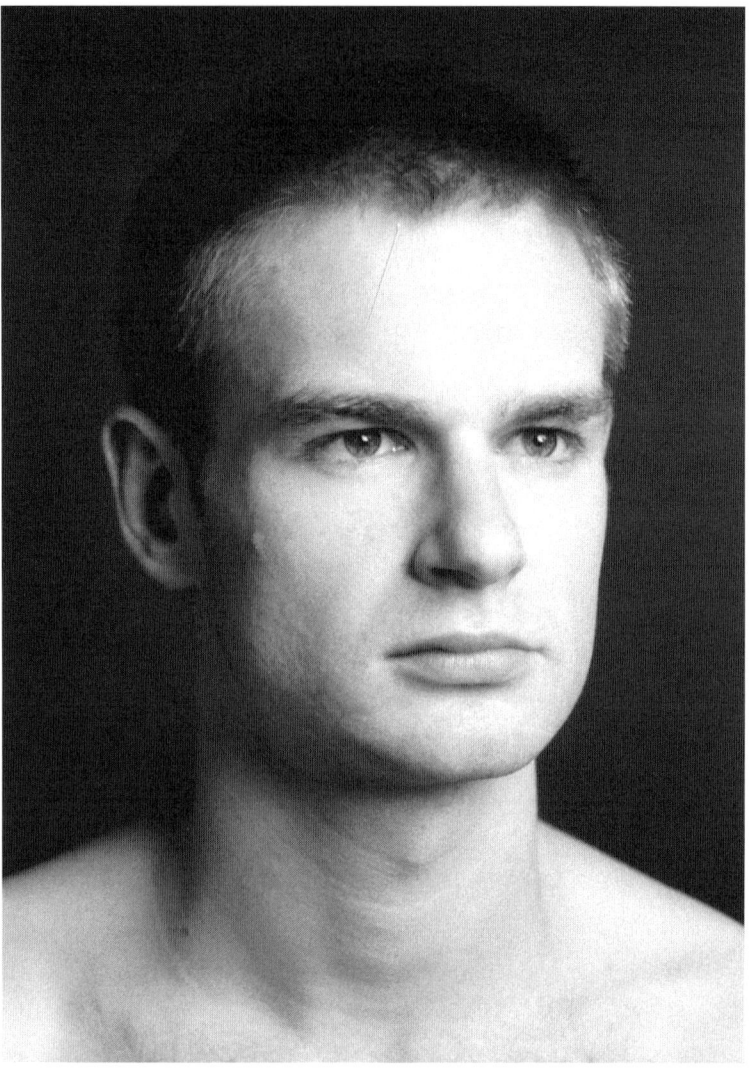

Abb. 3.6   Akupunkturpunkt Gb 14

● Gb 14 ist ein sehr guter Punkt bei chronischen Stirnkopfschmerzen.

● Mit Gb 14 lassen sich viele verschiedene Erkrankungen am Auge behandeln (sowohl akut als auch chronisch).

● Das Kühlen von Gb 14 lindert das krampfartige Zusammenziehen der Gallenblase, das meist durch einen Gallenstein verursacht wird. Selbstverständlich ist dieses Vorgehen nur dazu geeignet, um kurzfristig Schmerzen zu reduzieren -- eine schulmedizinische Untersuchung und Behandlung muß sich anschließen.

Anwendung:

● Lokale Wirkung: Als Punkt an der Stirn ist Gb 14 sehr gut für die Therapie länger andauernder Schmerzen in dem Gebiet von Gb 14 geeignet. Bei akuten Kopfschmerzen im Areal von Gb 14 ist eine Massage mit den Fingerspitzen auch schon sehr effektiv.

● Meridianwirkung: Gb 14 läßt sich gut zur Therapie von Erkrankungen am Auge wie zum Beispiel Schmerzen und Brennen am Auge, Zucken der Lider, Weit- und Kurzsichtigkeit, aber auch bei Nachtblindheit anwenden.

Bei Gb 14 gibt es eine therapeutische Besonderheit: Gb 14 hat einen starken Einfluß auf die Behandlung von Gallenkoliken (schmerzhaftes Zusammenziehen der Gallenblase); hierzu kühlt man Gb 14 mit einem Eiswürfel auf der rechten Kopfseite und reduziert so die Hitze, die in der Gallenblase herrscht.

Gb 20 (Feng Chi)

Lage: Gb 20 liegt im Nacken, in einer Vertiefung zwischen den beiden Muskeln M. sternocleidomastoideus und M. trapezius (Abb. 3.7). Zum Finden des Punktes Gb 20 tasten Sie zunächst den Schädel an der Mitte des Hinterhauptknochens (Os occipitale), dort wo sich der Übergang zum Nacken befindet. Gleiten Sie mit Ihren Fingern von dem Muskel, der in der Mitte liegt (M. trapezius) seitlich in eine Vertiefung, achten Sie darauf, daß Sie unter dem Hinterhauptknochen bleiben – hier liegt Gb 20.

Beim Stechen von Gb 20 gibt es eine Besonderheit: Der Punkt Gb 20 sollte in Richtung auf das gegenüberliegende (kontralaterale) Auge vorgeschoben werden – so läßt sich ein sehr gutes DE-QI-Gefühl auslösen (DE-QI-Gefühl – s. Kap. 2.1, S. 6).

Anwendung:

• Lokale Wirkung: Der Punkt Gb 20 wird lokal bei länger andauernden Nacken- und Hinterkopfschmerzen angewendet, Gb 20 kann aber auch bei einem chronischen Halswirbelsäulen-Syndrom eingesetzt werden.

• Meridianwirkung: Der Name des Punktes Gb 20 (FENG CHI) wird mit der Bezeichnung „Teich des Windes" übersetzt: Gb 20 reagiert sehr empfindlich, wenn er direktem Wind ausgesetzt ist; Gb 20 kann aber auch zur Therapie von „Winderkrankungen" eingesetzt werden. Wind wird in der Traditionellen Chinesischen Medizin der Wandlungsphase Holz zugeordnet – ebenso wie die Organe Leber und Gallenblase (s. Kap. 1.2, S. 3 f.). Wind wird als „Klima" oder auch klimatischer Faktor bezeichnet, der Krankheiten auslösen kann. Sehr typisch für „Winderkrankungen" ist deren plötzliches Entstehen – jeder, der sich schon einmal einen „Zug geholt" hat, kennt diese schnell auftretende Symptomatik.

Gb 20 kann bei den verschiedensten Erkrankungen, die durch Wind oder windartig – also plötzlich – entstanden sind, eingesetzt werden. So lassen sich zum Beispiel plötzlich auftretende Kopfschmerzen, plötzlicher Schwindel, Nasenbluten, Erkältungskrankheiten und auch die rasch auftretende Migräne mit Gb 20 gut behandeln.

• **Anatomie:** Der M. trapezius zieht von der Hinterhauptschuppe und den Dornfortsätzen der Hals- und Brustwirbel zum Schulterblatt und zum Schlüsselbein. Der M. sternocleidomastoideus zieht vom Brust- und Schlüsselbein nach oben zum Hinterhaupt.

• Lassen Sie Ihren Patienten, den Kopf gerade (waagrecht) halten: Stellen Sie sich beim Vorschieben der Nadel vor, Sie wollten genau die Mitte des kontralateralen Auges erreichen – schieben Sie die Nadel langsam zu Gb 20 vor.

• Gb 20 ist sehr gut bei chronischen Erkrankungen im Bereich des Nackens und Hinterkopfs einzusetzen, die ursprünglich durch Wind (Zug) oder wie durch Wind entstanden sind, d.h., daß Wind bei der Verursachung der Schmerzen beteiligt war.

• In der TCM werden bestimmte klimatische Zustände als mögliche Verursacher von Krankheiten gesehen. Zu solchen Krankheitsauslösern gehören die „klimatischen Faktoren" Wind, Hitze, Feuchtigkeit, Trockenheit und Kälte.

• Denken Sie daran, daß auch „windartige" Kopfschmerzen, die wiederholt auftreten, als chronisch bezeichnet werden – ähnlich wie dies bei der Migräne der Fall ist (Migräne wird als anfallsartiger Kopfschmerz, der meist halbseitig auftritt, definiert).

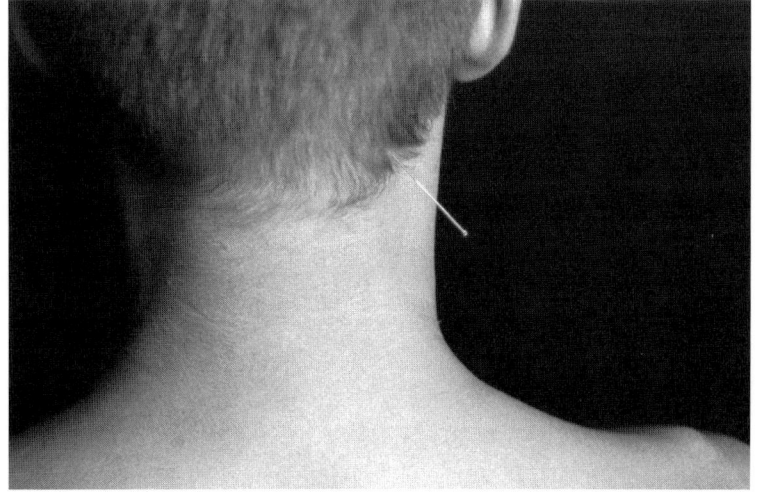

Abb. 3.7 Akupunkturpunkt Gb 20

- Der Einsatz von Gb 20 bei Halbseitenlähmungen ist ein gutes Beispiel für eine sinnvolle Ergänzung zur Schulmedizin.

- Vor allem plötzlich aufgetretene Augenerkrankungen lassen sich mit Gb 20 behandeln.

- Gb 34 liegt auf dem Schnittpunkt der unteren und der vorderen Begrenzung des Fibulaköpfchens.

- Wenn Sie einen Patienten haben, der chronische Kniebeschwerden sowohl medial als auch lateral hat, können Sie diese mit Gb 34 und auch Le 8 behandeln (s. Kap. 3.1.3, S. 29).

- Gb 34 sollten Sie bei Krankheiten der Muskeln und Sehnen, vor allem bei chronischen Leiden und bei immer wiederkehrenden Erkrankungen (wiederholt auftretende Muskelkrämpfe oder Sehnenscheidenentzündungen), anwenden. Solche Krankheiten müssen aber auch immer schulmedizinisch untersucht werden.

- Bei diesen Anwendungsgebieten hat Gb 34 Ähnlichkeit mit den Leberpunkten Le 3, Le 8 und Le 13 (s. Kap. 3.1.3)

Gb 20 kann auch unterstützend bei der Therapie von Halbseitenlähmungen ausgewählt werden; eine Halbseitenlähmung tritt auch windartig (plötzlich) auf.

Grundsätzlich ist Gb 20 auch bei Erkrankungen am Auge zu nadeln: Mit sedierender Technik wird Hitze im Auge beseitigt (z.B. Augenbrennen und Bindehautentzündung); mit tonisierender (auffüllender) Technik läßt sich ein Mangel an XUE (Blut) behandeln und somit zum Beispiel die Sehkraft stärken (s. Kap. 2.2.4, S. 14f.).

Gb 34 (Yang Ling Quan)

Lage: Gb 34 befindet sich außen am Unterschenkel, ventral und kaudal des Fibulaköpfchens (Abb. 3.8). Suchen Sie das Fibulaköpfchen (Caput fibulae) bei gebeugtem Knie an der Außenseite des Beins auf. Stellen Sie sich vor, Sie würden zwei Linien am Fibulaköpfchen ziehen: eine waagrechte Linie direkt unterhalb des Köpfchens und eine senkrechte Linie an der vorderen Begrenzung. Der Schnittpunkt dieser beiden Linien zeigt Ihnen Gb 34.

Anwendung:

- Lokale Wirkung: Gb 34 kann bei chronischen Kniegelenksbeschwerden akupunktiert werden. Besonders bei Beschwerden, die auf der Außenseite des Knies liegen, wird Gb 34 eingesetzt.

- Meridianwirkung: Gb 34 ist ein Punkt, dem eine besondere Wirkung auf Muskeln und Sehnen zugesprochen wird.

Gb 34 wird beispielsweise bei Entzündungen der Sehnenscheide (Tendovaginitis) und bei Muskelschmerzen eingesetzt. Gb 34 kann aber auch zur Therapie von Muskelkrämpfen oder Muskelentzündungen angewendet werden.

GB 34 hat einen besonderen Einfluß auf Muskeln und Sehnen!

Mit Gb 34 lassen sich auch Störungen des QI-Flusses im YIN-Organ Leber und der Leberleitbahn beseitigen. Gb 34 kann daher auch bei Magen-Darm-Beschwerden (Übelkeit, Erbrechen und Durchfall) gestochen werden.

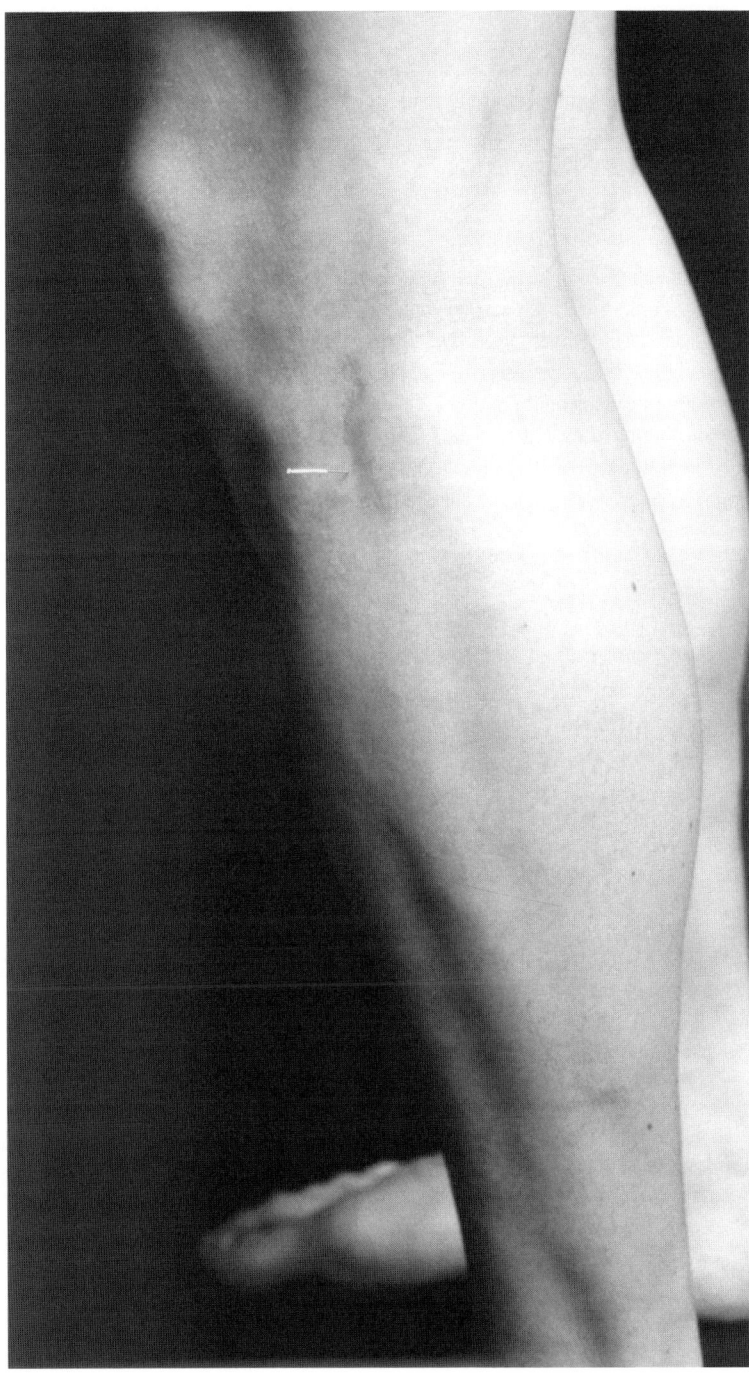

Abb. 3.8 Akupunkturpunkt Gb 34

Gb 41 (Zu Lin Qi)

- Um den Punkt Gb 41 zu finden, sollten Sie den Aufbau der Mittelfußknochen kennen: Distal befindet sich der Kopf (Caput), der direkt in den Schaft oder Körper (Corpus) übergeht; das proximale Ende des Knochens wird als Basis bezeichnet.

Lage: Gb 41 liegt am Fußrücken, zwischen dem 4. und 5. Mittelfußknochen (Abb. 3.9). Tasten Sie vom äußeren Fußrand her den 5. Mittelfußknochen (Os metacarpale V) und von dort den 4. Mittelfußknochen. Gb 41 liegt zwischen diesen beiden Knochen, etwas distal der Basis.

Anwendung:

- Gb 41 ist ein wichtiger Fernpunkt für das Ohr.

- Meridianwirkung: Gb 41 ist ein sehr wichtiger Punkt zur Behandlung von Ohrerkrankungen (z.B. Schwerhörigkeit und Tinnitus).

- Versuchen Sie, sich die unterschiedlichen Techniken der Energiezufuhr und -ableitung einzuprägen (s. Kap. 2.2.4, S. 14ff.).

Der Punkt Gb 41 wirkt regulierend auf das XUE (Blut) und ist deswegen bei Störungen der Regelblutung anzuwenden. Dabei sollte man ähnlich wie bei Le 3 (s. Kap. 3.1.3, S. 28f.) darauf achten, daß man bei einer Füllesymptomatik (starke und lange Blutung) sedierend sticht und bei einer Leeresymptomatik (geringe bis keine Monatsblutung) tonisierend sticht.

- Die Verbesserung der Milchproduktion bei Gb 41 ist ein gutes Beispiel für die unterschiedlichen Wirkungen der Akupunktur.

Einen besonderen Einfluß hat Gb 41 auf die Verbesserung der Milchproduktion (Laktation) sowie bei der Therapie einer Brustdrüsenentzündung (Mastitis).

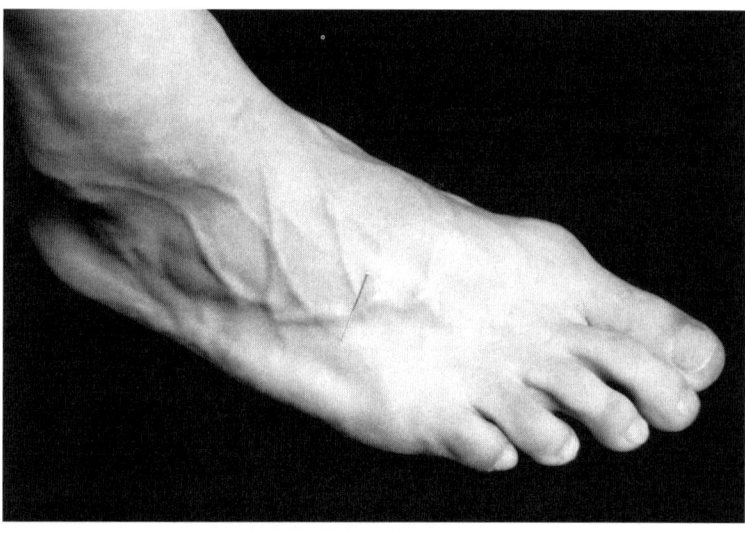

Abb. 3.9 Akupunkturpunkt Gb 41

3.3 Fragen zum Kapitel Leber – Gallenblase

1. Ist die Gallenblase ein YIN- oder YANG-Organ?
2. Geben Sie den ungefähren Verlauf des Lebermeridians an!
3. Wie kann man das Ausbleiben der Regelblutung (Amenorrhö) aus Sichtweise der Traditionellen Chinesischen Medizin erklären?
4. Welche Punkte können Sie bei Störungen der Regelblutung stechen?
5. Wo liegt Le 3, und welche Eigenschaft hat Le 3 als YUAN-Punkt?
6. Welche Punkte können Sie bei chronischen Kniebeschwerden einsetzen?
7. Wo liegt der Punkt Gb 20?
8. Mit welchen Punkten können Sie eine Bindehautentzündung (Konjunktivitis) behandeln?
9. Wieviele Punkte befinden sich auf der Gallenblasenleitbahn?
10. Ein Patient berichtet über wiederholt plötzlich einsetzende Kopfschmerzen im Schläfenbereich. Der Patient wirkt beim Gespräch leicht aufbrausend und gereizt. Wie könnte eine Behandlung aussehen?

Antworten zu diesen Fragen finden Sie auf Seite 131.

4 Funktionssystem Herz – Dünndarm

Organsystem: YIN-Organ ➤ Herz
YANG-Organ ➤ Dünndarm

4.1 Herz
4.1.1 Die Funktionen des Herzens

Das Herz hat einen großen Einfluß auf die Substanz XUE (Blut – s. Kap. 1.3, S. 4).

Das Herz hat die Aufgabe, für ein freies Fließen von XUE zu sorgen. Das Herz bewirkt, daß XUE alle Gebiete und Organe im Körper erreichen kann. Dadurch können die einzelnen Orte im Körper mit XUE ernährt werden.

An bestimmten Körperarealen kann man schon erkennen, wie gut das Herz den Körper mit XUE (Blut) versorgt: Durch das Betrachten des Gesichts und der Hände, kann man sich beispielsweise recht gut über einen „Schwächezustand" des Herzens informieren: Wenn das Herz zu schwach ist, um Blut zu befördern, ist das Gesicht sehr blaß, und die Hände sind sehr kalt.

Zur Beurteilung, ob ein „Hitzezustand" im Herzen vorhanden ist, fragt man den Patienten nach ausgetrockneten Mundschleimhäuten und auch nach einem bitteren Mundgeschmack. – Meist gibt der Patient auch ein Hitzegefühl an.

> *Das Herz herrscht über das Blut!*

Das Herz ist der Ort, an dem das SHEN zu Hause ist; das SHEN bezeichnet in der chinesischen Philosophie den Geist und den Intellekt (s. Kap. 1.3, S. 4f.). Zum SHEN gehören auch die geistige Aktivität, die Kreativität, das Gedächtnis und das Denken an sich.

Wenn das Herz stark und XUE (Blut) in ausreichendem Maß vorhanden ist, dann fühlt sich der Geist (SHEN) wohl; dann funktionieren das Denken und das Gedächtnis gut, und das Gefühlsleben ist ausgeglichen.

Wenn Herz und XUE (Blut) dagegen schwach sind, kann das zu Vergeßlichkeit und zu verlangsamtem Denken führen. Es kann auch zu depressiven Verstimmungen kommen.

Das Herz und der Geist (SHEN) helfen sich gegenseitig: Der Geist (SHEN) braucht das Herz als Ort, an dem er sich niederlassen und wohnen kann. Das Herz braucht aber ebenso den Geist, um gut funktionieren zu können.

Wenn sich der Geist im Herzen nicht ansiedeln kann, dann kommt es zu innerer Unruhe und Zuständen mit Depression und Angst. Umgekehrt weisen Schwierigkeiten mit dem Gedächtnis oder Probleme im Gefühlsleben auf eine Schwäche des Geistes (SHEN) hin, welche dann das Herz schwächen und in seiner Arbeit einschränken kann.

Auch der Schlaf ist dem Geist (SHEN) zugeordnet. Wenn es dem Geist gut geht, dann ist auch der Schlaf gut und tief.

Wenn der Geist allerdings geschwächt ist, dann kommt es zu Schlafstörungen. Diese reichen von Schlaflosigkeit über Müdigkeit und Schläfrigkeit bis hin zur Bewußtlosigkeit.

Marginalien:

● Das Herz hat ebenso wie die Leber eine wichtige Beziehung zum XUE: Die Leber speichert das XUE, das Herz sorgt für die Bewegung des XUE.

● Beachten Sie zur Beurteilung von Kälte und Hitze auch noch andere Symptome (s. Kap. 2.2.2, S. 8ff.).

● Das SHEN gehört neben QI, XUE, JING und YIN JE zu den Substanzen des Lebens – zu den Substanzen also, auf denen das Leben basiert (s. Kap. 1.3, S. 4f.).

● Gegenseitigkeit und Harmonie gehören zu den Leitbildern der TCM.

• Das Wissen, daß der Schlaf zum Geist und damit auch zum Herzen gehört, ist sehr wichtig für die Behandlung von Schlafstörungen.

Da der Geist im Herzen nicht ansiedeln kann, wenn das Herz schwach ist, schweift der Geist (SHEN) in der Nacht umher und verursacht damit Schlafstörungen und sogar Alpträume.

In der chinesischen Lehre wird die Zunge als Ausläufer des Herzens gesehen. Bei Füllezuständen des Herzens (z.B. Hitze) ist die Zunge im Aussehen trocken und dunkelrot, zudem kann der Patient über einen bitteren Mundgeschmack klagen. Bei Leerezuständen des Herzens findet man häufig einen blassen Zungenkörper. Störungen des Herzens können auch die Zunge dahingehend beeinflussen, daß die Sprache gestört wird. Es kann dann zu einem gestörten Redefluß (Stottern) oder auch zum Verlust des Sprachvermögens (Aphasie) kommen.

• Bei Füllezeichen des Herzens ist die Zunge nicht nur trocken und rot, sondern hat häufig noch einen gelblichen Belag; außerdem ist die Zunge bei einer chronischen „Herzfülle" neben den farblichen Auffälligkeiten lang und schmal.

Die Zunge ist das Sinnesorgan des Herzens!

4.1.2 Der Meridianverlauf des Herzens

Verlauf der Leitbahn: innen (YIN)
Anzahl der Akupunkturpunkte: 9

• Die Herzleitbahn ist recht kurz. Sie verläuft an der Innenseite des Arms.

Der Herzmeridian beginnt mit dem Punkt He 1 in der Achselhöhle, medial von der A. axillaris. Von hier aus verläuft die Leitbahn an der medialen Seite des Arms an der Innenseite des Ellbogens zum Handgelenk und von dort über die Handinnenfläche zum radialen Nagelfalzwinkel des kleinen Fingers. Hier endet der Meridian mit dem Punkt He 9 (Abb. 4.1).

4.1.3 Herzpunkte

Auf der Herzleitbahn ist der Punkt He 7 als wichtigster Akupunkturpunkt zu nennen.

He 7 (Shen Men)

• Die anatomische Bezeichnung „nach palmar beugen" bedeutet, daß die Hand in Richtung Handfläche gebeugt wird. Der M. flexor carpi ulnaris verläuft vom Ellbogen zum ulnar gelegenen Erbsenbein (Os pisiforme – Handwurzelknochen, der auf der ulnaren Seite liegt und in Richtung Handfläche erhaben ist) und zum ulnaren Mittelhandknochen (Os metacarpale V). Die Sehne am Handgelenk sieht man am besten bei einer leichten Beugung nach ulnar und palmar.

Lage: He 7 liegt in einer Vertiefung der Beugefalte am Handgelenk, radial der Sehne des M. flexor carpi ulnaris (Abb. 4.2). Bei der Suche des Punktes He 7 ist es sinnvoll, die Hand nach ulnar und nach palmar zu beugen, um die Sehne des M. flexor carpi ulnaris ausfindig zu machen – die Sehne können Sie gut proximal des Handgelenks tasten; radial der Sehne liegt He 7. Die kreuzende Handgelenksbeugefalte ist recht weit distal gelegen; wenn Sie zwei distal gelegene Beugefalten sehen, müssen Sie diejenige nehmen, die proximal des Erbsenbeins (Os pisiforme) liegt, meistens hat die Handgelenksbeugefalte, die man zur Lokalisation von He 7 braucht, die am längsten durchgehende Furche – auf jeden Fall muß sie immer proximal des Erbsenbeins liegen.

• He 7 ist im Gegensatz zu vielen anderen Punkten nicht besonders druckempfindlich. Man muß mit dem Finger schon etwas stärker auf den Punkt drücken.

Stechen Sie die Nadel ruhig in einer leichten Beugestellung der Hand (nach ulnar und palmar) durch die oberflächliche Haut ein, um die Sehne des M. flexor carpi ulnaris und die Handgelenksbeugefalte richtig identifizieren zu können; schieben Sie die Nadel dann bei entspannter Haltung der Hand zu He 7 vor.

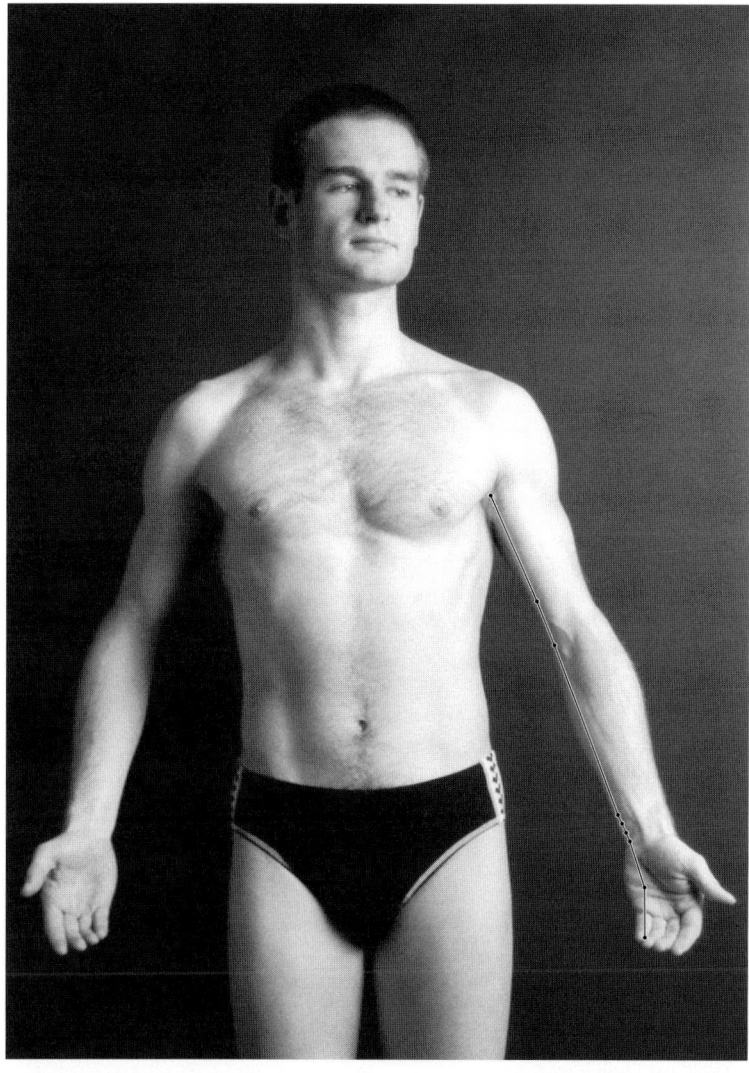

Abb. 4.1 Der Herzmeridian im Verlauf

Anwendung:

● Lokale Wirkung: Bei chronischen Beschwerden am Handgelenk (z.B. Karpaltunnelsyndrom) kann He 7 akupunktiert werden.

● Meridianwirkung: Der Punkt He 7 ist ein sehr wichtiger Punkt für die Behandlung psychischer Beschwerden.

He 7 hat die Fähigkeit, dabei mitzuhelfen, daß der Geist (SHEN) seinen Halt im Herzen findet (s. Kap. 4.1.1, S. 39f.). Somit ist He 7 bei allen Störungen einzusetzen, bei denen der Geist (SHEN) im Herzen nicht richtig ansiedeln kann. Hierzu gehören innere Unruhe- und Angstzustände, depressive Verstimmungen und Gedächtnisstörungen. Auch bei Prüfungsangst und Lampenfieber ist He 7 zu nadeln.

● He 7 kann sehr gut bei chronischen Handgelenksschmerzen, die hauptsächlich ulnar liegen, eingesetzt werden.

● He 7 ist ein Akupunkturpunkt mit einer außer-
ordentlich guten psychotropen (auf die Seele
gerichteten) Wirkung.

Schlafstörungen lassen sich im allgemeinen mit He 7 ebenfalls gut behandeln; hierbei ist besonders die Schlaflosigkeit zu nennen.

Erkrankungen, die mit dem Herzen in Zusammenhang stehen und psychischen Ursprungs sein können, wie zum Beispiel das „Herzdrücken" oder die Herzneurose (psychogene Organneurose), können über den Punkt He 7 therapiert werden. Allerdings ist hierbei darauf zu achten, daß bei solchen Krankheitsbildern auch eine schulmedizinische Diagnose vorzunehmen ist (klinische Untersuchung inklusive EKG), um andere in Frage kommende Krankheiten nicht zu übersehen (z.B. koronare Herzerkrankung oder Herzinfarkt).

● Hier wird Ihnen noch einmal erklärt, daß Sie
Akupunktur niemals ohne Beachtung der Schulmedizin anwenden sollen. Kapitel 2.3 gibt zahlrei-
che Informationen hierzu (s. S. 16 ff.).

Generell ist es anzustreben, den Patienten vor einer Akupunkturbehandlung auch schulmedizinisch zu untersuchen, da bei einer Fehlbehandlung nicht nur mit fatalen Folgen für den Patienten gerechnet werden muß, sondern auch mit erheblichen rechtlichen Konsequenzen für den Behandelnden (s. Kap. 2.3, S. 16 ff.).

He 7 gibt dem Geist einen festen Halt im Herzen!

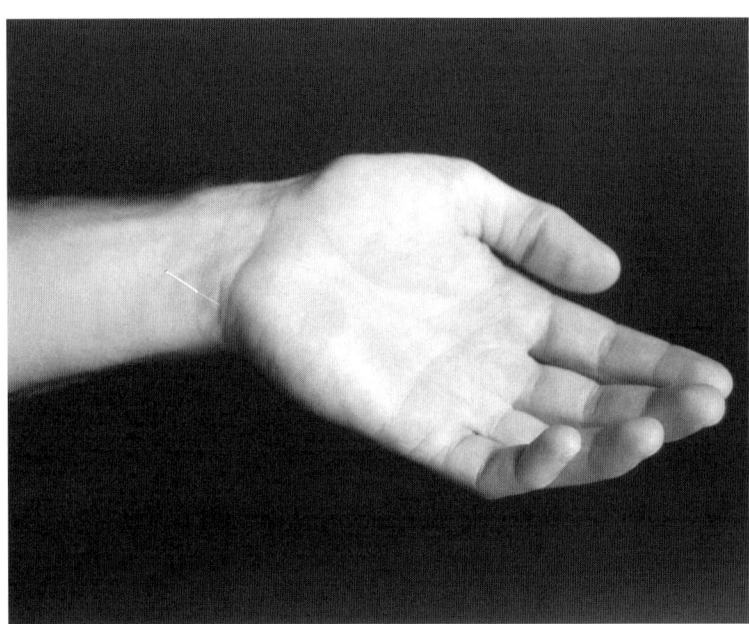

Abb. 4.2 Akupunkturpunkt He 7

4.2 Dünndarm

4.2.1 Die Funktionen des Dünndarms

Der Dünndarm ist als YANG-Organ mit dem korrespondierenden YIN-Organ, dem Herzen, gekoppelt.

Die wichtigste Funktion des Dünndarms ist die Aufnahme und Resorption der Nahrung, um diese dann umzuwandeln.

● Hier stimmen die Betrachtungsweisen der TCM und der Schulmedizin sehr miteinander überein.

Das Temperaturverhalten von Nahrungsmitteln hat großen Einfluß auf den Dünndarm.

Heiße oder wärmeerzeugende Nahrungsmittel können zu Hitze im Dünndarm führen (Füllesymptomatik – s. Kap. 2.2.2, S. 8 ff.). Eine solche Hitze zeigt sich als Unterbauchschmerzen, Blähungen mit Bauchknurren, teilweise Erbrechen und Schmerzen, wenn man auf den Bauch drückt.

● Hier lernen Sie einen wichtigen Aspekt der chinesischen Ernährungslehre kennen, das Temperaturverhalten von Nahrungsmitteln. Generell lassen sich erhitzte (durch Kochen, Braten o.ä.) und scharf gewürzte Nahrungsmittel als „heiß" bezeichnen und rohe und kalte Nahrungsmittel als „kalt".

Kalte und rohe Speisen bewirken eine Kälte im Dünndarm (Leeresymptomatik – s. Kap. 2.2.2, S. 8 ff.). Diese Kälte bewirkt ebenfalls Bauchschmerzen und Bauchknurren, allerdings berichtet der Patient über Symptomlinderung bei Drücken des Bauches. Bei einer Kältesymptomatik kann es zu Durchfällen kommen.

Der Dünndarm wird aber nicht nur bei Verdauungsproblemen und Darmbeschwerden behandelt, Akupunkturpunkte auf dem Dünndarmmeridian werden auch bei Erkrankungen im Meridianverlauf, wie z.B. Schmerzsyndromen im Gesicht und der Schulter, Schmerzen am Ellbogen und Ohrerkrankungen zur Therapie genadelt.

● Mit dem ungefähren Wissen über Leitbahnverläufe kann man sich viele Einsatzbereiche der Akupunkturpunkte gut erklären.

4.2.2 Der Meridianverlauf des Dünndarms

Verlauf der Leitbahn: außen und hinten (YANG)

Anzahl der Akupunkturpunkte: 19

Der Dünndarmmeridian beginnt beim Punkt Dü 1 am ulnaren Nagelfalzwinkel des kleinen Fingers. Von dort aus verläuft die Dünndarmleitbahn an der ulnaren Seite über den Arm und in einer kleiner Zickzacklinie über das Schulterblatt zum Hals. Dann verläuft die Leitbahn über die Wange zum letzten Dünndarmpunkt Dü 19 (Abb. 4.3).

● Der Dünndarmmeridian verläuft vom Kleinfinger über den Arm (ulnare Seite) und das Schulterblatt zum Gesicht.

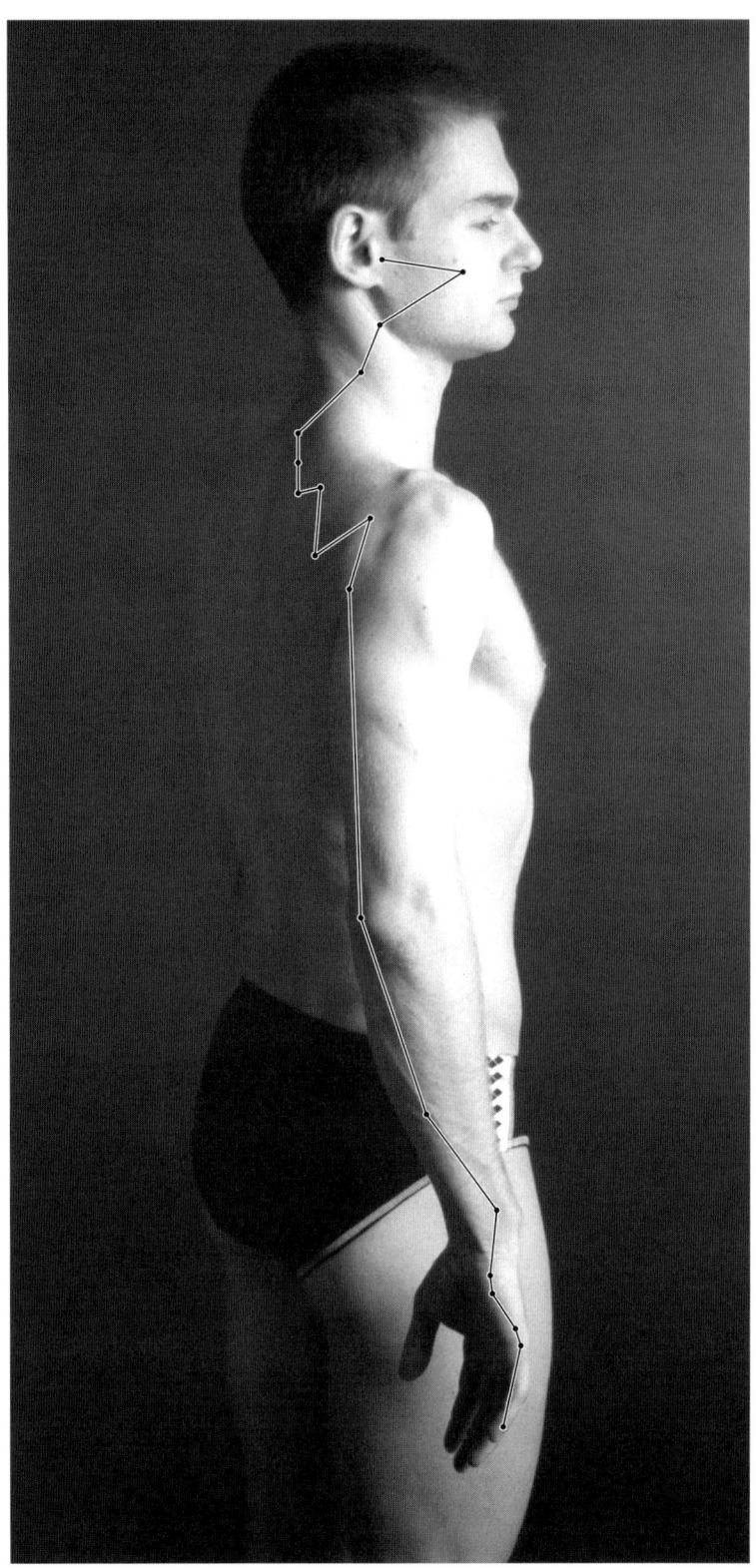

Abb. 4.3 Der Dünndarmmeridian im Verlauf

4.2.3 Dünndarmpunkte

Die zwei wichtigsten Dünndarmpunkte sind: Dü 3 und Dü 19.

Dü 3 (Hou Xi)

Lage: Dü 3 liegt an der ulnaren Handkante am Rand der Handquerfalte, am Köpfchen des 5. Mittelhandknochens (Abb. 4.4). Um den Punkt zu finden, läßt man den zu Behandelnden die Faust schließen und verfolgt dabei die distale Beugefalte der Hand nach ulnar, dort sieht man einen Hautwulst. Dü 3 liegt ein winziges Stückchen proximal und dorsal von diesem Hautwulst entfernt. Beim Nadeln von Dü 3 sticht man die Nadel in Richtung der Mitte der Handinnenfläche.

● Sie sehen, daß man sich beim Aufsuchen von Punkten sehr oft an Hautfalten, die beim Beugen und Strecken sichtbar werden, orientieren muß. So braucht man zur Hilfe beim Finden von Dü 3 die distal gelegene Handfalte, die sich beim Beugen der Hand zeigt.

Anwendung:

● Lokale Wirkung: Dü 3 ist vor allem bei chronischen Erkrankungen an der ulnaren Seite der Hand (kleiner Finger und Handkante) gut einzusetzen. Hier sind lang andauernde Schmerzzustände als wichtige Anwendungsmöglichkeit zu nennen.

● Meridianwirkung: Dü 3 hat die besondere Fähigkeit, die außerordentliche Leitbahn DU MAI einzuschalten, d.h. zu aktivieren (Einschaltpunkte – s. Kap. 2.4, S. 20). DU MAI ist eine YANG-Leitbahn, die auf der Mittellinie des Rückens verläuft (s. Kap. 9.2, S. 119).

Dü 3 kann Einfluß auf den Meridian DU MAI nehmen und bei Beschwerden, die im Bereich des DU MAI liegen, eingesetzt werden. Zu diesen Beschwerden gehören vor allem Schmerzen im Bereich der Wirbelsäule. Zusätzlich können DU-Punkte, die gestochen werden sollen, durch die Nadelung von Dü 3 in ihrer Wirkung verbessert werden.

● Die lokale Wirkung eines Punktes läßt sich immer aus der entsprechenden Lokalisation ableiten (Nahpunktwirkung).

● Mit Dü 3 lassen sich bei der Behandlung von Rückenschmerzen, vor allem im Bereich der Halswirbelsäule (HWS) gute Erfolge erzielen. Versuchen Sie gerade bei Rückenschmerzen, genau den richtigen Einstichpunkt zu finden: „Pieksen" Sie dabei die Nadel in engen Abständen in das Gebiet, in dem Dü 3 liegt – fragen Sie Ihren Patienten nach der empfindlichsten Stelle und stechen Sie die Nadel dort ein.

Dü 3 ist der Einschaltpunkt der Leitbahn DU MAI!

Dü 3 ist auch als Punkt mit Wirkung auf die Dünndarmleitbahn wichtig. So kann man Dü 3 z.B. bei Lähmungen des Arms, bei Nackenschmerzen oder bei klingenden Ohrgeräuschen (Tinnitus) akupunktieren.

Da der Dünndarm für die Verdauung zuständig ist, kann man Dü 3 auch bei Bauchschmerzen, Blähungen mit Bauchknurren sowie Übelkeit und Erbrechen einsetzen.

● Betrachten Sie sich zur Orientierung noch einmal die Dünndarmleitbahn in Abbildung 4.3.

● Bei Verdauungsstörungen gehört Dü 3 nicht zu den Punkten der ersten Wahl, sondern sollte nur ergänzend eingesetzt werden.

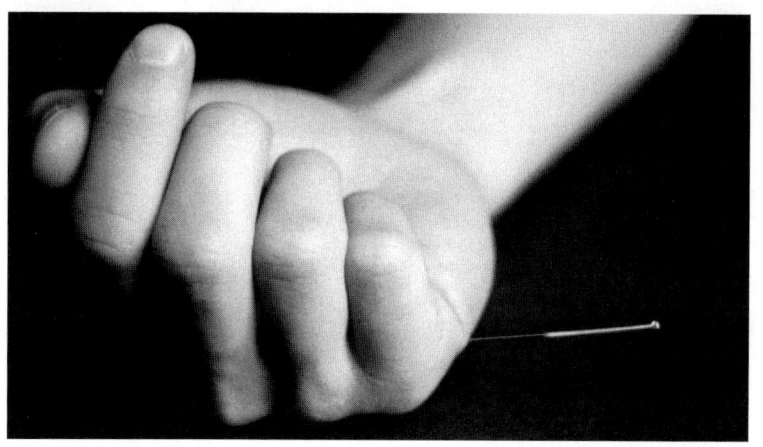

Abb. 4.4 Akupunkturpunkt Dü 3

Dü 19 (Ting Gong)

Lage: Dü 19 liegt in einer Vertiefung vor dem Ohr, in Höhe des Tragus (s. Abb. 4.5). Diesen Punkt finden Sie sehr gut, wenn Sie den Patienten seinen Mund leicht öffnen lassen und den Finger dabei vor den Tragus legen: Sie spüren dann deutlich die Vertiefung, in der Dü 19 liegt. Dü 19 sollte auch in dieser Position (leicht geöffneter Mund) akupunktiert werden.

Anwendung:

- Lokale Wirkung und Meridianwirkung: Der Punkt Dü 19 wird bei Erkrankungen des Ohrs, wie z.B. Schwerhörigkeit, Taubheit, Ohrenschmerzen und klingenden Ohrgeräuschen (Tinnitus), akupunktiert.

Dü 19 wird auch bei chronischer Trigeminusneuralgie gestochen. Bei der Trigeminusneuralgie handelt es sich um anfallsartige, meist einseitig auftretende Schmerzen im Versorgungsgebiet des Nervus trigeminus (Hirnnerv V).

Bei Zahnschmerzen im Bereich des Oberkiefers kann Dü 19 ebenfalls eingesetzt werden.

Dü 19 ist wichtig bei Erkrankungen des Ohrs!

- **Anatomie:** Der Tragus ist eine knorpelige Erhöhung, die schützend über dem äußeren Gehörgang liegt.
Dü 19 bezeichnet den letzten Punkt auf der Dünndarmleitbahn.

- Hier verschwimmen die Bezeichnungen Nah- und Fernpunkt scheinbar etwas, aber bei Dü 19 stimmt beides: Dü 19 liegt zum einen nah am Ohr, zum anderen liegen Mittel- und Innenohr, die bei den genannten Erkrankungen betroffen sind, weiter entfernt.

- Bei einer Trigeminusneuralgie sollte man Dü 19 während einer Schmerzattacke nicht auf der betroffenen Seite akupunktieren, sondern gegebenenfalls auf der Gegenseite oder im schmerzfreien Intervall.

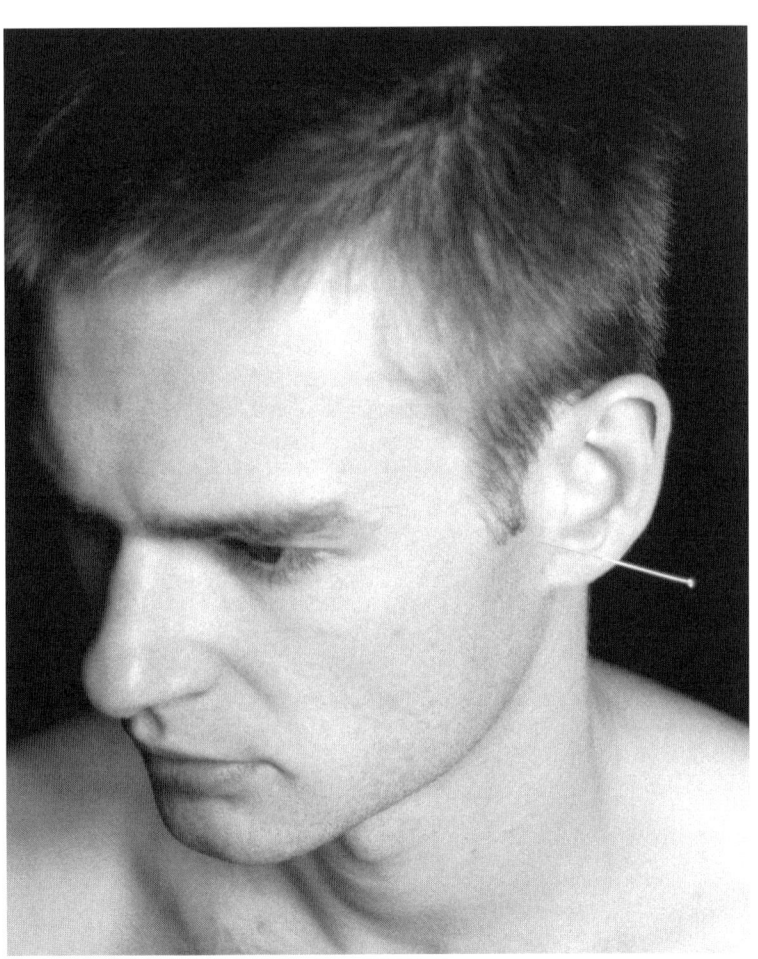

Abb. 4.5 Akupunkturpunkt Dü 19

1. In welchem Zusammenspiel stehen das Herz und der Geist (SHEN)? Wie kann man sich damit z.B. Schlafstörungen erklären?
2. Welches Sinnesorgan ist dem Herzen zugeordnet und welches der Leber?
3. Welche Anwendungsgebiete hat Dü 19? Nennen Sie mindestens zwei Einsatzmöglichkeiten.
4. Beschreiben Sie den Verlauf des Dünndarmmeridians!
5. Wo liegt der Punkt He 7?
6. Wie könnte sich eine Füllesymptomatik bei einem Patienten äußern?
7. Wo befindet sich der Punkt Gb 14?
8. Nennen Sie mögliche Punkte bei Beschwerden im Nackenbereich!
9. Wieviele Punkte befinden sich auf der Dünndarmleitbahn?
10. Ein Patient klagt über plötzlich, vor kurzem aufgetretene Übelkeit mit etwas Erbrechen. Welche Akupunkturpunkte könnten Sie einsetzen? Denken Sie dabei auch an Punkte auf den Leber- und Gallenblasenleitbahnen.

4.3 Fragen zum Kapitel Herz – Dünndarm

Antworten zu diesen Fragen finden Sie auf Seite 132.

5 Funktionssystem Perikard – SAN JIAO

Organsystem: YIN-Organ ➤ Perikard

YANG-Organ ➤ SAN JIAO

5.1 Perikard
5.1.1 Die Funktionen des Perikards

• Eigentlich gehören zu jeder Wandlungsphase nur ein YIN- und ein YANG-Organ. Hier lernen Sie eine Besonderheit kennen: Der Wandlungsphase Feuer werden neben Herz und Dünndarm auch noch die organähnlichen Strukturen Perikard und SAN JIAO (s. Kap. 5.2, S. 51) zugeordnet.

Das Perikard ist die Hülle, die das Herz umschließt. Das Perikard ist kein Parenchymorgan im eigentlichen Sinne, es wird aber dennoch als Organ mit YIN-Charakter betrachtet, weil eine enge Kopplung des Perikards zum YIN-Organ Herz besteht.

Perikard und Herz gehören beide zur Wandlungsphase Feuer (s. Kap.1.2, S. 3 f.). Das Herz wird von der Herzhülle (Perikard) gegen krankheitsverursachende Einflüsse geschützt.

• Wichtig: Somatische Herz-Kreislauf-Erkrankungen werden über das Perikard behandelt, psychogene dagegen über das Herz.

Das Perikard wird vor allem bei körperlichen (somatischen) Herz-Kreislauf-Beschwerden behandelt. Bei Herz-Kreislauf-Beschwerden, die psychischen Ursprungs sind, wird das YIN-Organ Herz bei der Therapie direkt eingesetzt (s. Kap. 4.1.1, S. 39 f.).

> _Das Perikard schützt das Herz!_

• Das Perikard wird auch bei psychischen Erkrankungen eingesetzt, wenn es sich nicht gerade um „psychische" Herz-Kreislauf-Beschwerden handelt.

Das Perikard wird aber generell auch bei verschiedenen psychischen und psychosomatischen Krankheitsbildern in die Behandlung miteinbezogen (z.B. bei depressiven Verstimmungen oder verschiedenen Angstformen, aber auch bei ängstlichem Verhalten oder gesteigerter Erregbarkeit).

• Der Einfluß des Perikards auf den Magen-Darm-Trakt hängt auch eng mit dem YANG-Organ Magen zusammen, das Sie im nächsten Kapitel genauer kennenlernen werden.

Bestimmte Akupunkturpunkte auf der Perikardleitbahn wirken auch bei Beschwerden im Bereich des Magen-Darm-Trakts. Die Ursache hierfür ist ein starker Einfluß des Perikards auf die Leber. Das Perikard kann die Leber beruhigen und Füllezustände von XUE (Blut) beheben, diese Eigenschaft ist vor allem bei Störungen der Regelblutung wichtig (s. Kap. 3.1.1, S. 26).

> _Das Perikard hat einen starken Einfluß auf die Leber!_

• Denken Sie daran, daß andere Akupunkteure das Perikard als „Kreislauf" bezeichnen.

Das Perikard wird von manchen Autoren auch mit dem Namen „Kreislauf" (Abkürzung: Ks) bezeichnet.

5.1.2. Der Meridianverlauf des Perikards
Verlauf der Leitbahn: innen und vorne (YIN)

Anzahl der Akupunkturpunkte: 9

• Zur Erinnerung: 1 CUN entspricht einer Daumenbreite und 3 CUN stimmen mit der Breite von Zeige-, Mittel-, Ring- und kleinem Finger an der breitesten Stelle der Fingergelenke überein (s. Kap. 2.5, S. 21 f.).

Der Perikardmeridian beginnt mit dem Punkt Pe 1, etwa 1 CUN lateral der Brustwarze, 3 CUN unterhalb der Achselfalte, im 4. Interkostalraum (4. ICR).

Bitte beachten Sie bei solchen Punkten wie Pe 1, die über der Lunge liegen, daß Sie die Nadel nicht zu tief in das Gewebe stechen, da sonst die Gefahr besteht, einen Pneumothorax zu verursachen: Die Nadel ritzt durch die Atembewegungen

Risse in das äußere Brustfell (Pleura parietalis), durch diese Risse strömt Luft in den Pleuraraum, und der Lungenflügel fällt in sich zusammen – ein lebensgefährlicher Zustand kann so verursacht werden.

Von Pe 1 zieht die Perikardleitbahn über die Vorderseite des Arms über die Mitte der Handfläche zum Mittelfinger. Am radialen Nagelfalzwinkel des Mittelfingers endet die Leitbahn mit Pe 9 (Abb. 5.1).

● Pneumothorax bedeutet „Luft-Brustkorb" – Luft befindet sich dann am falschen Ort, und zwar im Pleuraspalt. Lesen Sie dazu auch im allgemeinen Teil Kapitel 2.3 (S. 16 ff.).

● Die Perikardleitbahn ist wie die Herzleitbahn recht kurz.

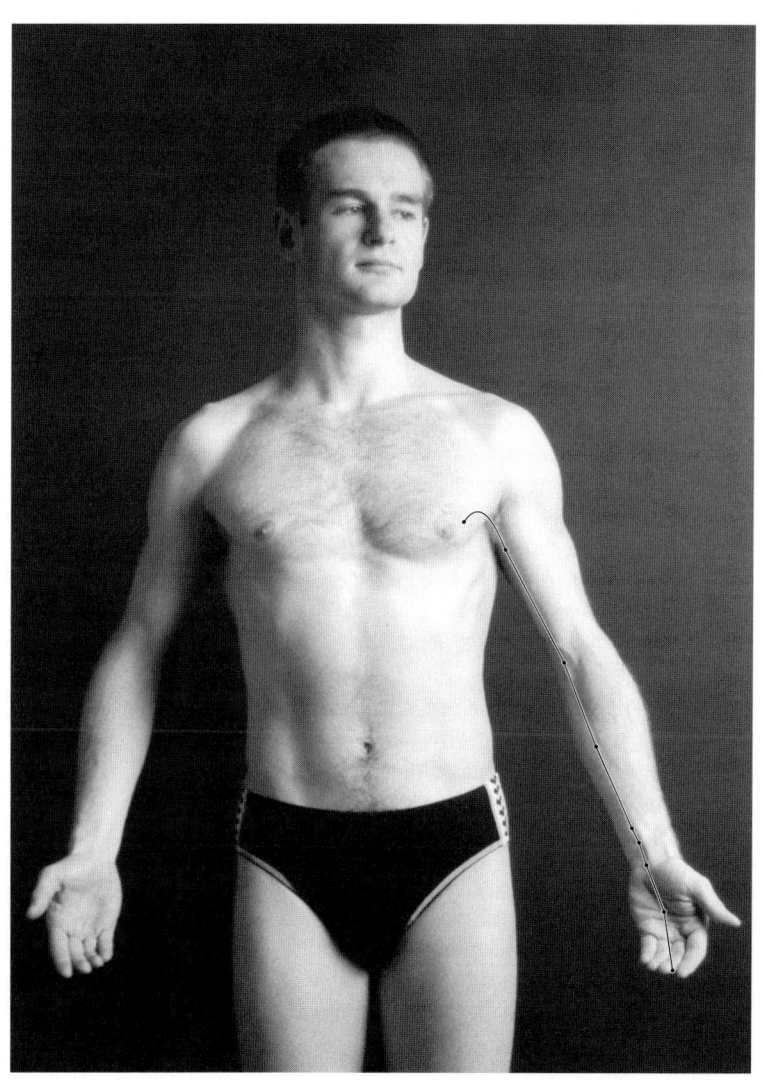

Abb. 5.1 Der Perikardmeridian im Verlauf

5.1.3 Perikardpunkte

Auf der Perikardleitbahn ist ebenso wie bei der Herzleitbahn nur ein Punkt als wichtigster Akupunkturpunkt zu nennen: Pe 6.

Pe 6 (Nei Guan)

- Die Handgelenksbeugefalte benötigen Sie auch zum Aufsuchen von He 7 (s. Kap. 4.1.3, S. 40).

Lage: Pe 6 ist an der Innenseite des Unterarms lokalisiert, 2 CUN proximal der Handgelenksbeugefalte (Abb. 5.2). Diese Falte ist meistens die am weitesten distal gelegene Beugefalte und hat die tiefste durchgehende Furche bei leichter Handbeugung.

- 2 CUN entsprechen der Breite von Zeige-, Mittel- und Ringfinger im Bereich der Fingerendglieder.

Wenn man das Gebiet, das 2 CUN von der Handgelenksbeugefalte entfernt ist, gefunden hat, liegt Pe 6 zwischen den Sehnen des M. palmaris longus und des M. flexor carpi radialis. Um diese Sehnen zu finden, läßt man den Patienten die Hand leicht nach vorne und radial beugen. Der M. palmaris longus liegt ulnar des M. flexor carpi radialis. Beachten Sie: Bei etwa 20 % der Menschen fehlt der M. palmaris longus, dann müssen Sie Pe 6 ulnar der Sehne des M. flexor carpi radialis stechen.

Anwendung:

- Pe 6 empfiehlt sich besonders bei Handgelenksschmerzen auf der Innenseite des Unterarms.

- **Lokale Wirkung:** Pe 6 kann bei chronischen Handgelenksschmerzen akupunktiert werden.
- **Meridianwirkung:** Pe 6 hat vielfältige Anwendungsgebiete.

- Die Behandlung von Übelkeit und Erbrechen gelingt mit Pe 6 sehr gut, gerade wenn sie länger bestehen oder häufiger auftreten.

Als sehr wichtiger Anwendungsbereich von Pe 6 sind Magen-Darm-Beschwerden zu betrachten; die Ursache hierfür ist der Einfluß von Pe 6 auf den Magen und die Leber. Pe 6 senkt hochsteigende „Fülle" aus dem Magen und beruhigt die Leber. Pe 6 ist deswegen bei Übelkeit, Brechreiz und Erbrechen einzusetzen.

- LUO-Punkte übertragen QI auf das gekoppelte Organ und auf die Leitbahnen und stärken diese dadurch.

Pe 6 ist ein sogenannter LUO-Punkt (Passagepunkt – s. Kap. 2.4, S. 20). Das bedeutet also, daß Pe 6 eine Verbindung vom Perikard zum gekoppelten YANG-Partner SAN JIAO herstellen kann. So kann ein QI-Transfer zwischen Perikard und SAN JIAO stattfinden und Pe 6 kann die SAN-JIAO-Leitbahn stärken. Wenn Sie sich den Verlauf des SAN-JIAO-Meridians betrachten (s. Kap. 5.2.2, S. 53), wird Ihnen verständlich, warum Pe 6 auch bei Nackenschmerzen und sogar bei Migräne im Schläfenbereich eingesetzt wird.

Pe 6 ist ein LUO-Punkt!

- Bei Herz-Kreislauf-Beschwerden steht natürlich eine schulmedizinische Untersuchung und Behandlung im Vordergrund. Pe 6 kann aber unterstützend eingesetzt werden.
- Pe 6 sorgt dafür, daß sich Schmerzen oder Mißempfindungen im Thorax auflösen.

Mit Pe 6 lassen sich somatische, also körperliche Herz-Kreislauf-Beschwerden behandeln, z.B. unangenehmes Herzklopfen (Palpitationen) oder auch ein Herzengegefühl (Angina pectoris).

Pe 6 wirkt nicht nur auf das Herz, sondern auf den gesamten Brustkorbbereich; bei Schmerzen oder Mißempfindungen in diesem Gebiet ist Pe 6 sehr effektiv.

- Pe 6 hat als Punkt des Perikards, der Herzhülle, auch einen Einfluß auf den im Herzen wohnenden Geist (SHEN).

Pe 6 wirkt beruhigend auf den Geist (SHEN). Deswegen ist Pe 6 bei Erkrankungen einsetzbar, bei denen der Geist (SHEN) keinen rechten Halt im Herzen findet, wie z.B. Gedächtnisschwäche, Benommenheit oder Schlafstörungen (s. Kap. 4.1.1, S. 39 f.).

Pe 6 beruhigt den Geist!

Wie bereits in Kapitel 5.1.1 (S. 48) erwähnt wurde, kann das Organ Perikard bei verschiedenen psychischen und psychosomatischen Krankheitsbildern in die Behandlung miteinbezogen werden. Pe 6 wird in diesen Zusammenhang bei Ängstlichkeit, Hysterie und Erregungszuständen akupunktiert.

● Erkrankungen psychischer Natur haben meist eine sehr komplexe Struktur. Zur Behandlung solcher Erkrankungen muß man sich sehr genau mit dem Patienten beschäftigen und die Auswahl der Punkte sehr speziell treffen.

● *Pe 6 kann bei psychischen Störungen eingesetzt werden!*

Zudem beseitigt Pe 6 Füllezustände des Blutes (XUE) und ist deswegen bei schmerzhaften Regelblutungen sowie starken Menstruationsblutungen wichtig.

● Mit Pe 6 können auch lange und heftige Uterusblutungen, die außerhalb der eigentlichen Regelblutung vorkommen, gebessert werden.

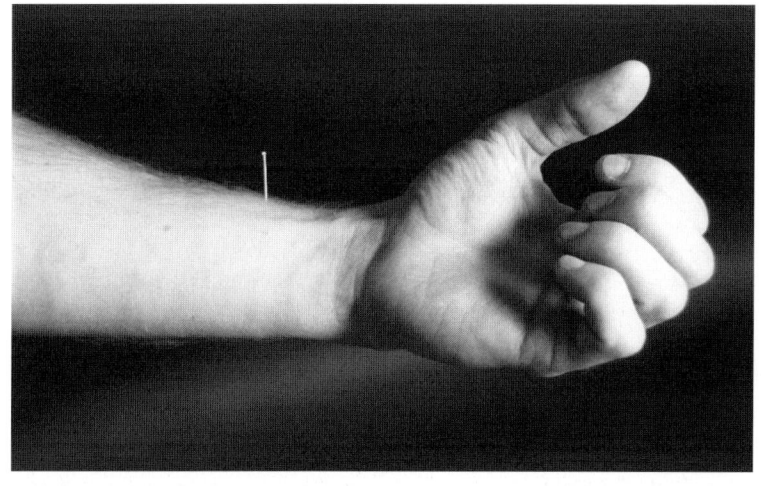

Abb. 5.2 Akupunkturpunkt Pe 6

5.2 SAN JIAO
5.2.1 Die Funktionen des SAN JIAO

Die chinesische Bezeichnung SAN JIAO (gesprochen: sann dschau) wird mit „drei Erwärmer", „dreiteiliger Erwärmer" und „dreifacher Erhitzer" übersetzt.
Die Abkürzung für SAN JIAO ist Sj.
Nach der Vorstellung der Traditionellen Chinesischen Medizin besteht der SAN JIAO aus drei erwärmten Höhlen. Hiermit sind die drei Körperhöhlen im Rumpf gemeint. Der Thorax wird als oberer Erwärmer bezeichnet und beeinflußt vor allem die Atmung. Mit dem mittleren Erwärmer ist die Bauchhöhle gemeint und damit die Verdauungsfunktion. Der untere Erwärmer entspricht dem Becken und damit der Urogenitalfunktion.
Die Vorstellung der drei Höhlen deckt sich also in diesem Zusammenhang mit dem Begriff des YANG-Organs (Hohlorgan!).

● Für die Bezeichnung „drei Erwärmer" findet man auch die Abkürzung „3E"

● Im Körperstamm (Rumpf) befinden sich drei Höhlen: Brustkorb, Bauchraum, Beckenraum. Jeder Höhle sind bestimmte Funktionen zugeordnet.

Der SAN JIAO wird bei Krankheiten eingesetzt, die in den drei Höhlen stattfinden.

Erkrankungen, die den **oberen Erwärmer** und damit die Atmung betreffen, können beispielsweise Halsschmerzen, Husten und Asthma bronchiale sein.

Erkrankungen, die den **mittleren Erwärmer** und damit die Verdauungsfunktion betreffen, sind z.B. Magen-Darm-Beschwerden (Übelkeit und Erbrechen) und Verdauungsstörung, wie z.B Durchfall und Blähungen.

Krankheiten, die den **unteren Erwärmer** und damit die Urogenitalfunktion betreffen, sind z.B. Störungen bei der Flüssigkeitsumwandlung und der Harnausscheidung sowie hormonelle Störungen (hierfür sind die Organe Niere und Blase verantwortlich; zu den Krankheiten des unteren Erwärmers zählen außerdem auch Störungen bei der Verdauung und der Stuhlausscheidung (Dünndarm und Dickdarm).

● *Der SAN JIAO kontrolliert die drei Körperhöhlen!*

Der SAN JIAO wird auch bei Erkrankungen im Meridianverlauf behandelt: Wichtig sind hier Schulter-Arm-Schmerzen und Kopfschmerzen im Bereich der Schläfe.

5.2.2 Der Meridianverlauf des SAN JIAO

Verlauf der Leitbahn: außen, hinten und seitlich (YANG)

Anzahl der Akupunkturpunkte: 23

Der Meridian des SAN JIAO beginnt mit dem Punkt Sj 1 am ulnaren Nagelfalzwinkel des Ringfingers. Von dort aus gelangt der SAN-JIAO-Meridian über den Handrücken zur Außenseite von Unter- und Oberarm. Danach verläuft die SAN-JIAO-Leitbahn über den Hals zum Ohr, um dann in einem Halbkreis hinter dem Ohr bis kurz vor das äußere Ende der Augenbraue zum letzten Punkt Sj 23 zu kommen. Der Punkt Sj 23 liegt in einer kleinen Vertiefung seitlich von dem Ende der Augenbraue (Abb. 5.3).

5.2.3 SAN-JIAO-Punkte

Der wichtigste Akupunkturpunkt auf der SAN-JIAO-Leitbahn ist der Punkt Sj 5.

Sj 5 (Wai Guan)

Lage: Sj 5 befindet sich an der Außenseite des Unterarms, 2 CUN proximal der dorsalen Handgelenksbeugefalte zwischen Radius und Ulna (Abb. 5.4). Die dorsale Handgelenksbeugefalte erkennt man am besten bei Dorsalflexion der Hand. – Die Beugefalte ist eine Bogenlinie zwischen dem Processus styloideus (Griffelfortsatz) des Radius und dem Processus styloideus der Ulna. Sj liegt 2 CUN proximal dieser Handgelenksfalte zwischen der Speiche und der Elle.

Anwendung:

● Lokale Wirkung: Sj 5 kann als lokaler Punkt bei chronischen Handgelenksbeschwerden benutzt werden.

Randnotizen:

● Beim oberen Erwärmer (Thorax) spielt das Herz gegenüber der Lunge nur eine untergeordnete Rolle.

● Milz und Magen stehen in ihrer Wichtigkeit beim mittleren Erwärmer (Bauchraum) deutlich vor der Leber und Gallenblase.

● Zum unteren Erwärmer gehören Niere und Blase sowie Dünn- und Dickdarm.

● Die vielen Organe, die sich in den Körperhöhlen des SAN JIAO befinden, begründen die vielen Anwendungsbereiche der SAN-JIAO-Punkte.

● Merken Sie sich den Verlauf der SAN-JIAO-Leitbahn in Stichworten: Ringfinger – Arm – Schulter – Ohr – Schläfe.

● Entscheidend für das Auffinden von Sj 5 ist die Handgelenksfalte, die sich bei Beugung des Handrückens (Dorsalflexion).

● Im Gegensatz zu Pe 6 wird Sj 5 eher bei Handgelenksschmerzen, die auf der Außenseite liegen, eingesetzt.

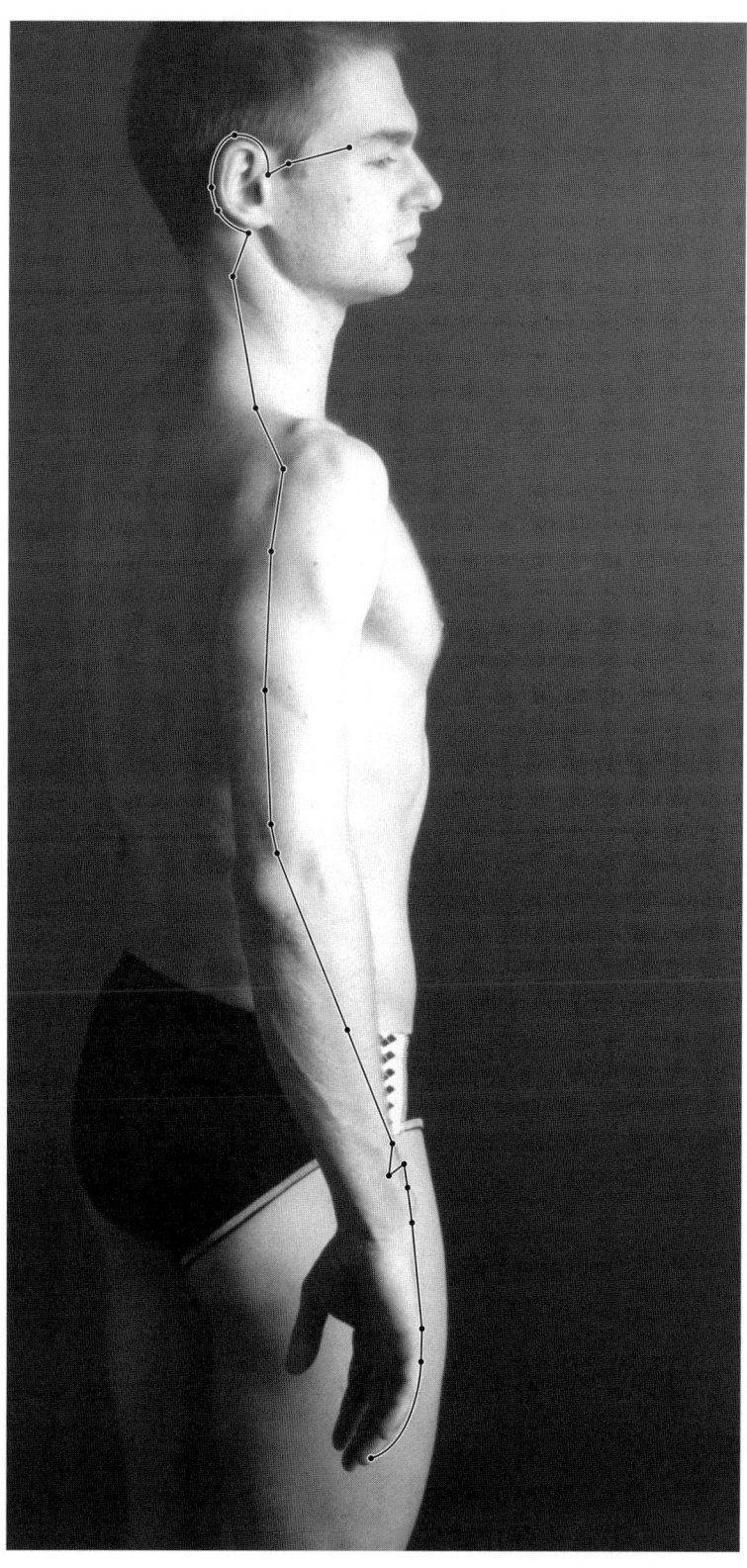

Abb. 5.3 Der SAN-JIAO-Meridian im Verlauf

• Sj 5 kann relativ unspezifisch bei Beschwerden in den drei Körperhöhlen eingesetzt werden.

• Meridianwirkung: Sj 5 hat nach dem Konzept der drei Höhlen des SAN JIAO verschiedene Einsatzgebiete (s.o.). So wird Sj 5 bei Beschwerden im oberen Erwärmer bei grippalen Infekten oder bei Lungenentzündungen eingesetzt. Bei Schmerzen im Bauchraum wirkt Sj 5 auf den mittleren Erwärmer. Unwillkürliches Einnässen als Beispiel für Beschwerden im Bereich des unteren Erwärmers läßt sich ebenfalls mit Sj 5 behandeln.

• Sj 5 kann bei „windartigen" Erkrankungen eingesetzt werden, weil er die Fähigkeit hat, Wind auszuleiten.

Sj 5 hat einen starken Einfluß auf Erkrankungen, die Wind-Charakter haben und somit der Leber und Gallenblase zugerechnet werden (s. Kap. 3, S. 26 ff.). Sj 5 wird bei akut aufgetretenen Beschwerden im Bereich des Ohrs (z.B. Ohrinfektionen, klingende Ohrgeräusche, Gehörgangsentzündungen), aber auch als wirksamer Fernpunkt bei Migräne, die vor allem den Schläfenbereich betrifft, akupunktiert.

Sj 5 wird als Fernpunkt bei Erkrankungen im Verlauf der SAN-JIAO-Leitbahn eingesetzt, so z.B. bei Ellbogenschmerzen, Schulter-Arm-Schmerzen sowie bei Nacken- und Schläfen-Kopfschmerzen.

Sj 5 wirkt auf Erkrankungen im Verlauf der SAN-JIAO-Leitbahn!

• Als LUO-Punkt kann Sj 5 z.B. bei Schmerzen an der Arminnenseite oder auch zur Unterstützung bei somatischen Herz-Kreislauf-Beschwerden angewendet werden.

Sj 5 ist ebenso wie Pe 6 ein LUO-Punkt (Passagepunkt – s. Kap. 2.4, S. 20). Sj 5 kann also eine Verbindung vom SAN JIAO zum gekoppelten Perikard herstellen und damit einen QI-Mangel in der Perikardleitbahn durch Energietransfer ausgleichen und wird so z.B. bei Schmerzen im Verlauf der Perikardleitbahn eingesetzt (s. Kap. 5.1.2, S. 48 f.).

5.3 Fragen zum Kapitel Perikard – SAN JIAO

1. Beschreiben Sie den Verlauf des SAN-JIAO-Meridians!
2. Was versteht man unter einem LUO-Punkt?
3. Welche Körperhöhlen sind dem oberen, mittleren und unteren Erwärmer zugeordnet?
4. Welche Funktionen sind dem oberen, mittleren und unteren Erwärmer zugeordnet?
5. Wieviele Punkte befinden sich auf der Perikardleitbahn?
6. Welche Anwendungsgebiete hat Pe 6? Nennen Sie mindestens drei Einsatzmöglichkeiten.
7. Wo befindet sich der Punkt Sj 5?
8. Beschreiben Sie die Lage des Akupunkturpunkts Dü 3!
9. Beschreiben Sie die Unterschiede zwischen dem Organ Herz und dem Organ Perikard bei der Therapie von Herz-Kreislauf-Beschwerden!
10. Ein Patient klagt über Schmerzen im Handgelenk. Er gibt an, daß die Schmerzen schon länger bestehen. Der Patient bittet Sie um Hilfe. Welche Akupunkturpunkte könnten Sie einsetzen?

Antworten zu diesen Fragen finden Sie auf Seite 132.

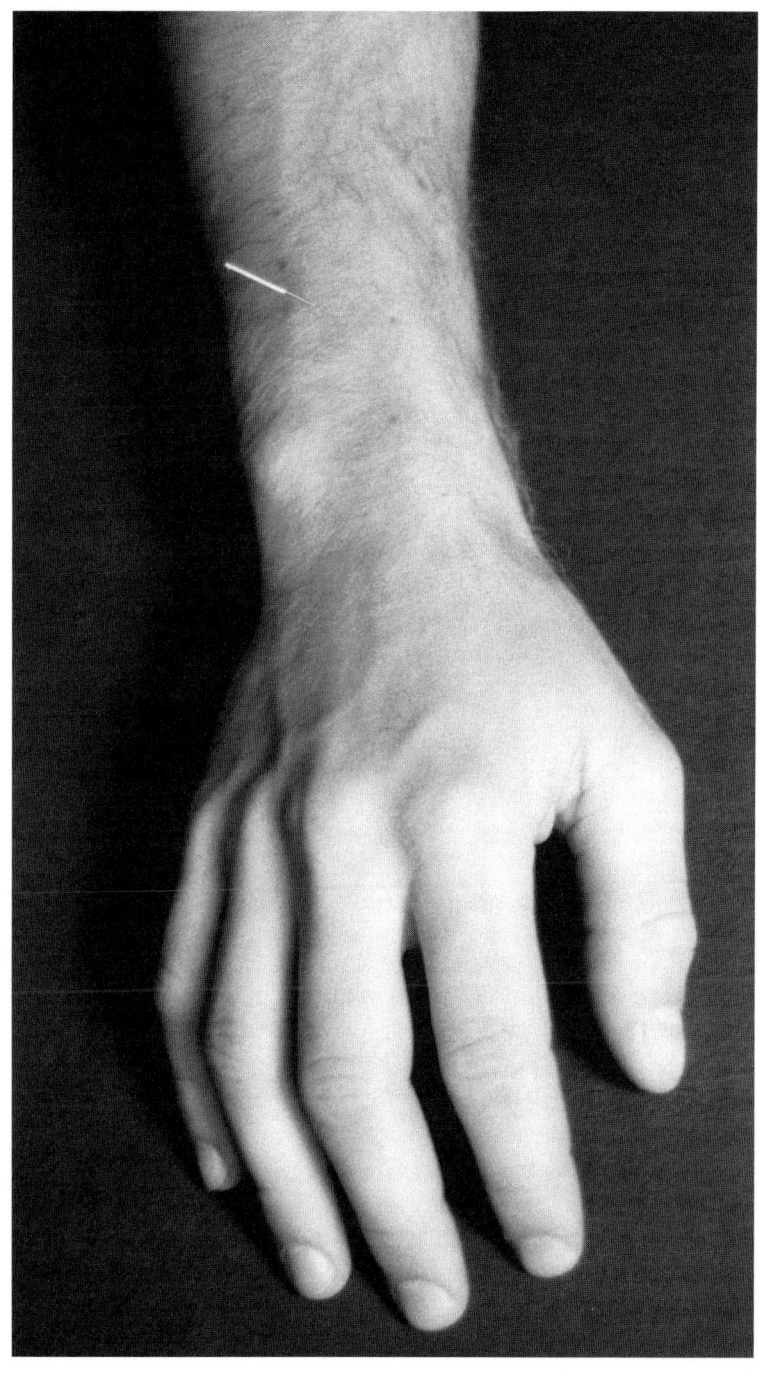

Abb. 5.4 Akupunkturpunkt Sj 5

6 Funktionssystem Milz – Magen

Organsystem: YIN-Organ ➤ Leber

YANG-Organ ➤ Gallenblase

6.1 Milz
6.1.1 Die Funktionen der Milz

● Sie haben bereits ein Organ kennengelernt, das wichtig für die Verdauung ist – den Dünndarm (s. Kap. 4.2, S. 43ff.).

In diesem Kapitel wird das Organ Milz besprochen, das entscheidend am Verdauungsprozeß und vor allem an der Weiterverarbeitung der Nahrung beteiligt ist.

Die Milz hat die Fähigkeit, aus der Nahrung, die wir aufnehmen, die wichtigsten Inhalte herauszufiltern und daraus QI (Energie) und XUE (Blut) zu gewinnen. Diese Substanzen sorgen dafür, daß der Körper stark und kräftig ist und gewärmt wird – durch QI und XUE werden alle Körperorgane ernährt und in ihrer Funktion erhalten (s. Kap. 1.3, S. 4).

● Um Hinweise zur Milzfunktion zu erhalten, muß man den Patienten nach seinem Appetit, seiner Verdauung und auch nach seinem Stuhlgang fragen.

Bei einem problemlosen Ablauf dieses Umwandlungsprozesses in der Milz ist der Appetit normal, die Verdauung und die Stuhlentleerung (Defäkation) funktionieren ohne Schwierigkeiten; der Mensch ist im Besitz von genügend QI und XUE, und die Milz kann für die Verteilung dieser Substanzen im Körper sorgen.

Wenn die Milz aber nicht richtig arbeiten kann, kann es zu Verdauungsproblemen mit Blähungen und weichem Stuhlgang kommen; der Mensch hat in diesem Fall zu wenig QI und XUE und fühlt sich kraftlos und schlapp, er friert leicht, und alle Organe sind in ihrer Funktion geschwächt.

● Nahrungsmittel bestehen sowohl aus festen als auch aus flüssigen Anteilen!

Die Milz wandelt aber nicht nur feste Nahrungsbestandteile um, sondern auch Flüssigkeiten, die wir zu uns nehmen. Auch hierbei filtert die Milz die wichtigsten Inhaltsstoffe heraus.

● Eingedickte Feuchtigkeit kann man beim Patienten direkt als Schleim, wie er sich z.B. in der Lunge bildet, oder auch unter der Haut als Ödem sehen. Ödeme sind schmerzlose, nicht gerötete Schwellungen infolge von Flüssigkeitsansammlungen in der Haut oder den Schleimhäuten – das Ausmaß dieser Schwellungen kann ganz unterschiedlich sein.

Wenn es Störungen bei der Umwandlung der Flüssigkeiten und des Weitertransports in der Milz gibt, dann stauen sich die Flüssigkeiten zunächst in der Milz an, später im ganzen Körper. Es kommt so zur Anhäufung von Feuchtigkeit, die dann langsam eindickt – es bildet sich Schleim.

Ein solcher Zustand wird durch kalte und rohe Nahrungsmittel verstärkt.

● Hier wird ein wichtiger Aspekt angesprochen: Die Ernährung. Sehen Sie sich dazu auch die Erklärungen zum Temperaturverhalten von Nahrungsmitteln an (s. Kap. 4.2.1, S. 43).

Die Milz trennt also die wichtigen Inhalte der Nahrung von den unwichtigen Inhalten. Die unbrauchbaren Bestandteile werden zum Dickdarm und zur Blase weitergeleitet (s. Kap. 7.2, S. 81ff. und Kap. 8.2, S. 95ff.).

Die Milz wandelt die Nahrung und Flüssigkeiten in QI und XUE um!

● Hier sei erwähnt, daß neben der Milz auch das QI dafür sorgt, daß das XUE in den Blutgefäßen bleibt. Wenn wir sterben und das QI aus unseren Körpern gewichen ist, tritt das XUE aus den Gefäßen aus und man sieht es als sogenannte Leichenflecken am Körper.

Die Milz sorgt dafür, daß das Blut (XUE) in den Gefäßen bleibt und nicht nach außen tritt. Wenn die Milz geschwächt ist, kann XUE nicht in den Blutgefäßen gehalten werden, und es kommt zu Blutungen. Diese Blutungen können z.B. an bzw. unter der Haut, am Zahnfleisch, am Darm oder an der Gebärmutter auftreten.

Die Milz versorgt vor allem Muskeln und Bindegewebe mit Energie (QI) und Nahrung. Wenn die Milz jedoch zu schwach ist, um diese Transportfunktion auszuführen, kommt es zur Muskelschwäche und Kraftlosigkeit. Zudem entsteht ein Gefühl der Müdigkeit, Mattigkeit und Abgeschlagenheit.

Die Milz versorgt die Muskulatur mit Energie und Nahrung!

Die Milz sorgt dafür, daß die Organe im Körper ihren Platz behalten. Wenn die Milz schwach ist, senken sich die Organe ab oder können sogar vorfallen (prolabieren). Besonders häufig sind Blase, Gebärmutter und Mastdarm (Rektum) bzw. Anus von solchen Vorfällen oder Vorwölbungen betroffen.

Die Stärkung der Milz ist bei der Behandlung von abgesenkten oder vorgefallenen Organen sehr wichtig.

Die Milz hält die Organe an ihrem Ort!

• Ein schwache Milz führt zu allgemeiner Schwäche.

• Die „anhebende Funktion" der Milz ist sehr wichtig und auch für die Diagnosestellung von Bedeutung, denn abgesenkte oder vorgefallene Organe weisen auf eine Schwäche der Milz hin.

Die Milz hat einen großen Einfluß auf die Konzentrations- und Merkfähigkeit, vor allem im Bereich des Lernens (z.B. in der Schule). Ist die Milz geschwächt, so hat man Probleme, sich längere Zeit zu konzentrieren und Dinge gut zu merken.

Die Milz beeinflußt die Konzentration!

• In diesem Zusammenhang sei nochmals auf den Geist (SHEN) verwiesen, der verantwortlich für das Gedächtnis ist – im Gegensatz zur Milz aber mehr im Bereich der Denkgeschwindigkeit und Merkfähigkeit von alltäglichen Dingen (s. Kap. 4.1.1, S. 39 f.).

Die Milz wird im psychisch-emotionalen Bereich vor allem mit langem Nachdenken und Grübeln in Verbindung gebracht. Das bedeutet, daß eine Schwäche der Milz zu vermehrtem Grübeln führen kann, umgekehrt kann aber auch die Milz geschwächt werden, wenn man lange Zeit über eine Sache nachdenkt.

Zum Beispiel kann ein Problem, bei dem man nicht weiß, wie man sich entscheiden soll und das einen über längere Zeit beschäftigt, dazu führen, daß es zu Verdauungsstörungen, länger anhaltender Mattigkeit und Konzentrationsstörungen kommt.

Grübeln ist der Milz als Emotion zugeordnet!

• Neben der Ernährung (kalt und roh) gibt es also einen zweiten Grund für eine Milzschwäche: langes Grübeln.

Der Mund ist der Milz als Sinnesorgan zugeordnet. Die Milz kontrolliert über den Mund einerseits den Beginn des Verdauungsvorgangs, andererseits auch den Geschmackssinn.

Aus dem Zustand der Lippen lassen sich Rückschlüsse auf den Zustand der Milz ziehen: Wenn die Lippen trocken, rissig und blaß sind, liegt eine Störung der Milz vor.

Der Mund ist das Sinnesorgan der Milz!

• Durch das Betrachten der Sinnesorgane kann man häufig gute Anhaltszeichen für das Befinden des zugehörigen Organs finden.

Neben der Beurteilung der Lippen gilt der Zustand von Feuchtigkeit im Körper als ein weiteres diagnostisches Kriterium. Weiter oben im Text wurde schon erklärt, daß die Milz auch flüssige Nahrung umwandelt und es bei Milzschwäche zum Anstau von Flüssigkeit in der Milz und in späteren Stadien auch im Körper kommt. Dieses Zuviel an Feuchtigkeit führt zur Bildung von Schleim (konzentrierte Feuchtigkeit), besonders in der Lunge und im Darm, außerdem kommt es zu Hautödemen.

Man sollte zur Beurteilung der Milz auch auf den Zungenkörper achten; bei einer Störung der Milz findet man eine geschwollene und sehr feuchte Zunge.

Die Milz reguliert die Feuchtigkeit im Körper!

• Eine Schwäche der Milz kann neben der Nahrung und dem psychischen Zustand (s.o.) auch ganz direkt durch von außen eindringende Nässe hervorgerufen werden, z.B. durch den Aufenthalt in Gebieten mit feuchtem Klima oder durch das längere Tragen naß gewordener Kleidung (z.B. durch Regen oder Schweiß).

• Wenn sich Feuchtigkeit in der Milz befindet, sieht man auch seitlich am Zungenkörper Zahneindrücke.

● In diesem Buch wird das Pankreas nicht berücksichtigt.

In einem Teil der Literatur finden Sie die Angabe, daß die Bauchspeicheldrüse (Pankreas) zur Milz gehört. Es besteht allerdings immer noch Unklarheit darüber, ob die Bauchspeicheldrüse wirklich dem YIN-Organ Milz zuzuordnen ist oder nicht.

6.1.2 Der Meridianverlauf der Milz

Verlauf der Leitbahn: innen und vorne (YIN)
Anzahl der Akupunkturpunkte: 21

● Mit der anatomischen Richtungsbezeichnung tibial ist die Seite gemeint, auf der die Tibia liegt, also medial.
Als Axillarlinien werden senkrechte Linien bezeichnet, die entweder an der vorderen Begrenzung der Achselhöhle (vordere Axillarlinie), an der hinteren Begrenzung der Achselhöhle (hintere Axillarlinie) oder in der Mitte der Achselhöhle verlaufen.

Der Milzmeridian (Abb. 6.1) beginnt mit dem Punkt Mi 1 an der tibialen Seite der Großzehe am Nagelfalzwinkel. Von hier aus verläuft die Leitbahn an der medialen Seite des Beins in Richtung Leiste und von dort über den Bauch und Brustkorb bis zum 2. Interkostalraum, um von dort in einer Zacke zum letzten Milzpunkt Mi 21 zu gelangen. Mi 21 liegt in der mittleren Axillarlinie im 6. Interkostalraum (zur groben Orientierung am Brustkorb s. Kap. 2.5, S. 23).

6.1.3 Milzpunkte

Die vier wichtigsten Punkte auf der Milzleitbahn sind: Mi 3, Mi 4, Mi 6 und Mi 9.
Sie werden im folgenden vorgestellt.

Mi 3 (Tai Bai)

● Erinnern Sie sich an den Aufbau des Mittelfußknochens, der bei Gb 41 (s. Kap. 3.2.3, S. 36) schon erläutert wurde? Aufbau: Basis (proximal) – Körper (dazwischen) – Kopf (distal).
Die Bezeichnung „Übergang von weißem zu rotem Fleisch" meint die farbliche Änderung, die an der Haut beim Übergang der Fußinnenseite („weiß") zum Fußrücken („rot") auffällt. Dieser Übergang liegt unterhalb der knöchernen Strukturen – unterhalb bedeutet hier in Richtung der Fußsohle.

Lage: Mi 3 liegt an der Innenseite des Fußes, proximal des Kopfes des 1. Mittelfußknochens am „Übergang von weißem zu rotem Fleisch" (Abb. 6.2). Man erleichtert sich die Suche, indem man das Gelenk zwischen dem proximalen Zehenglied der Großzehe und dem 1. Mittelfußknochen (Metatarsale I) von der Fußinnenseite her aufsucht. Dann rutscht man mit dem tastenden Finger vom Kopf des 1. Metatarsale herunter in Richtung proximal und findet den Punkt Mi 3 auf der Linie, an der „weißes in rotes Fleisch übergeht".

Anwendung:

● Lokale Wirkungen sind nicht speziell beschrieben – bei chronischen Beschwerden im Gebiet von Mi 3 ist dieser Punkt aber sicherlich auch als lokaler Punkt anzuwenden.

● Meridianwirkung: Der Punkt Mi 3 ist ein YUAN-Punkt (Quellpunkt). Wenn das QI in der Milzleitbahn nicht richtig fließen kann oder geschwächt ist, kann Mi 3 als Quellpunkt den QI-Fluß wieder in Gang bringen und stärken (s. Kap. 2.4, S. 20). Mi 3 stärkt somit die Milz und ist vor allem bei Zuständen einzusetzen, in denen eine Schwäche der Milz vorliegt. Dies kann sich auf verschiedene Arten äußern: einerseits körperlich mit Störungen der Verdauung (Übelkeit, Erbrechen sowie Durchfall oder Verstopfung), andererseits auch psychisch durch Grübelei und Konzentrationsschwierigkeiten.

Mi 3 ist ein YUAN-Punkt (Quellpunkt)!

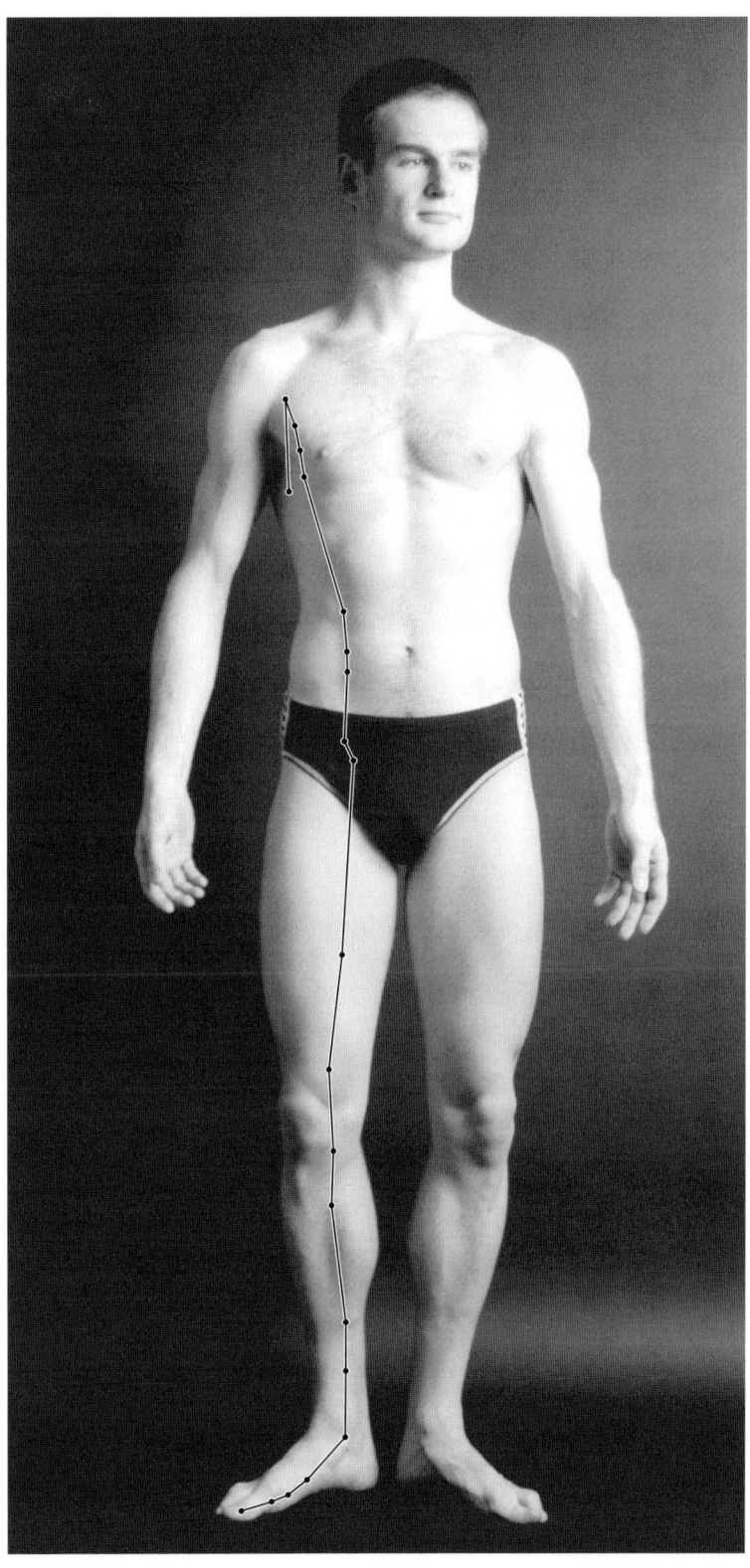

Abb. 6.1 Der Milzmeridian im Verlauf

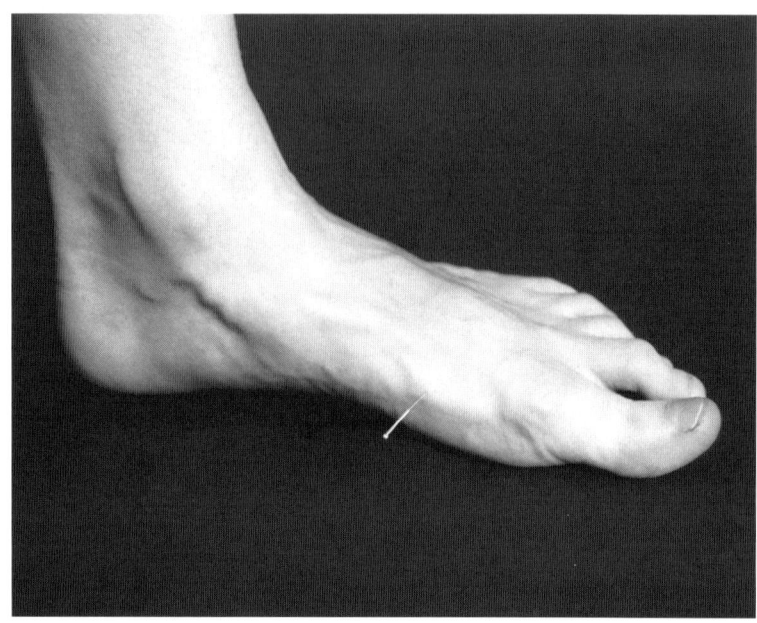

Abb. 6.2   Akupunkturpunkt Mi 3

- Schauen Sie sich unter Punkt Mi 3 noch einmal die Bedeutung des Begriffs „Übergang von weißem zu rotem Fleisch" an – wichtig ist, daß Sie kaudal der Knochen bleiben.

- Gerade bei Patienten, die ihren Fuß falsch halten und belasten, können Sie mit Mi 4 Linderung verschaffen – die falsche Fußstellung als Ursache muß aber dennoch korrigiert werden (z.B. mit spezieller Fußgymnastik, orthopädischen Schuheinlagen).

- Mi 4 stärkt das YIN-Organ Milz.

- Mi 4 hat also sowohl einen stärkenden Einfluß auf das YIN-Organ Milz als auch auf das YANG-Organ Magen.
Andere LUO-Punkte, die Sie schon kennengelernt haben, sind Pe 6 und Sj 5 (s. Kap. 5, S. 50 und 52).

- Die Regelblutung bedeutet einen XUE-Verlust. Ein zu starker Verlust kann durch eine Milzschwäche verursacht sein, denn die Milz hält das Blut (XUE) in den Gefäßen – und somit auch in den Gefäßen, die sich in der Gebärmutter befinden (s. Kap. 6.1.1, S. 56).

Mi 4 (Gong Sun)

Lage: Mi 4 ist an der Innenseite des Fußes lokalisiert, in einer Vertiefung am Übergang zwischen Corpus und Basis des 1. Metatarsale, am „Übergang von weißem zu rotem Fleisch" (Abb. 6.3). Mi 4 liegt 1 CUN proximal von Mi 3 entfernt.

Anwendung:

- Lokale Wirkung: Bei einer länger anhaltenden Schwäche im medialen Fußgewölbe ist Mi 4 zu akupunktieren.

- Meridianwirkung: Mi 4 wird ebenso wie Mi 3 zur Stärkung der Milz eingesetzt, hauptsächlich bei Durchfall (Diarrhö) oder Verstopfung (Obstipation).

Mi 4 ist ein LUO-Punkt, d.h. er ist ein Passagepunkt (s. Kap. 2.4, S. 20); somit kann Mi 4 eine Verbindung zu dem mit der Milz gekoppelten Organ Magen und auch dem dazugehörigen Meridian herstellen und eine Störung des QI-Flusses im Magenmeridian ausgleichen. Aus diesem Grund ist Mi 4 auch bei Erkrankungen des Magens einzusetzen, wie z.B. bei Sodbrennen, Magenschleimhautentzündung oder Völlegefühl nach dem Essen (s. Kap. 6.2.1, S. 64).

Mi 4 ist ein LUO-Punkt!

Über Mi 4 kann man des weiteren Einfluß auf die Regelblutung nehmen; bei Schmerzen oder Störungen bei der Menstruation ist Mi 4 einzusetzen.

Mi 4 beeinflußt die Regelblutung!

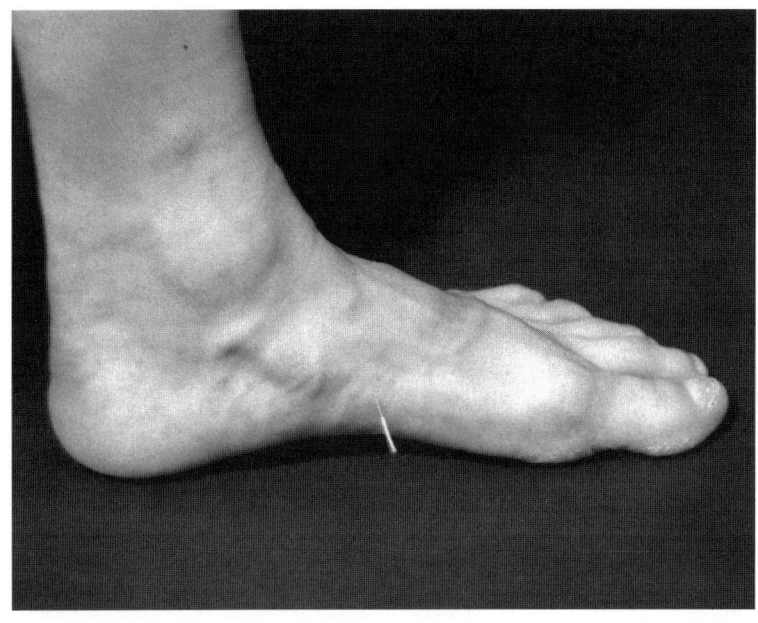

Abb. 6.3 Akupunkturpunkt Mi 4

Mi 6 (San Yin Jiao)

Lage: Mi 6 befindet sich an der medialen Seite des Unterschenkels, 3 CUN oberhalb des Innenknöchels am Hinterrand des Schienbeins (Abb. 6.4).

Beim Aufsuchen von Mi 6 sucht man zuerst die höchste Stelle des Innenknöchels auf und tastet 3 CUN weiter proximal hinter dem Tibia-Rand eine Vertiefung. Der Abstand von 3 CUN entspricht der breitesten Stelle der nebeneinandergelegten Finger (Zeige-, Mittel-, Ring- und Kleinfinger); bei den CUN-Einheiten orientiert man sich immer an den Maßen des Patienten (s. Kap. 2.5, S. 21 f.).

Anwendung:
- Meridianwirkung: Mi 6 ist ein sehr wichtiger Punkt in der Akupunktur.

Mi 6 kann zur Therapie von typischen Milzerkrankungen gestochen werden; hierzu zählen vor allem Verdauungsstörungen, Müdigkeit und Abgeschlagenheit sowie Konzentrationsstörungen. Mi 6 wird aber auch dann eingesetzt, wenn die Milz nicht fähig ist, Flüssigkeit umzuwandeln und weiterzutransportieren und sich als Folge davon Feuchtigkeit im Körper in Form von Ödemen, Schleim und weichen Stühlen ansammelt.

Mi 6 hat einen besonderen Einfluß auf die Harnwege. Mi 6 wird zur Behandlung von Störungen beim Urinlassen, z.B. Harnverhalt und nächtlichem Einnässen eingesetzt.

Ähnlich wie Mi 4 beeinflußt Mi 6 auch den Genitaltrakt. Mi 6 wird aber nicht nur bei Störungen der Regelblutung (z.B. Schmerzen, heftige und lang anhaltende Blutungen oder auch Ausbleiben der Blutung) akupunktiert, sondern auch bei vielen anderen gynäkologischen Problemen wie Unfruchtbarkeit, vaginalem Ausfluß oder Störung der Libido (des Geschlechtstriebs).

Mi 6 hat einen starken Einfluß auf den Urogenitaltrakt!

- Wichtig ist zu wissen, daß Mi 6 hinter (dorsal) der Tibia liegt!

- Die CUN-Einheiten sind am Anfang vielleicht etwas ungewohnt und müssen öfter nachgeschlagen werden, aber sie erleichtern dem Akupunkteur auf Dauer die Lokalisation der Punkte.

- In unserer „gestreßten" Gesellschaft, die häufig durch Hektik und wenig Entspannung geprägt ist, gibt es viele Menschen, die Milzsymptome zeigen. Natürlich erreicht man bei ihnen keine andauernde Besserung, indem man einige Punkte akupunktiert; sie sollten vielmehr ihre gesamte Lebensweise ändern, wobei die Akupunktur als wertvolle Unterstützung genutzt werden kann.

- Zur Behandlung von Erkrankungen des Urogenitaltrakts werden Sie in späteren Kapiteln auch noch andere Akupunkturpunkte kennenlernen (v.a. in Kap. 8, Funktionssystem Niere – Blase, S. 89).

- Mit Mi 6 kann das Immunsystem gestärkt werden.

Mi 6 wird bei der Therapie von allergischen und immunologischen Erkrankungen eingesetzt, z.B. bei Nesselsucht (Urtikaria) oder beim allergischen Kontaktekzem.

Mi 6 ist auch wichtig für die Behandlung von verschiedenen Hauterkrankungen, z.B. von Hautausschlägen, blasenbildenen Erkrankungen oder Akne.

Mi 6 wird bei Hauterkrankungen eingesetzt!

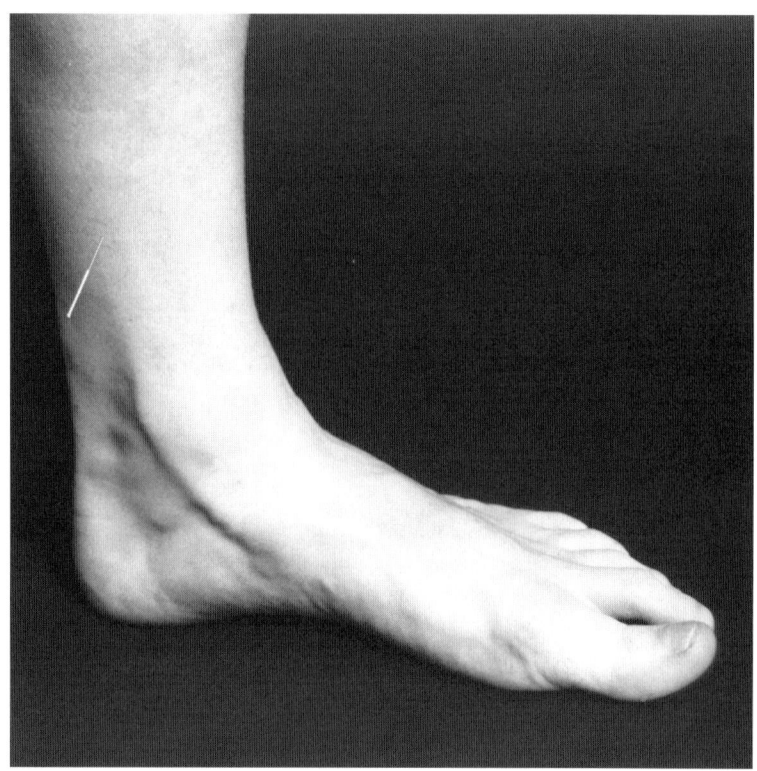

Abb. 6.4 Akupunkturpunkt Mi 6

- **Anatomie:** Die Kondylen (Gelenkhöcker) sind seitlich hervorstehende Knochenanteile. Der Condylus medialis tibiae läßt sich am Kniegelenk deutlich tasten.

- An Akupunkturpunkten, die am Knie liegen, kennen Sie neben Mi 9 auch Le 8 und Gb 34 (s. Kap. 3, S. 29f. und 36).

- Die Feuchtigkeit wird in der TCM als äußerer klimatischer Faktor gesehen, der Krankheit verursachen kann. Ein anderer äußerer klimatischer Faktor ist der Wind, der Ihnen schon beim Funktionssystem Leber – Gallenblase vorgestellt wurde (s. Kap. 3.2.3, S. 35).

Mi 9 (Yin Ling Quan)

Lage: Mi 9 befindet sich in einer Vertiefung am Unterrand des medialen Kondylus (innerer Gelenkhöcker) des Schienbeins (Abb. 6.5). Um den Punkt zu finden, läßt man den Patienten das Knie beugen, tastet sich vom Condylus medialis tibiae nach distal und findet vor dem Wadenmuskel (M. gastrocnemius) eine Mulde, in der Mi 9 lokalisiert ist.

Anwendung:

- Lokale Wirkung: Bei chronischer Schwellung des Knies sowie chronischen Schmerzen oder degenerativen Gelenkveränderungen (Arthrose) des Knies kann Mi 9 eingesetzt werden.
- Meridianwirkung: Mi 9 wird vor allem dann akupunktiert, wenn sich Feuchtigkeit im Körper ansammelt, vorwiegend bei Ödemen, Aszites (Ansammlung von Flüssigkeit in der freien Bauchhöhle) und Schwellungen an den Extremitäten (ähnlich wie Mi 6 – s.o.). Mi 9 sorgt dafür, daß die Milz Flüssigkeiten weitertransportieren kann.

Mi 9 löst Feuchtigkeit im Körper auf!

Auch Mi 9 kann wie Mi 4 und Mi 6 bei Menstruationsstörungen akupunktiert werden. Mi 9 wird vor allem zur Behandlung von vaginalem Ausfluß (Fluor vaginalis)
und unregelmäßiger Regelblutung eingesetzt.

Mi 9 wird bei Störungen der Regelblutung eingesetzt!

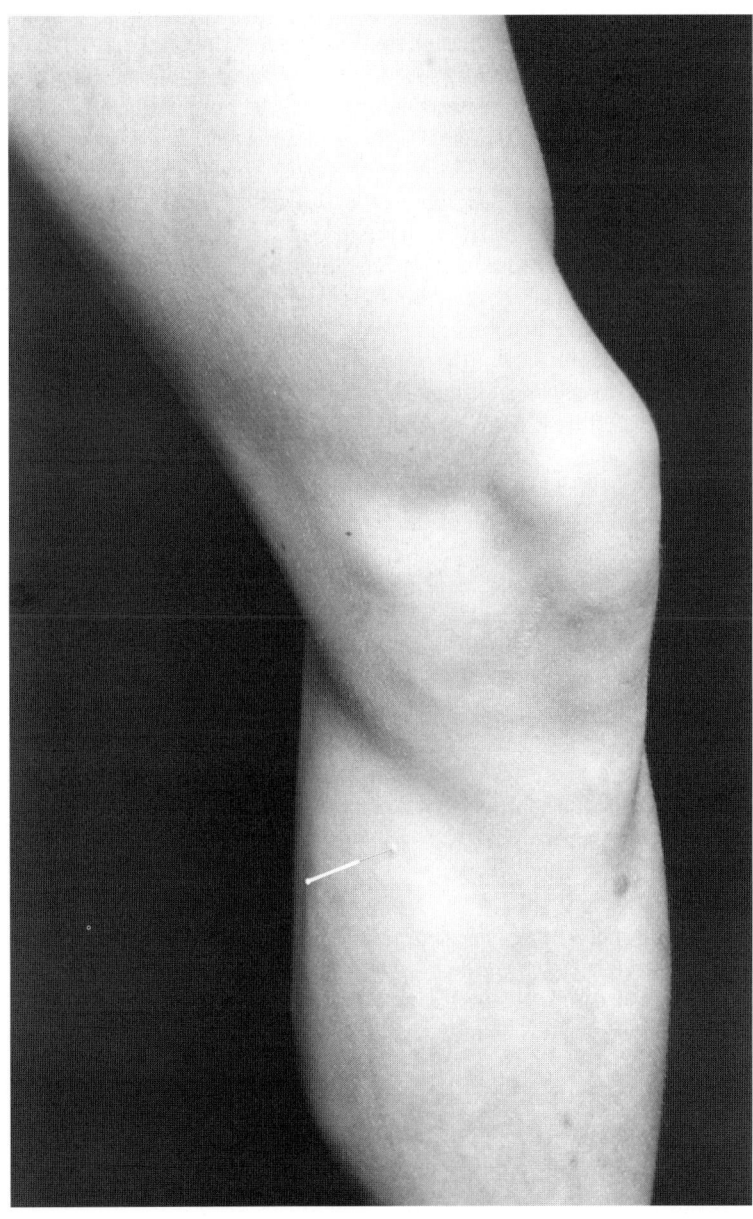

Abb. 6.5 Akupunkturpunkt Mi 9

6.2 Magen
6.2.1 Die Funktionen des Magens

- Der Magen bereitet die Nahrung für die Milz vor.

Das YANG-Organ Magen ist eng mit dem YIN-Organ Milz verbunden. Der Magen ist hauptsächlich mit der Aufnahme und Verdauung der Nahrung beschäftigt. Der Magen zerlegt die Nahrung in ihre groben Bestandteile, eine feine Aufteilung dieser „vorverdauten" Nahrung erfolgt im weiteren Verdauungsprozeß in der Milz. In der Milz werden dann die für den Körper wichtigen Inhalte in QI (Energie) umgewandelt (s. Kap. 6.1.1, S. 56).

- Wenn das Magen-QI in seinem Fluß gestört ist, kommt es zu den Symptomen Sodbrennen, Aufstoßen, Übelkeit und Erbrechen sowie üblem Mungeruch.

Wenn es zu Störungen des QI-Flusses im Organ Magen kommt, findet man Verdauungsstörungen, wie z.B. Sodbrennen und saures Aufstoßen, Übelkeit, Mundgeruch, Völlegefühl nach dem Essen, Verstopfung oder Durchfall.

- Man sollte sich klarmachen, daß Dinge, die zunächst als Symptome gelten, auch die wirklichen Ursachen sein können.

Es kann also durch eine Magenschwäche zu Verdauungsproblemen kommen. Es ist aber auch wichtig zu wissen, daß eine fehlerhafte Ernährung den Magen in seiner Funktion einschränken kann; hierbei spielen einerseits minderwertige Nahrung als auch unregelmäßige Mahlzeiten und eine als unangenehm empfundene Umgebung eine wichtige Rolle. Man sollte auch eine psychische Unausgeglichenheit in diesem Zusammenhang nicht unterschätzen.

- Hier sehen Sie, daß jede Störung eines Organs weitere Störungen anderer Organe verursachen kann.

Man muß bedenken, daß bei einer Schwäche des Magens die Nahrung für die Milz nicht genügend aufbereitet werden kann. Als Folge davon kommt es zu allgemeinem QI-Mangel, da die Milz nicht genug QI aus der Nahrung gewinnen kann (s. Kap. 6.1.1, S. 56f.).

Wie auch die westliche Medizin empfiehlt die TCM eine ausgewogene Ernährung und regelmäßige körperliche Betätigung.

- Es ist wichtig, sich das folgende Schema zu merken:
akut – Fernpunkttherapie
chronisch – Nahpunkttherapie

Die Magenpunkte werden sowohl bei lokalen Beschwerden als auch zur Behandlung von Erkrankungen im Verlauf des Magenmeridians eingesetzt. So setzt man Punkte im Kopfbereich z.B. bei Erkrankungen der Augen, der Nase und der Nasennebenhöhlen sowie des Ohrs ein; Magenpunkte am Brustkorb werden teilweise für Lungenerkrankungen und Schmerzen in diesem Bereich eingesetzt. Punkte am Bein werden einerseits wegen der lokalen Wirkung eingesetzt (z.B. bei Kniebeschwerden), andererseits wegen der Wirkung auf den Magenmeridian (z.B. bei Beschwerden im Bereich von Gesicht und Hals oder bei Verdauungsstörungen).

Magenpunkte werden als Nah- und Fernpunkte eingesetzt!

6.2.2 Der Meridianverlauf des Magens
Verlauf der Leitbahn: seitlich und außen (YANG), teilweise vorn
Anzahl der Akupunkturpunkte: 45

- Wie Sie sehen, wird das Schema YIN – innen und YANG – außen von der Magenleitbahn teilweise unterbrochen. Diese Abweichung mit dem ventralen Verlauf ist eine Ausnahme, die Sie sich merken sollten.

Der Magenmeridian beginnt mit dem Punkt Ma 1. Dieser Punkt befindet sich etwas oberhalb des unteren Randes der Augenhöhle, senkrecht unter der Pupillenmitte (der Patient soll dabei geradeaus blicken). Von dort verläuft die Magenleitbahn zum Mundwinkel und führt dann im Bogen am Ohr vorbei zum Haaransatz, wo sich Ma 8 befindet (s. Kap. 6.2.3, S. 66).

Die Magenleitbahn führt von Ma 8 aber nicht weiter, sondern verläuft in der Höhe des Kaumuskels (M. masseter) seitlich über den Hals zum Schlüsselbein und zieht dann vorne über den Brustkorb und den Bauch in Richtung Leiste. Von der

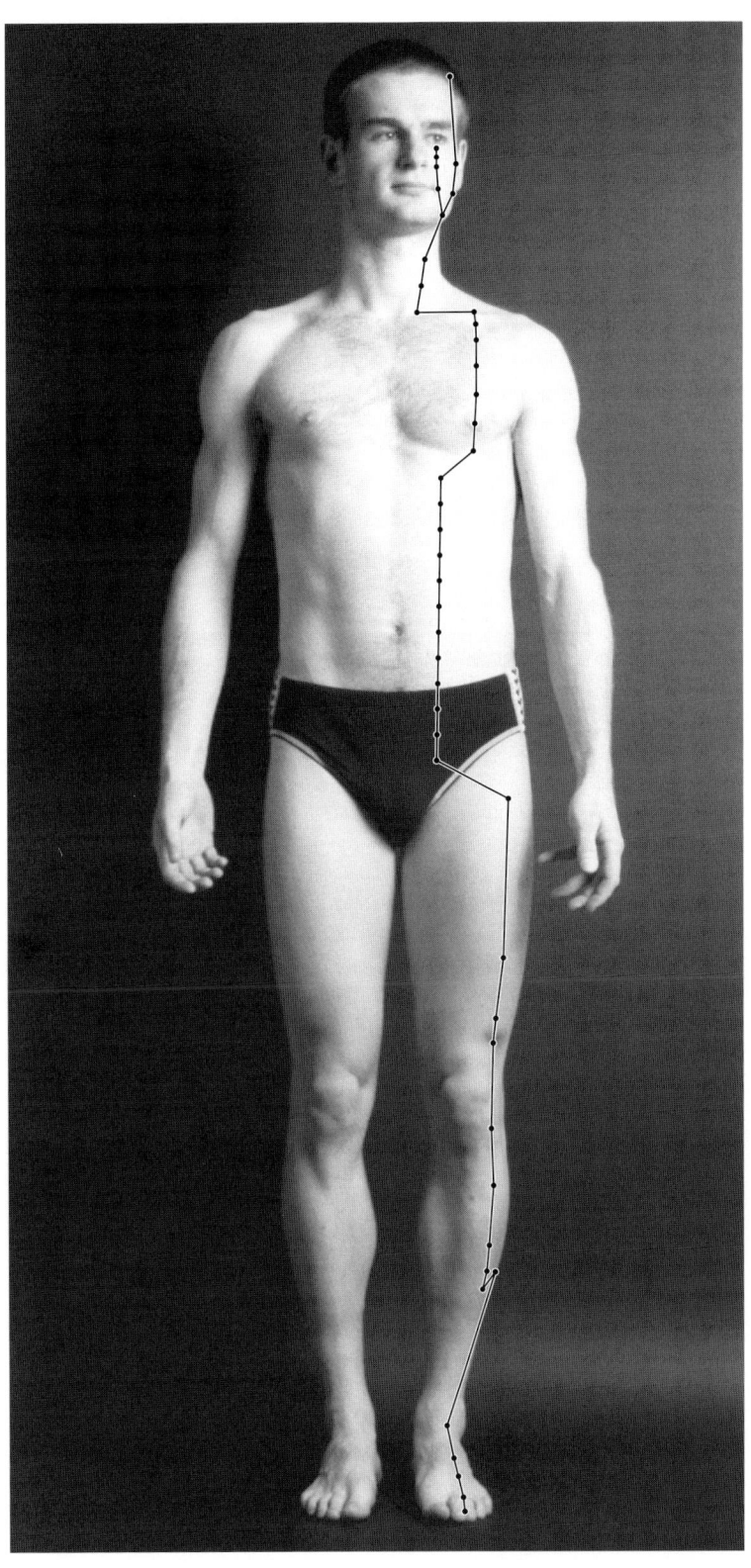

Abb. 6.6 Der Magenmeridian im Verlauf

Leiste verläuft die Leitbahn über den Ober- und Unterschenkel und weiter über den Fußrücken zum lateralen Nagelfalzwinkel des 2. Zehs und endet dort mit dem Punkt Ma 45 (Abb. 6.6).

6.2.3 Magenpunkte

Auf der Magenleitbahn gibt es insgesamt sechs wichtige Punkte, die Sie kennen sollten: Ma 8, Ma 25, Ma 36, Ma 38, Ma 40 und Ma 44.
Punkte auf dem Magenmeridian müssen relativ häufig eingesetzt werden.

Ma 8 (Tou Wei)

Lage: Ma 8 befindet sich 0,5 CUN seitlich vom vorderen Haaransatzwinkel (Abb. 6.7). Um den Punkt zu finden, stellen Sie sich gedanklich zwei senkrecht zueinander stehende Linien vor: Die eine Linie verläuft horizontal am oberen Haaransatz, die andere Linie verläuft vertikal am seitlichen Haaransatz. 0,5 CUN (eine halbe Daumenbreite) seitlich des Schnittpunkts dieser Linien finden Sie den Punkt Ma 8.

- Wenn Sie einen Patienten mit hoher Stirn oder sogar Glatze haben, sollten Sie folgendermaßen vorgehen: Lassen Sie Ihren Patienten die Stirn in Falten legen, so daß horizontale Linien sichtbar werden – etwas oberhalb der kranialsten Falte liegt die obere Haaransatzlinie. Wenn Ihnen außerdem auch kein seitlicher Haaransatz zur Orientierung zur Verfügung steht, müssen Sie die obere Haaransatzlinie mit dem Finger soweit nach lateral abfahren, bis Sie den M. temporalis (Schläfenmuskel) erreichen – lassen Sie den Kiefer dabei abwechselnd an- und entspannen (so fühlt man den M. temporalis am besten). Ma 8 liegt in einer kleinen Vertiefung ventral am Rand des M. temporalis.

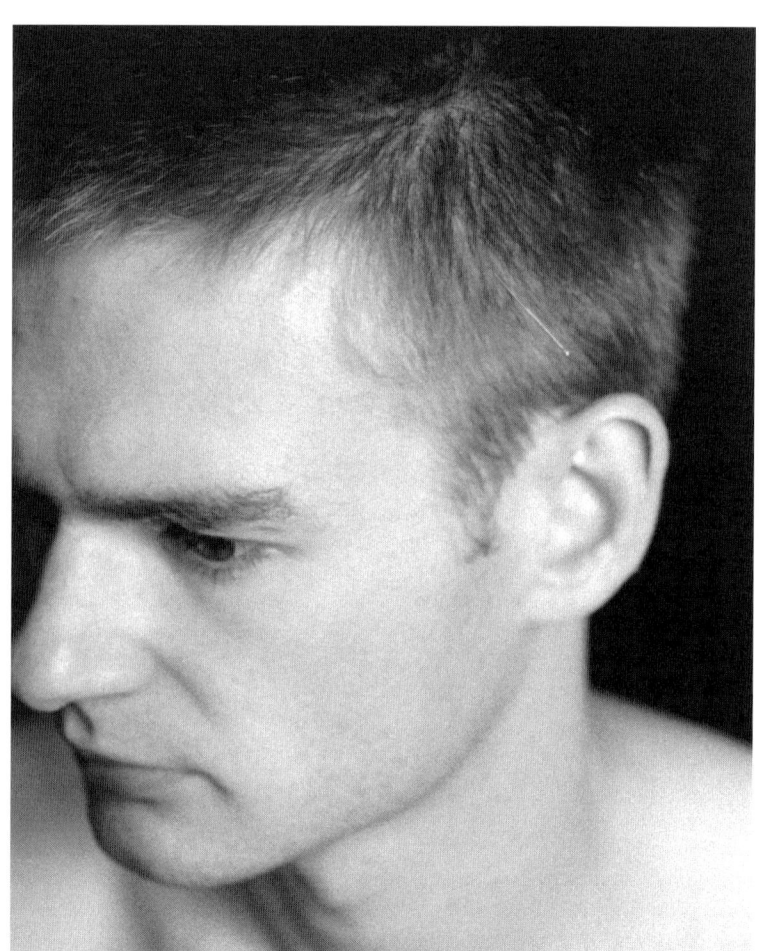

Abb. 6.7 Akupunkturpunkt Ma 8

Anwendung:

• Meridianwirkung: Ma 8 ist ein Punkt, der im Bereich des Kopfes seine größte Wirkung besitzt. Ma 8 wird bei starken Kopf- und Gesichtsschmerzen sowie Migräne eingesetzt. Bei den meist halbseitigen Schmerzen einer Migräneattacke sollte man Ma 8 jedoch nicht auf der schmerzenden Seite akupunktieren, sondern entweder Ma 8 auf der schmerzfreien Seite oder Punkte auf der Magenleitbahn wie z.B. Ma 44 (s.u.). Natürlich kommen beim Krankheitsbild der Migräne auch Akupunkturpunkte auf dem Leber- und Gallenblasenmeridian zum Einsatz (s. Kap. 3, S. 26 ff.).

Ma 8 sollte auch bei Erkrankungen des Auges mit in die Behandlung einbezogen werden, z.B. bei Augenschmerzen, Augenzittern (Nystagmus) oder einer gestörten Tränensekretion.

Ma 8 ist wichtig für Erkrankungen im Kopfbereich!

• Stechen Sie lokale Punkte bei einem Migränepatienten nur, wenn dieser es erlaubt. Denken Sie vor allem daran, daß Migräne eine sehr komplexe Krankheit und nicht einfach zu behandeln ist.

Ma 25 (Tian Shu)

Lage: Der Punkt Ma 25 befindet sich 2 CUN seitlich des Bauchnabels (Abb. 6.8). Beachten Sie bei der Abmessung des CUN-Maßes, daß 2 CUN ungefähr zwei Daumenbreiten oder der Breite von Zeige-, Mittel-, und Ringfinger im Bereich der Fingerendglieder entsprechen (s. Kap. 2.5, S. 21 f.).

Anwendung:

• Lokale Wirkung und Meridianwirkung: Ma 25 wird bei Magen-Darm-Beschwerden eingesetzt, z.B. bei Entzündungen von Magen oder Darm, bei Durchfall oder Verstopfung sowie bei Übelkeit und Erbrechen. Wenn es nach dem Essen häufig zu Völlegefühl kommt, ist Ma 25 ebenfalls anzuwenden.

Ma 25 wird bei Magen-Darm-Beschwerden eingesetzt!

Ma 25 hat noch eine besondere Funktion: Ma 25 ist der MU-Punkt des Dickdarms (MU-Punkte – s. Kap. 2.4, S. 20).

Der MU-Punkt (Alarmpunkt) ist druck- oder sogar schmerzempfindlich, wenn eine Störung im Organ, dem er zugeordnet ist, vorliegt, in diesem Fall im Dickdarm. Ma 25 ist als MU-Punkt des Dickdarms sowohl diagnostisch als auch therapeutisch einsetzbar: Wenn der QI-Fluß im Organ Dickdarm behindert ist, gibt der Patient bei Betasten und Drücken von Ma 25 ein unangenehmes Gefühl oder Schmerzen an. Für die Behandlung von Störungen im Dickdarm (z.B. Durchfall oder Schmerzen) akupunktiert man Ma 25.

Ma 25 ist der MU-Punkt des Dickdarms!

• Wenn Sie die Nadel zum Punkt Ma 25 vorschieben, müssen Sie nur bei sehr dünnen Leuten aufpassen, daß Sie die Nadel nicht zu tief stechen – bei allen anderen Patienten ist in der Regel genügend Unterhautfettgewebe vorhanden.

• Wenn Sie einen Patienten behandeln wollen, der an einer chronischen Darmerkrankung leidet (z.B. Crohn-Krankheit, Colitis ulcerosa), muß Ihnen klar sein, daß eine Akupunkturbehandlung in den meisten Fällen sehr kompliziert ist. Aber Sie haben die Möglichkeit, die Akupunktur als unterstützende Methode zu nutzen.

• Bei Durchfall können Sie bei Ma 25 ein sehr wirksames therapeutisches Verfahren durchführen: Setzen Sie Moxa-Kraut ein und helfen Sie dem Dickdarm durch die direkte Wärmezufuhr, die Nahrung wieder eindicken zu können (Moxibustion – s. Kap. 2.2.4, S. 14 f.).

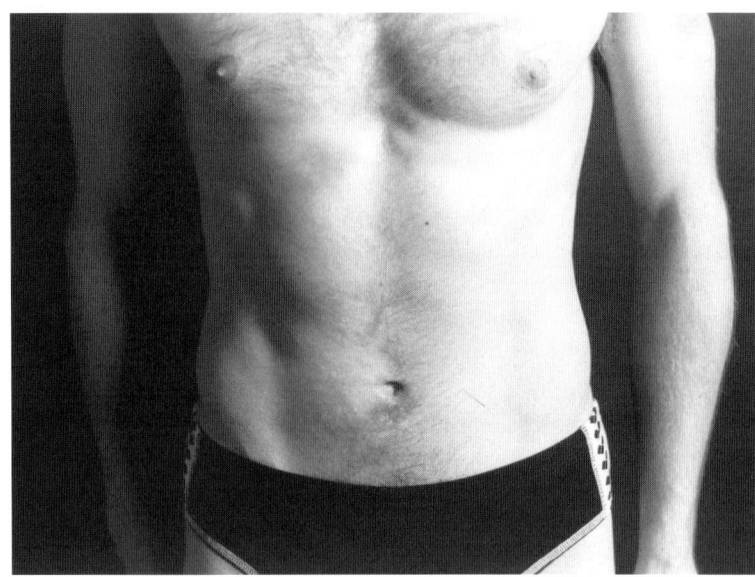

Abb. 6.8   Akupunkturpunkt Ma 25

• Stechen Sie die Nadel in Richtung Ma 36 durch die oberflächliche Hautschicht am besten bei gebeugtem Knie ein und schieben Sie die Nadel bei ausgestrecktem Knie vor.

• Über Ma 36 kann man QI-Stasen lösen und QI zuführen.

• Eine Magenstörung kann auf die Milz übergreifen.

• Mit Ma 36 können Sie die Ursache eines QI-Mangels direkt angehen.

Ma 36 (Zu San Li)

Lage: Ma 36 liegt 1 CUN lateral des Unterrandes der Tuberositas tibiae, 3 CUN unterhalb der Unterkante der Kniescheibe (Abb. 6.9). Beim Aufsuchen des Punktes gibt es zwei gute Hilfstechniken:

• Suchen Sie das Köpfchen des Wadenbeins, Ma 36 liegt von diesem Caput fibulae 1 CUN nach ventral und 1 CUN nach kaudal entfernt.

• Tasten Sie den lateralen Rand des Schienbeins, streichen Sie mit leichtem Druck seitlich des Schienbeins nach proximal, bis Sie auf eine Vertiefung treffen, hier liegt Ma 36.

Anwendung:

• Lokale Wirkung: Ma 36 kann lokal bei chronischen Kniebeschwerden akupunktiert werden, wird dazu jedoch eher selten genutzt.

• Meridianwirkung: Ma 36 ist einer der am häufigsten verwendeten Punkte. Der Punkt Ma 36 eignet sich sehr gut dazu, dem Patienten Energie (QI) zuzuführen und Stauungen im QI-Fluß aufzulösen.

Wie Sie bereits in Kapitel 6.2.1 (S. 64) gelernt haben, führt eine Schwäche des Magens dazu, daß die Nahrung für die Milz nicht ausreichend aufbereitet werden kann. Dadurch kann die Milz nicht mehr genug QI aus der Nahrung gewinnen, und es entsteht ein allgemeiner QI-Mangel.

Über den Punkt Ma 36 kann die Schwäche des Magens ausgeglichen werden. Um dem Körper viel Energie zuzuführen, kann man bei Ma 36 sehr gut die Moxibustion als stark tonisierende Technik anwenden (s. Kap. 2.2.4, S. 14f.). Bei der Moxibustion von Ma 36 sollten Sie am besten mit einem Moxa-Kegel, der auf die Akupunkturnadel aufgesteckt und abgezündet wird, dem Patienten Energie (QI) zuführen, da sich mit dem Moxa-Kegel das QI tief in den Körper hineinbringen läßt.

Mittels der Moxibustion von Ma 36 können Beschwerden wie z.B. allgemeine

Müdigkeit, Mattigkeit und Abgeschlagenheit sowie Kraftlosigkeit und Neigung zu niedrigem Blutdruck behandelt werden.

Ma 36 ist ein wichtiger Punkt, um Energie zuzuführen!

Ma 36 ist ein wichtiger Fernpunkt für die Therapie von Magen-Darm-Beschwerden, wie z.B. Übelkeit, Erbrechen, Durchfall und Verstopfung, aber auch bei dumpfen Schmerzen im Bauchbereich.

Ma 36 wird bei Beschwerden des Magen-Darm-Trakts akupunktiert!

● Mit Moxibustion von Ma 36 können Sie Ihren Patienten stärken und wieder „auffüllen". Denken Sie beim Abbrennen des Moxa-Krauts an den eigenen Geruch des entzündeten Beifuß-Krauts und auch an die Rauchentwicklung – benutzen Sie das Kraut daher nicht unbedingt in Schlaf- und Wohnräumen.

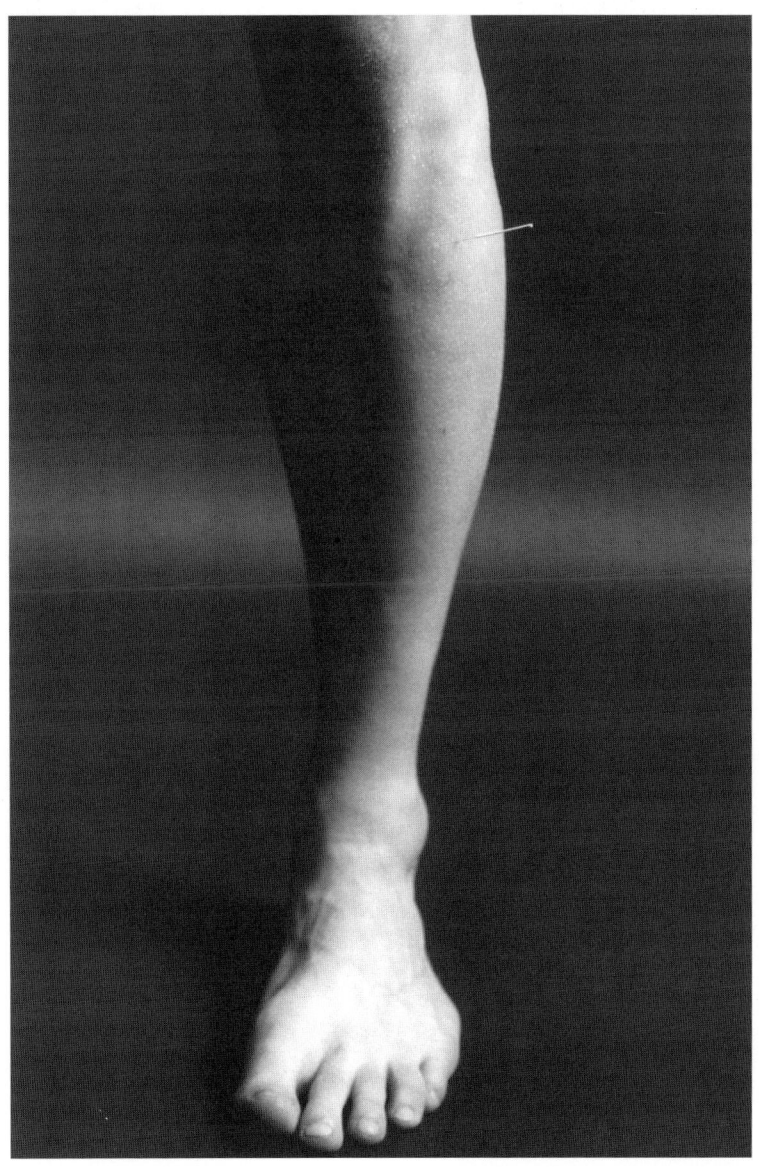

Abb. 6.9 Akupunkturpunkt Ma 36

Ma 38 (Tiao Kou)

• Um Ma 38 zu finden, sucht man ungefähr die Mitte des Schienbeins und tastet von dort 1 CUN seitlich der Schienbeinkante den Punkt Ma 38.

Lage: Ma 38 befindet sich an der Außenseite des Unterschenkels, in Höhe der Schienbeinmitte, 1 CUN lateral der Schienbeinkante (Abb. 6.10). Zur korrekten Lage: Ma 38 liegt 5 CUN distal vom Punkt Ma 36 (s.o.) entfernt.

Anwendung:

• Ma 38 wird natürlich auch bei anderen chronischen Beschwerden an der Wade eingesetzt.

• **Lokale Wirkung:** Ma 38 kann bei wiederholt auftretenden Wadenkrämpfen zur Behandlung angewendet werden.

• Wenn Sie Ma 38 beim Schulter-Arm-Syndrom akupunktieren und die Nadel stärker stimulieren (sedieren), sollte Ihr Patient den betroffenen Arm vorsichtig bewegen und sich dabei am besten mit dem Ellbogen oder der Hand des anderen Arms auf seiner Liegefläche abstützen

• **Meridianwirkung:** Ma 38 ist ein herausragender Fernpunkt: Ma 38 eignet sich sehr gut für die Behandlung von Schmerzen und bei Bewegungseinschränkung im Schulter- und Armbereich (Schulter-Arm-Syndrom); hierbei läßt man den Patienten während der Akupunktur den Arm heben und senken und korrigiert dabei gegebenenfalls die Lage der Nadel, denn der Patient muß schon unter der Therapie eine Besserung der Symptome bemerken. Das Schulter-Arm-Syndrom ist ein Füllezustand, deswegen muß man den Punkt Ma 38 sedieren, d.h. stark stimulieren, um die Energieblockade zu lösen (s. Kap. 2.2.4, S. 15).

Außerdem wird Ma 38 als Fernpunkt für Beschwerden im Bereich des Fußes, des Knies und der Hüfte eingesetzt.

Ma 38 ist ein wichtiger Fernpunkt – vor allem beim Schulter-Arm-Syndrom!

Ma 40 (Feng Long)

• Ma 40 und Ma 38 liegen in einer waagrechten Linie.

Lage: Ma 40 befindet sich auch an der Außenseite des Unterschenkels, in Höhe der Schienbeinmitte, 2 CUN lateral der Schienbeinkante (Abb. 6.11). Ma 40 liegt somit 1 CUN lateral von Ma 38 (s.o.).

Anwendung:

• Ma 40 wird als LUO-Punkt eher wegen seiner Wirkung auf das YIN-Organ Milz als wegen des Einflusses auf die Milzleitbahn eingesetzt. Denken Sie daran, daß die Milz die Feuchtigkeit reguliert.

• **Meridianwirkung:** Ma 40 ist ein LUO-Punkt (Passagepunkt). Ma 40 kann also QI (Energie) vom Magen zur Milz und zur Milzleitbahn transferieren und damit die Milz bzw. deren Leitbahn stärken (s. Kap. 2.4, S. 20). Als LUO-Punkt ist Ma 40 bei Erkrankungen einzusetzen, bei denen es zur Ansammlung von Feuchtigkeit und Schleim kommt, wie z.B. bei schleimigem Husten und schleimigem Durchfall sowie Aufgedunsenheit (s. Kap. 6.1.1, S. 56 f.).

• Man kann sich bildlich sehr gut vorstellen, wie der Geist (SHEN) durch Schleim, der ihn umgibt, träge und benommen wird.

Ma 40 wird auch bei Benommenheit und Schwindel behandelt. Denn bei diesen Beschwerden hat sich aus Sicht der chinesischen Medizin „Schleim über den Geist gelegt", wodurch der Geist (SHEN) „vernebelt" wurde (SHEN – s. Kap. 4.1.1, S. 39 f. und Kap. 1.3, S. 5).

Ma 40 löst Schleim und Feuchtigkeit auf!

• Bei Verstopfung liegt im Magen meistens ein gestörter QI-Fluß vor, bei dem das QI nach oben steigt (z.B. Übelkeit, Aufstoßen sauren Mageninhalts). Ma 40 wird dann sedierend behandelt.

Ma 40 wird ebenso wie Ma 25 und Ma 36 bei Magen-Darm-Beschwerden, vor allem bei Durchfall und Verstopfung sowie Bauchschmerzen, akupunktiert.

Ma 40 wird bei Magen-Darm-Beschwerden behandelt!

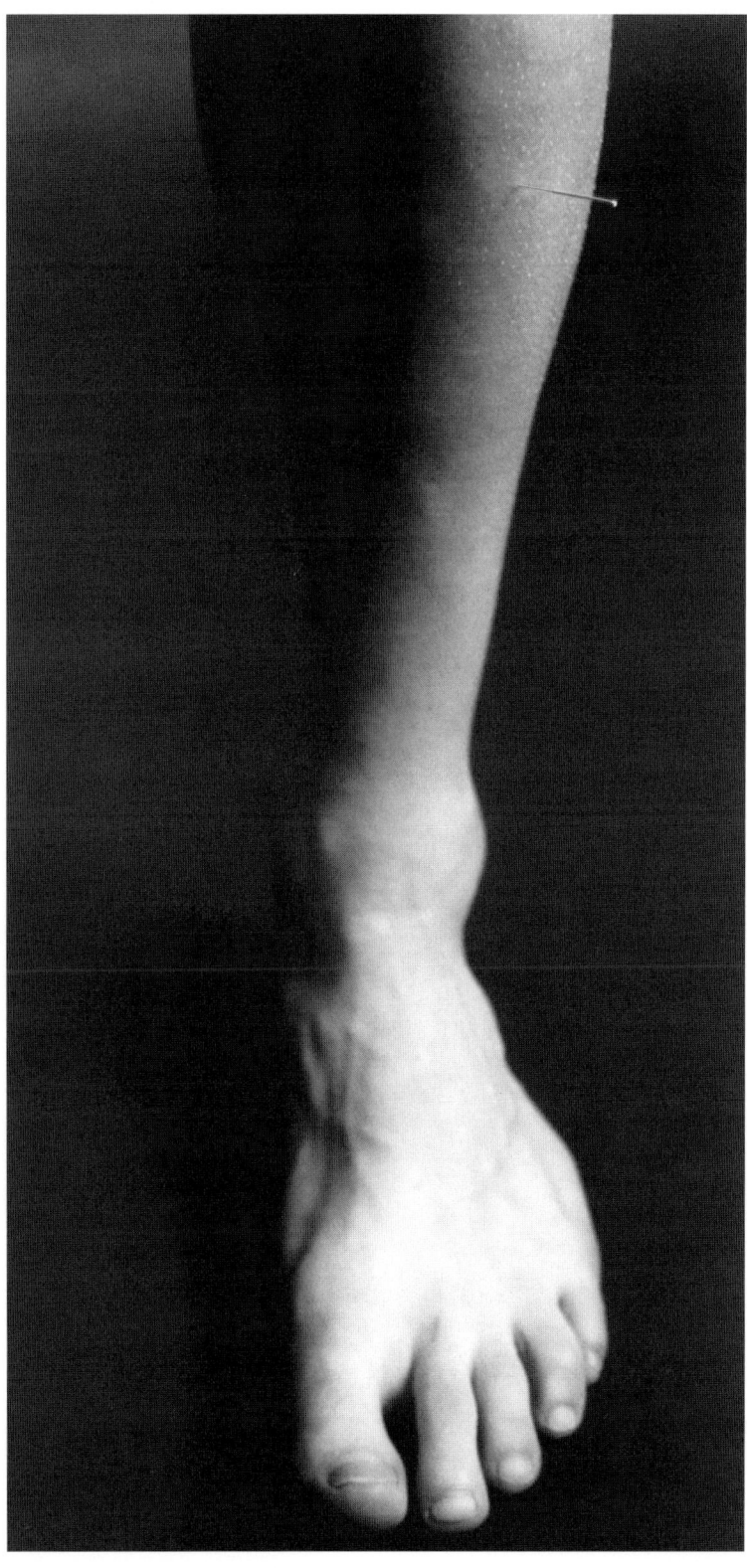

Abb. 6.10 Akupunkturpunkt Ma 38

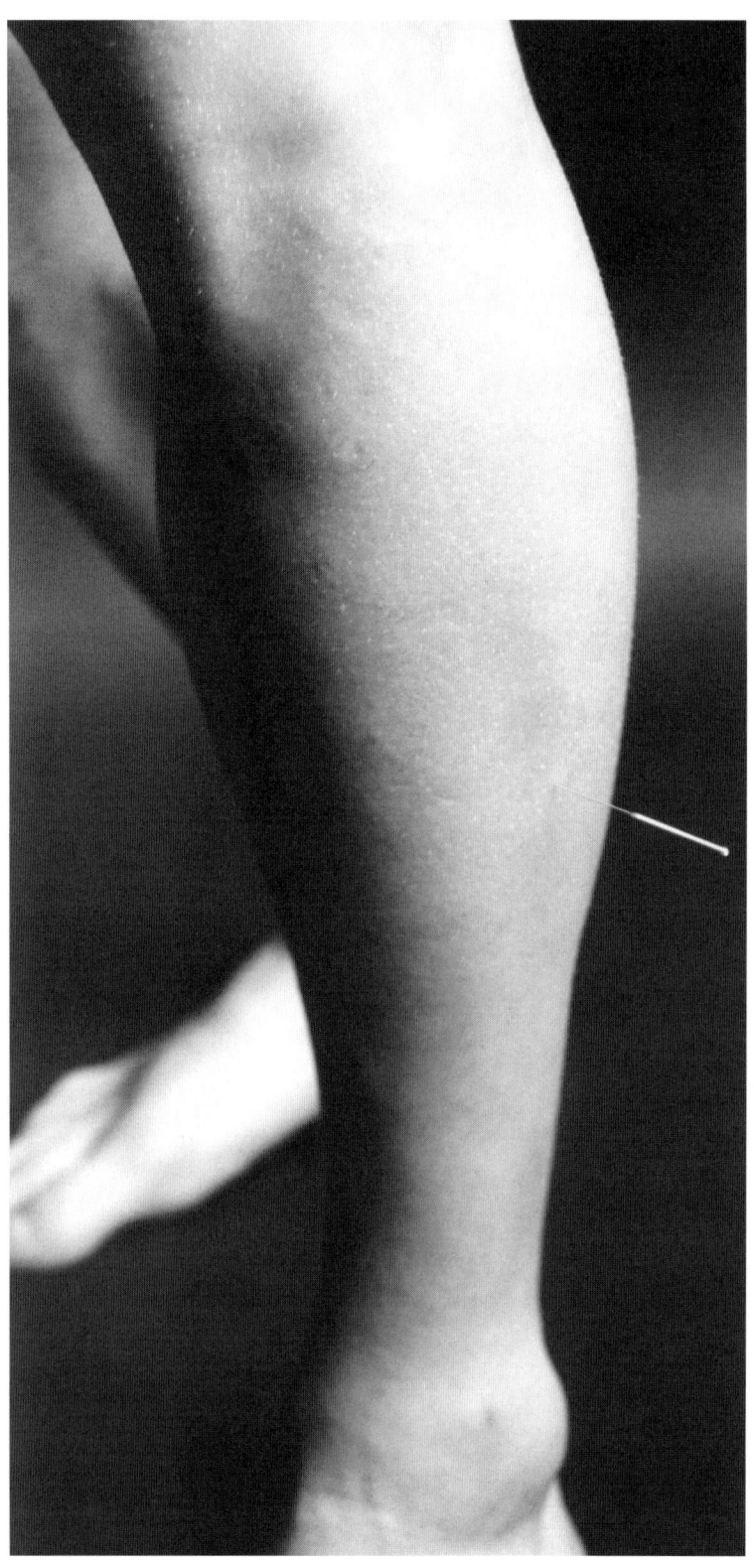

Abb. 6.11 Akupunkturpunkt Ma 40

Ma 44 (Nei Ting)

Lage: Ma 44 liegt zwischen dem 2. und 3. Fußzeh, 0,5 CUN proximal vom Rand der Zwischenzehenfalte (Abb. 6.12). Um den Punkt aufzusuchen, tasten Sie zuerst die Zwischenzehenfalte (Schwimmhaut) der 2. und 3. Fußzehe und finden 0,5 CUN proximal Ma 44. Der Punkt Ma 44 liegt somit zwischen den proximalen Fußzehknochen. Beim Einstechen der Nadel sollten Sie die oberflächlichen Hautanteile schnell durchdringen, da Ma 44 gerade bei starkem „Herumbohren" sehr schmerzt.

- 0,5 CUN entsprechen einer halben Daumenbreite an der breitesten Stelle am Daumenendglied) – am Daumen des Patienten gemessen.
Anatomie: Alle Fußzehen (außer der Großzehe) bestehen aus drei Knochen: distaler Fußzehknochen, mittlerer Fußzehknochen und proximaler Fußzehknochen.

Anwendung:

- Meridianwirkung: Ma 44 ist ein peripherer Schmerzpunkt; Ma 44 wird vorwiegend bei Schmerzzuständen in Gebieten, die sich im Verlauf der Magenleitbahn befinden, akupunktiert. Vor allem Schmerzen im Kopf- und Halsbereich werden über den Punkt Ma 44 akupunktiert, so z.B. Kopfschmerzen, Schmerzsyndrom im Gebiet des N. trigeminus (Trigeminusneuralgie), Zahnschmerzen und Halsschmerzen.

- Ein peripherer Schmerzpunkt ist ein Punkt, der zur Behandlung weit entfernter Schmerzen eingesetzt wird.
Zur Trigeminusneuralgie siehe auch Kapitel 4.2.3 (S. 46).

Ma 44 ist ein wichtiger Fernpunkt gegen Schmerzen!

Wie andere Akupunkturpunkte auf dem Magenmeridian wird Ma 44 zur Therapie von Magen-Darm-Beschwerden behandelt; hierbei sind folgende Beschwerden wichtig: Völlegefühl nach dem Essen, Übelkeit, saures Aufstoßen, Schluckauf und Schmerzen im Bauchraum.

- Ma 44 wird bei Magen-Darm-Beschwerden, vor allem bei Schmerzen im Bauchraum (abdominelle Schmerzen), angewendet.

Ma 44 ist bei Störungen des Magen-Darm-Trakts einzusetzen!

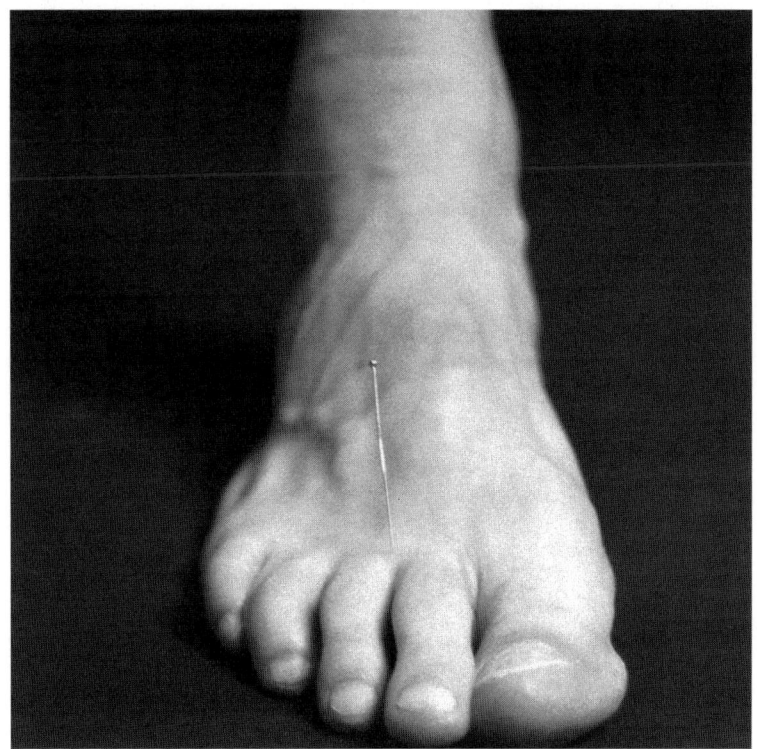

Abb. 6.12 Akupunkturpunkt Ma 44

6.3 Fragen
zum Kapitel
Milz – Magen

1. Welche Funktionen hat die Milz bei der Verdauung?
2. Auf welche Art arbeiten Milz und Magen – nach Auffassung der TCM – zusammen?
3. Wieviele Punkte liegen auf der Magenleitbahn?
4. Welche Punkte kennen Sie aus diesem Kapitel und den vorangegangenen Kapiteln am Fuß?
5. Wo liegt der Punkt Mi 6?
6. Welche möglichen Symptome können Sie bei einem Patienten finden, der unter einer Milzschwäche leidet?
7. Nennen Sie Ursachen, die für eine Milzschwäche in Betracht kommen.
8. Nennen Sie die Lokalisation von Ma 25.

Antworten zu diesen Fragen finden Sie auf Seite 133.

9. Beschreiben Sie den Verlauf der Milzleitbahn.
10. Welche Punkte kennen Sie, die man bei Migräne einsetzen könnte?

7 Funktionssystem Lunge – Dickdarm

Organsystem: YIN-Organ ➤ Lunge
YANG-Organ ➤ Dickdarm

7.1 Lunge
7.1.1 Die Funktionen der Lunge

Das YIN-Organ Lunge kontrolliert die Atmung. Die Lunge sorgt für ein gleichmäßiges Ein- und Ausatmen.

Ähnlich wie die Milz ist die Lunge an der Gewinnung von QI mitbeteiligt (s. Kap. 6.1.1, S. 56). Die Lunge filtert das QI (die Energie) aus der Luft heraus und sorgt dann dafür, daß das QI des gesamten Körpers ständig erneuert und gestärkt wird.

Eine Schwächung des Lungen-QI tritt z.B. ein, wenn man sehr viele kalte und rohe Speisen ißt oder wenn man selten tief ein- und ausatmet.

Die Lunge hat im psychisch-emotionalen Bereich eine enge Verbindung zur Traurigkeit und zur Sorge, aber vor allem zur Trauer. So kann z.B. eine lang anhaltende Phase der Trauer dazu führen, daß das QI der Lunge geschwächt wird. Bei einem schwachen QI der Lunge leidet man unter einer geschwächten Stimme und häufig auch unter Atemnot bzw. Kurzatmigkeit.

Die Lunge kontrolliert die Atmung und gewinnt das QI aus der Luft!

Der Lunge wird das Organ Haut zugeordnet; über die Haut hat die Lunge einen sehr engen Bezug zur Außenwelt.

Unter der Haut fließt eine besondere Form von QI – das Abwehr-QI. Dieses Abwehr-QI hat die Aufgabe, den Menschen vor krankheitsauslösenden Faktoren, die von außen kommen, zu schützen. Zu diesen Faktoren gehören Wind, Hitze, Feuchtigkeit, Trockenheit und Kälte (s. Kap. 1.2, S. 4 und Kap. 3.2.3, S. 35).

Wenn genügend Abwehr-QI vorhanden ist, kann z.B. Kälte nicht in den Körper eindringen; sie wird schon an der Haut aufgehalten und damit eine Erkältung verhindert.

Wenn allerdings das QI der Lunge – und damit auch das Abwehr-QI – geschwächt ist, können schädigende Faktoren die Haut überwinden, in den Körper eindringen und dort Schäden verursachen. Als Beispiel sei hier der Wind genannt, der z.B. zu einer Steifheit des Nackens führen kann („sich einen Zug holen").

Die Lunge beeinflußt das Abwehr-QI!

Die Lunge reguliert das Verteilen und das Weitertransportieren der Körperflüssigkeiten und -säfte. Die Lunge sorgt also dafür, daß alle Flüssigkeiten ihren richtigen Zielort im Körper erreichen – ähnlich wie die Milz (s. Kap. 6.1.1, S. 56 f.).

Wenn die Lunge jedoch in ihrer Fähigkeit gestört ist, die Körperflüssigkeiten zu verteilen, dann stauen sich diese in die Lunge zurück – ähnlich wie bei der Milz –, und es sammelt sich Feuchtigkeit im Brustkorb an. Es kommt dann zu Beschwerden wie Husten mit wässrigem Auswurf und Atemnot. Es kann bei einer solchen

---

● Die Auffassung der TCM über die Atemfunktion der Lunge ist der der Schulmedizin sehr ähnlich.

● Beim Organ Lunge wird erneut deutlich, daß die Nahrung einen entscheidenden Einfluß auf die Funktionsfähigkeit von Organen hat (vgl. Kap. 4.2.1, S. 43 und Kap. 6.1.1, S. 56 f.).

● Mit der Emotion Trauer wird auch ein Trauerprozeß beschrieben, d.h. Trauer ist sehr eng mit den Handlungen „Abschied nehmen" und „sich von etwas trennen können" verbunden. Wenn jemand z.B. Schwierigkeiten mit dem Trauern hat, könnte das bedeuten, daß derjenige schwer „loslassen" kann – dies kann dann die Lunge in ihrer Funktion schwächen. Trauer kann alle Bereiche von Verlusten betreffen.

● Unter der Haut fließt das sogenannte Abwehr-QI, eine Sonderform des QI.

● Das Abwehr-QI ist eine Art Barrikade für äußere krankheitserregende Faktoren.

● Ein schwaches Abwehr-QI kann krankmachende Einflüsse (Wind, Kälte, Feuchtigkeit usw.) schlecht unterbinden.

● Die Lunge verteilt die Flüssigkeiten im Körper. Die Milz verteilt neben den Flüssigkeiten auch QI und XUE im Körper.

• Die Funktion der Flüssigkeitsverteilung wird auch mit dem Ausdruck des „Flüssigkeit-Absenkens" bezeichnet. Das Wort „Ab-Senken" wird deswegen benutzt, weil die Lunge im Rumpf recht weit oben (kranial) sitzt.

Störung der Verteilungsfunktion auch zu einem Flüssigkeitsstau bis unter die Haut kommen; die Folge sind Ödeme, die sich häufig im Gesicht bilden.

Die Lunge reguliert die Verteilung der Körperflüssigkeiten!

Das Sinnesorgan der Lunge ist die Nase; der Geruchssinn wird damit ebenfalls der Lunge zugeordnet. Die Nase ist eng mit der Atmung verbunden, denn sie befeuchtet und erwärmt die Luft für die Lunge.

• Die Funktionsfähigkeit der Nase läßt Rückschlüsse auf die Funktionsfähigkeit der Lunge zu.

Bei einem geschwächten QI der Lunge kommt es zu einem eingeschränkten Geruchssinn, einer verstopften Nase und damit auch zu einer erschwerten Atmung.

Die Nase ist das Sinnesorgan der Lunge!

7.1.2 Der Meridianverlauf der Lunge

Verlauf der Leitbahn: innen und vorne (YIN)
Anzahl der Akupunkturpunkte: 11

• Die Lungenleitbahn zieht vom Brustkorb erst über die mediale Seite des Oberarms, verläuft am Unterarm über die radiale Seite und endet am Daumen.

Die Leitbahn der Lunge beginnt mit dem Punkt Lu 1 an der Vorderwand des Brustkorbs, 2 CUN unterhalb des Schlüsselbeins und 6 CUN lateral der Mittellinie des Körpers. Von dort verläuft der Meridian an der Innenseite des Oberarms und der radialen Seite des Unterarms über den radialen Processus styloideus (Griffelfortsatz) zum radialen Nagelfalzwinkel des Daumens. Hier endet die Lungenleitbahn mit dem Punkt Lu 11 (Abb. 7.1).

7.1.3 Lungenpunkte

Auf der Lungenleitbahn befinden sich drei wichtige Akupunkturpunkte: Lu 5, Lu 7 und Lu 9.

Lu 5 (Chi Ze)

• Der M. biceps brachii verläuft vom Schulterblatt zur Speiche (Radius). Sie können die Sehne dieses Muskels in der Ellbeuge in Supinations- und Flexionsstellung tasten.

Lage: Lu 5 liegt auf der Innenseite des Arms. Lu 5 befindet sich in der Beugefalte des Ellbogens, lateral der Sehne des M. biceps brachii (Abb. 7.2). Um die Sehne des M. biceps brachii zu finden, läßt man den Patienten den Unterarm nach außen drehen (Supination!) und tastet dann beim Beugen des Arms im Ellbogengelenk die Bizepssehne.

Anwendung:

• Achten Sie darauf, daß Sie die Nadel auch bei lange andauernden Beschwerden niemals in entzündetes Gewebe stechen (s. Kap. 2.3, S. 16 ff.). Eine Entzündung ist definiert durch folgende Eigenschaften: Rötung, Schwellung, Wärme, Schmerz und eingeschränkte Funktion.

• Lokale Wirkung: Als Punkt am Ellbogen ist Lu 5 bei chronischen Ellbogenbeschwerden einsetzbar.

• Meridianwirkung: Lu 5 wird bei verschiedenen Erkrankungen der Lunge eingesetzt, so z.B. bei Bronchitis, Asthma bronchiale und generell bei Symptomen wie Kurzatmigkeit oder Atemnot. Lu 5 kann aber auch bei Erkältungsbeschwerden wie Husten und Schnupfen akupunktiert werden.

• Lu 5 akupunktieren Sie natürlich nicht bei akuter Atemnot oder bei einem Asthmaanfall, ohne daß eine schulmedizinische Untersuchung und Behandlung durchgeführt wurde (s. Kap. 2.3, S.16 ff.). Gegebenenfalls können Sie natürlich bestimmte Akupunkturpunkte (z.B. Lu 5) als ergänzende Therapiemaßnahme einsetzen.

Lu 5 wird bei Lungenerkrankungen angewendet!

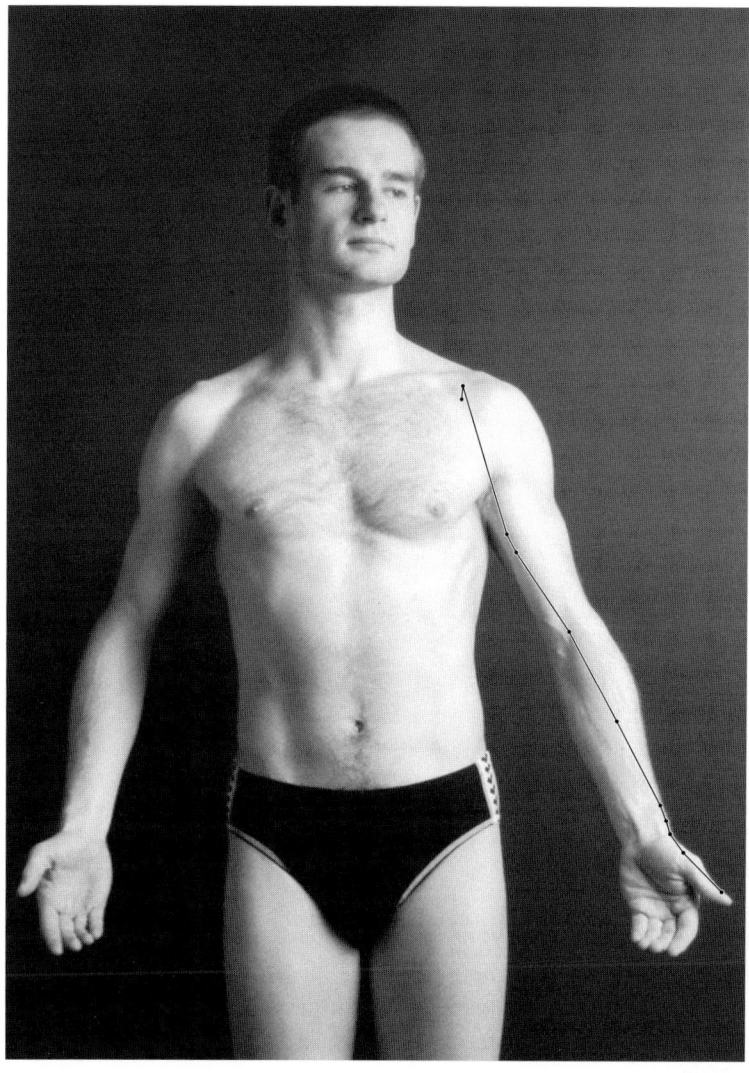

Abb. 7.1 Der Lungenmeridian im Verlauf

Lu 5 wird aber auch bei Hauterkrankungen in die Behandlung miteinbezogen; hier sind vor allem Erkrankungen der Haut zu nennen, die mit Rötungen und Wärmeentwicklung in der Haut einhergehen. Um diese Fülle aus dem Körper auszuleiten, wird Lu 5 sedierend gestochen (s. Kap. 2.2.4, S. 15).

● Lu 5 hilft, Hauterkrankungen mit Füllezeichen zu „kühlen".

Lu 5 wird bei Hauterkrankungen eingesetzt!

Lu 5 hat auch eine Fernwirkung auf die Lungenleitbahn im Verlauf und wird bei Schmerzen am vorderen Teil der Schulter eingesetzt.

● Lu 5 ist ein Fernpunkt für ventrale Schulterschmerzen.

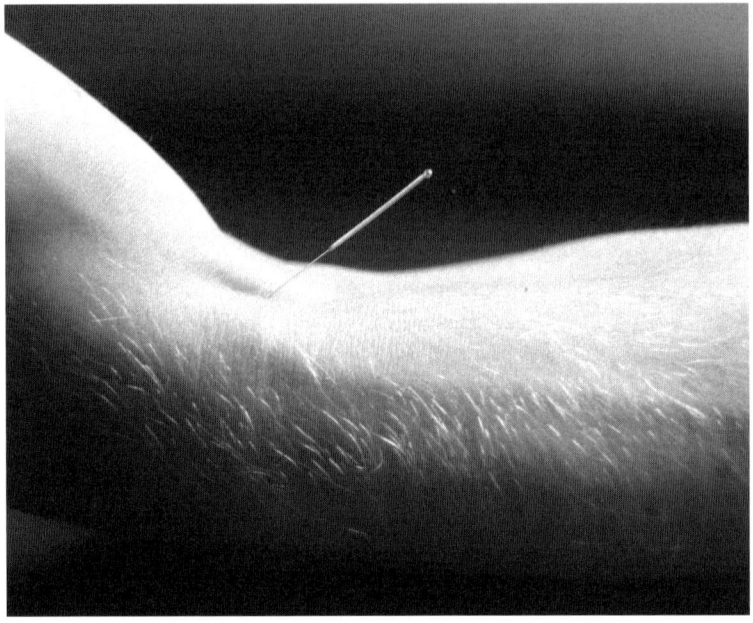

Abb. 7.2 Akupunkturpunkt Lu 5

● Die Vertiefung auf dem Griffelfortsatz des Radius fühlt sich wie eine Knochenmulde an, besteht aber tatsächlich aus zwei Sehnen.

● Lu 7 wird als Nahpunkt am Handgelenk vor allem bei Beschwerden im radialen Anteil eingesetzt.

● Das Abwehr-QI ist eine besondere Form des QI (Energie), das sich unter der Haut befindet und mögliche krankheitsauslösende Faktoren abwehrt (s.o.).

● Lu 7 kann ebenso wie Lu 5 auch bei schwereren Erkrankungen der Lunge eingesetzt werden.

● Lu 7 wirkt auf die Nase, die zum oberen Respirationstrakt (Atemtrakt) gezählt wird.

Lu 7 (Lie Que)

Lage: Lu 7 liegt an der radialen Seite des Unterarms, am Processus styloideus radii (Griffelfortsatz des Radius) in einer Vertiefung (Abb. 7.3). Als Hilfe beim Aufsuchen von Lu 7 ist es sinnvoll, sich an der Handgelenksbeugefalte zu orientieren; 1,5 CUN proximal von dieser Falte tastet man auf der radialen Seite den Processus styloideus und dort eine Vertiefung zwischen zwei Sehnen, hier liegt Lu 7.

Die Hangelenksbeugefalte ist meistens die am längsten durchgehende Furche und liegt immer proximal des Erbsenbeins (s. Kap. 4.1.3, He 7, S. 40).

Anwendung:

● Lokale Wirkung: Lu 7 ist bei länger anhaltenden Erkrankungen des Handgelenks wie z.B. bei chronischen Schmerzen oder einer eingeschränkten Beweglichkeit zu behandeln.

● Meridianwirkung: Lu 7 stärkt das Abwehr-QI und kann so dafür sorgen, daß krankheitsverursachende Faktoren wie Kälte und Wind den Körper nicht schädigen können. Das ist vor allem bei Beginn einer Erkältung wichtig.

Lu 7 kann bei Erkrankungen des oberen Respirationstrakts akupunktiert werden, z.B. Bronchitis oder Atembeschwerden aufgrund von Verengungen des oberen Atemtrakts. Lu 7 wird eher selten bei Lungenerkrankungen eingesetzt, die im tiefen Respirationstrakt auftreten (z.B. Lungenentzündung).

Lu 7 hat eine besondere Beziehung zum Sinnesorgan der Lunge, der Nase. Mit Lu 7 kann eine verstopfte oder stark Flüssigkeit produzierende Nase behandelt werden.

Lu 7 wird bei Erkrankungen des oberen Atemtrakts eingesetzt!

Lu 7 ist ein LUO-Punkt (Passagepunkt): Lu 7 kann eine Verbindung von der Lunge zum gekoppelten YANG-Organ Dickdarm und der dazugehörenden Leitbahn herstellen (s. Kap. 2.4, S. 20). Lu 7 kann als LUO-Punkt einen QI-Mangel im Dickdarm und in der Dickdarmleitbahn ausgleichen und wird deshalb beispielsweise bei Verdauungsstörungen (z.B. Verstopfung) oder Schmerzen im Verlauf der Dickdarmleitbahn behandelt (s. Kap. 7.2.2, S. 81 f.).

● Bereits erwähnte LUO-Punkte sind: Pe 6, Sj 5 und Mi 4.

Lu 7 ist ein LUO-Punkt!

Lu 7 ist des weiteren ein sogenannter Einschaltpunkt (Einschaltpunkte – s. Kap. 2.4, S. 20). Lu 7 kann die außerordentliche Leitbahn REN MAI einschalten (s. Kap. 9.1, S. 111); Lu 7 hat damit eine ähnliche Funktion wie der Punkt Dü 3 (s. Kap. 4.2.3, S. 45), der die Leitbahn DU MAI einschalten kann (s. Kap. 9.2, S. 119).

● Der Anwendungsbereich von Lu 7 ist durch die Wirkung auf den oberen Respirationstrakt, den Dickdarm und den Dickdarmmeridian sowie auf den REN MAI recht groß.

Lu 7 besitzt die Fähigkeit, Einfluß auf die YIN-Leitbahn REN MAI zu nehmen, die sich auf der Mittellinie an der Vorderseite des Körpers befindet. So können Beschwerden wie z.B. Harnverhalt und Regelstörungen über Lu 7 behandelt und die Wirkungen von gleichzeitig eingesetzten REN-Punkten durch Lu 7 verstärkt werden.

Lu 7 ist der Einschaltpunkt der Leitbahn REN MAI!

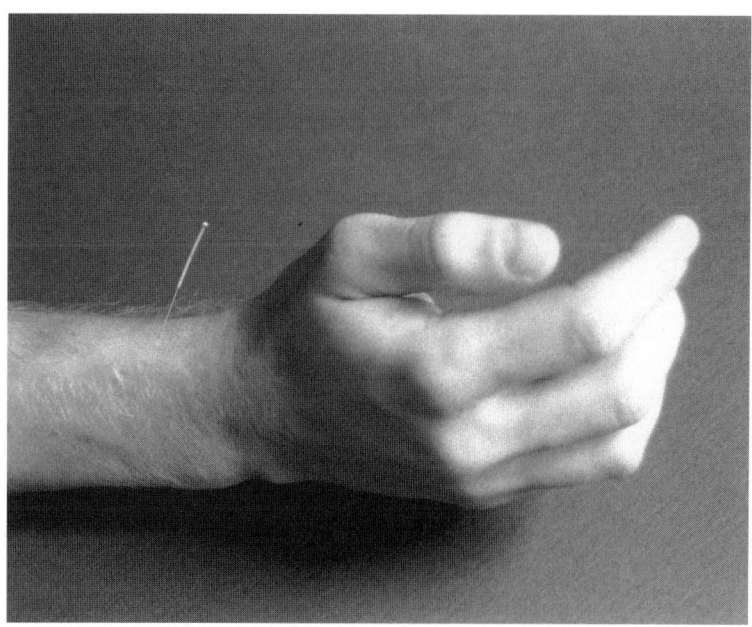

Abb. 7.3 Akupunkturpunkt Lu 7

Lu 9 (Tai Yuan)

● Die gesuchte Handgelenksbeugefalte ist meistens die am distalsten liegende Falte.

Lage: Lu 9 liegt an der radialen Seite der Handgelenksbeugefalte, radial der A. radialis (Abb. 7.4). Um die korrekte Lage der Handgelenksbeugefalte aufzufinden, sucht man die am längsten durchgehende Furche (s. Kap. 4.1.3, He 7, S. 40).

● Lu 9 sollten Sie nicht sedierend (heftige Nadelstimualtion!) behandeln (s. Kap. 2.2.4, S. 15).

Lu 9 sollte nicht in die Radialisarterie eingestochen werden, sondern seitlich (daumenwärts) daneben. Sie erkennen die richtige Lage der Nadel durch eine pulssynchrone Bewegung der Nadel.

Anwendung:

● Lu 9 ist wie Lu 7 bei Handgelenksbeschwerden zu akupunktieren – testen Sie gegebenenfalls, auf welchen Punkt Ihr Patient besser reagiert.

● Lokale Wirkung: Lu 9 ist bei chronischen Beschwerden am Handgelenk zu behandeln.
● Meridianwirkung: Lu 9 ist ein YUAN-Punkt (Quellpunkt – s. Kap. 2.4, S. 20); das bedeutet, daß der Punkt Lu 9 einen gestörten QI-Fluß der Lunge korrigieren und wieder in einen geordneten Fluß bringen kann; zudem kann Lu 9 als YUAN-Punkt das QI der Lunge stärken. So kann Lu 9 vor allem zur Behandlung von chronischen Lungenerkrankungen eingesetzt werden; solche lang anhaltenden Erkrankungen können z.B. mit chronischem Husten und zähem Schleim einhergehen.

● Andere YUAN-Punkte, die Sie schon kennengelernt haben, sind Le 3 und Mi 3.

Lu 9 ist ein YUAN-Punkt (Quellpunkt)!

● Gerade Erkrankungen der Gefäße müssen schulmedizinisch abgeklärt werden.

Lu 9 hat eine besondere Wirkung auf die Blutgefäße. Lu 9 wird mit dieser besonderen Eigenschaft bei verschiedenen Gefäßerkrankungen eingesetzt, wie z.B. der Arteriosklerose („Arterienverkalkung“), der Raynaud-Krankheit (anfallsartige Gefäßkrämpfe in den Fingern) sowie Durchblutungsstörungen.

Lu 9 hat einen besonderen Einfluß auf Blutgefäße!

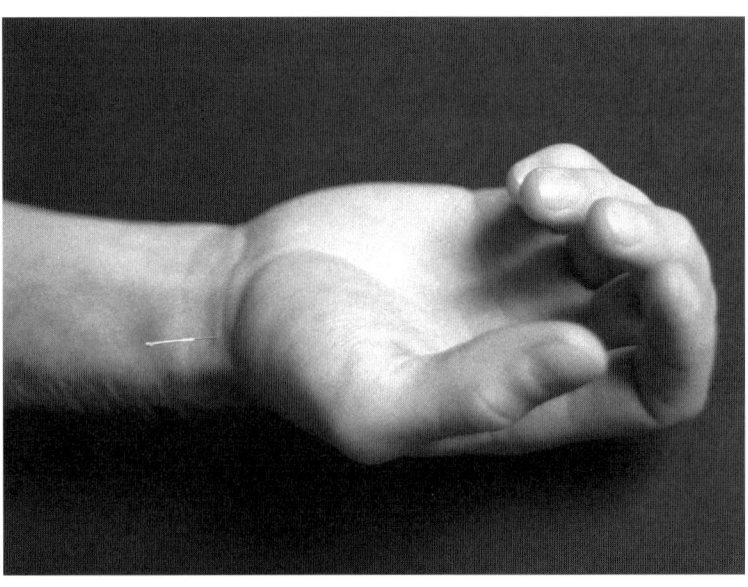

Abb. 7.4 Akupunkturpunkt Lu 9

7.2 Dickdarm
7.2.1 Die Funktionen des Dickdarms

Die Hauptfunktion des Dickdarms besteht darin, die vom Dünndarm umgewandelten Speisen aufzunehmen. Wenn die „Reststoffe" aus dem Dünndarm in den Dickdarm gelangt sind, entzieht der Dickdarm nach und nach diesem Verdauungsbrei große Mengen an Flüssigkeit. Der Dickdarm speichert dann zunächst den eingedickten Stuhl und sorgt letztlich für die regelmäßige Entleerung des Stuhls.

● Im Dickdarm werden die Reste der verdauten Nahrung entwässert und bis zum nächsten Stuhlgang gesammelt.

Bei Störungen des QI-Flusses im Dickdarm kommt es zu einer gestörten Verdauung, die mit Durchfall (Diarrhö) oder Verstopfung (Obstipation) einhergehen kann. Störungen der Verdauung werden jedoch vorwiegend über das Funktionssystem Milz – Magen (Kap. 6, S. 56 ff.) und das Funktionssystem Leber – Gallenblase (Kap. 3, S. 26 ff.) therapiert.

● Störungen des Dickdarms können sich sowohl in einer zu geringen Stuhleindickung (Durchfall) als auch in einem zu starken Wasserentzug (Verstopfung) zeigen.

Der Dickdarm dickt den Speisebrei ein und scheidet ihn aus!

Der Dickdarm ist ähnlich wie der Dünndarm (s. Kap. 4.2.1, S. 43) durch das Temperaturverhalten von Nahrungsmitteln zu beeinflussen.

● Der Dickdarm kann – wie viele andere Organe auch – sowohl von außen (z.B. durch das Klima) als auch von innen (z.B. über die aufgenommene Nahrung) beeinflußt werden.

Trockene und heiße Speisen können ebenso wie kalte und rohe Nahrungsmittel den Dickdarm belasten und zu Bauchschmerzen und Durchfall oder auch Verstopfung führen. Solche Beschwerden werden auch beobachtet, wenn Hitze oder Kälte von außen in den Körper eindringt; so kann Kälte z.B. durch langes Sitzen auf einer kalten Fläche in den Körper gelangen.

Es sei nochmals darauf hingewiesen, daß solche Erkrankungen des Dickdarms vorwiegend über die Funktionssysteme Milz – Magen und Leber – Gallenblase behandelt werden.

Die Funktion des Dickdarms kann durch Hitze und Kälte gestört werden!

Der Dickdarm ist eng mit der Lunge verbunden. Punkte die sich auf dem Dickdarmmeridian befinden, werden auch zur Behandlung von Erkrankungen des YIN-Organs Lunge akupunktiert. Hierzu gehören Erkrankungen der oberen Atemwege und Erkrankungen der Haut (s. Kap. 7.1.1, S. 75 f.).

● Da der Dickdarm eine starke Verbindung zur Lunge besitzt, existiert auch eine starke Beziehung des Dickdarms zu den Organen, die der Lunge zugeordnet sind (Haut, Nase).

Zudem gibt es verschiedene Punkte auf der Dickdarmleitbahn, die eine schmerzlindernde Funktion nicht nur im Verlauf der Leitbahn, sondern auf den ganzen Körper haben.

● Einige Dickdarmpunkte haben eine allgemeine analgetische Wirkung.

Der Dickdarm ist eng an das YIN-Organ Lunge gekoppelt!

7.2.2 Der Meridianverlauf des Dickdarms
Verlauf der Leitbahn: außen und hinten (YANG)
Anzahl der Akupunkturpunkte: 20

Der Dickdarmmeridian beginnt am radialen Nagelfalzwinkel des Zeigefingers mit dem Punkt Di 1 (Abb. 7.5). Von diesem Punkt aus zieht die Dickdarmleitbahn über die radiale Seite des Zeigefingers und der Hand über den Arm zur Außenseite der Schulter. Dann verläuft die Leitbahn am Hals entlang über die Wange zur Nase und

● Interessant ist, daß die Dickdarmleitbahn mit ihrem letzten Punkt (Di 20) über die Mittellinie des Körpers auf die andere Seite kreuzt. Der links liegende Akupunkturpunkt Di 20 gehört somit zur rechten Leitbahn – und umgekehrt.

endet auf der kontralateralen Seite neben der Nase mit dem Dickdarmpunkt Di 20 (s. Kap. 7.2.3, S. 86 f.).

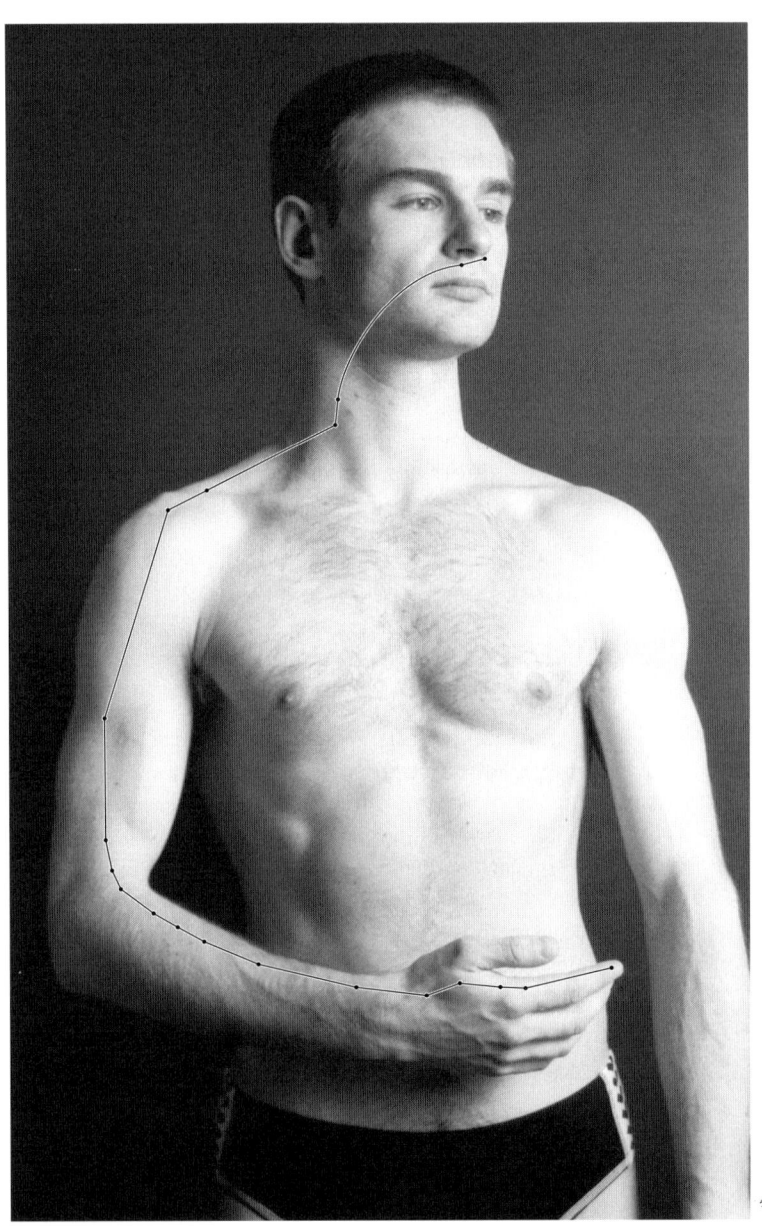

Abb. 7.5   Der Dickdarmmeridian im Verlauf

7.2.3 Dickdarmpunkte

Es folgen nun die vier wichtigsten Dickdarmpunkte: Di 4, Di 11, Di 15 und Di 20.

Di 4 (He Gu)

Lage: Di 4 befindet sich auf der Rückseite der Hand, zwischen dem 1. und 2. Mittelhandknochen (Abb. 7.6). Um Di 4 zu finden, läßt man den Patienten den Daumen abspreizen, zieht gedanklich die Winkelhalbierende zwischen den Ossa metacarpalia I und II und findet dann auf der Mitte dieser Winkelhalbierenden den Punkt Di 4. Bevor man die Nadel plaziert, sollte man den Punkt unbedingt mit leichtem Druck betasten, um die Schmerzempfindlichkeit des Patienten zu testen, da dieser Punkt bei stärkerer Stimulation zum sogenannten Nadelkollaps führen kann (s. Kap. 2.3, S. 16ff.). Das bedeutet, daß man bei hoher Schmerzempfindlichkeit beim Dickdarmpunkt Di 4 den Patienten auf jeden Fall im Liegen akupunktiert und die Nadel nicht stark stimuliert. Die Nadel sticht man auf der Mitte der genannten Winkelhalbierenden ein und schiebt sie dann bei entspannter Patientenhand in Richtung Handinnenfläche und in die Richtung des 2. Mittelhandknochens vor, bis das sogenannte DE-QI-Gefühl ausgelöst wird (s. Kap. 2.1, S. 6).

> ● Bei diesem Punkt sollten Sie die Druckempfindlichkeit vor dem Stechen testen – eine hohe Empfindlichkeit weist auf eine erhöhte Nadelkollaps-Gefahr hin. Deswegen müssen Sie Ihren Patienten unbedingt im Liegen akupunktieren und auch den Puls kontrollieren.

Anwendung:
● Lokale Wirkung: Di 4 kann bei unangenehmen Empfindungen im Bereich der Hand angewendet werden.
● Meridianwirkung: Di 4 ist einer der am häufigsten verwendeten Punkte in der Akupunktur. Dies liegt daran, daß Di 4 bei sehr vielen Beschwerden einsetzbar ist und viel QI im Körper bewegen kann.

> ● Di 4 ist ein Akupunkturpunkt, der allgemein gegen Schmerzen eingesetzt wird – Di 4 kann somit auch gegen Schmerzen an der Hand verwendet werden.

Di 4 ist ein sehr gut wirkender Punkt gegen Schmerzen; Di 4 ist bei unterschiedlichen Schmerzzuständen zu behandeln. Diese Schmerzzustände sind nicht auf die Dickdarmleitbahn beschränkt, sondern betreffen den ganzen Körper. So kann Di 4 z.B. bei Schmerzen im Bereich der Gebärmutter, Schmerzen im Bauchraum und bei Kopfschmerzen sowie Zahnschmerzen akupunktiert werden, aber Di 4 wird auch bei Gliederschmerzen, wie sie z.B. bei einer Erkältung auftreten, eingesetzt.

> ● Wenn Sie bei Schmerzen nicht genau wissen, welchen Punkt Sie einsetzen sollen oder schmerzlindernde Wirkungen bestimmter Punkte unterstützen wollen, können Sie Di 4 anwenden.

Di 4 ist ein sehr wichtiger Analgesiepunkt!

Di 4 ist ein YUAN-Punkt (Quellpunkt – s. Kap. 2.4, S. 20). Di 4 kann somit das QI in der Dickdarmleitbahn stärken und wieder in einen harmonischen Fluß bringen. Di 4 wird deswegen vor allem bei Erkrankungen im Kopfbereich eingesetzt, wie z.B. bei Schnupfen und Erkältungen, Nasennebenhöhlenentzündungen und auch allergischen Erkrankungen mit Beteiligung von Nase und Augen.

> ● Di 4 wirkt vor allem auf den Gesichtsbereich.

Di 4 wird sogar bei Lähmungen der Gesichtsmuskulatur (Fazialisparese) akupunktiert.

> ● Bei solchen Lähmungsformen kann die Akupunktur als Ergänzung zur Schulmedizin genutzt werden.

Di 4 ist ein YUAN-Punkt (Quellpunkt)!

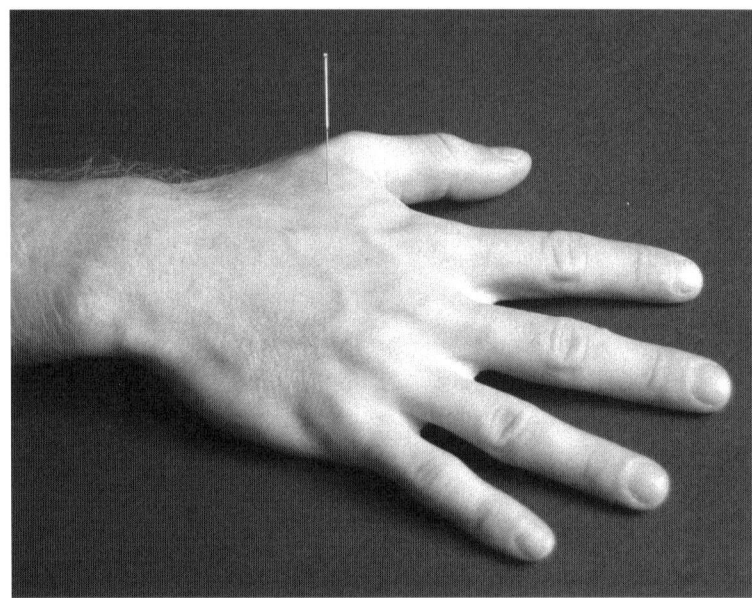

Abb. 7.6   Akupunkturpunkt Di 4

● Di 4 wirkt sehr gut im Meridianverlauf (Fernpunktwirkung), kann aber selbstverständlich auch bei chronischen Störungen im Handbereich akupunktiert werden (Nahpunktwirkung).

Di 4 wird auch bei Erkrankungen im Meridianverlauf behandelt, hierzu gehören Schwächegefühl und sogar Lähmungen des Arms, Schulterschmerzen, Nackensteife und Schmerzen im Bereich des Nackens sowie Gesichtschmerzen. Um sich den Einsatz von Di 4 bei Erkrankungen im Verlauf des Meridians gut zu merken, sollte man sich den Leitbahnverlauf genau betrachten (s. Abb. 7.5).

Di 4 wird bei Erkrankungen im Meridianverlauf eingesetzt!

● Di 4 kann Uteruskontraktionen auslösen; bei einer Entbindung kann Di 4 unterstützend eingesetzt werden – Di 4 behält unter der Geburt auch seine schmerzlindernde Wirkung bei, was für die Gebärende sehr hilfreich sein kann.

● In Kapitel 2.3 (S. 16 ff.) finden Sie noch andere wichtige Hinweise zu Vorsichtsmaßnahmen und Patientenaufklärung.

Di 4 hat nicht nur einen Einfluß auf Schmerzen im Bereich der Gebärmutter, sondern kann auch zur Einleitung bzw. zur Erleichterung der Geburt eingesetzt werden, da Di 4 eine absenkende Wirkung hat. Es ist deswegen darauf zu achten, daß Di 4 nicht während der Schwangerschaft akupunktiert wird.

Bei einer Schwangerschaft sollte man weder Di 4 noch Punkte, die sich unterhalb des Bauchnabels befinden, akupunktieren. Bevor man eine Behandlung beginnt, ist es immer wichtig, die Patientin nach einer möglichen Schwangerschaft zu fragen (s. Kap. 2.3, S. 16 ff.).

Di 4 ist in der Schwangerschaft kontraindiziert!

Di 11 (Qu Chi)

● Die Lage von Di 11 kann trotz des gleichen Einstichorts sehr variieren: Bei manchen Menschen müssen Sie die Nadel schräg in Richtung lateral vorschieben, bei anderen nach medial und bei wieder anderen direkt senkrecht in Richtung Ellbogenspitze. Bei Di 11 kann es Ihnen also passieren, daß Sie häufige Positionskorrekturen durchführen müssen (s. Kap. 2.2.3, S. 12).

Lage: Di 11 befindet sich in einer Vertiefung seitlich am Ellbogen (Abb. 7.7). Di 11 liegt am lateralen Ende der Beugefalte des Ellbogens. Um diese Falte aufzufinden, läßt man den Unterarm rechtwinklig beugen. Wenn man nun das seitliche Ende dieser Beugefalte betastet, findet man eine Kuhle, in der Di 11 liegt. Am besten markiert man sich den Punkt mit dem Finger und läßt dann den Patienten den Arm wieder ausstrecken, um dann die Nadel einzustechen. Wenn der Patient den Arm beim Stechen der Nadel gebeugt halten würde, wäre er in seiner Bewegung sehr eingeschränkt.

Anwendung:

• Lokale Wirkung: Di 11 wird bei lang andauernden Erkrankungen des Ellbogengelenks, wie z.B. bei chronischen Schmerzen oder Gelenkerkrankungen akupunktiert.

• Meridianwirkung: Di 11 ist ebenso wie Di 4 ein sehr wichtiger Schmerzpunkt und eignet sich deswegen zur Behandlung von Regelschmerzen, Schmerzen im Bauchraum und Schmerzen, die den ganzen Körper betreffen.

Di 11 ist ein wichtiger Punkt gegen Schmerzen!

Di 11 ist ein immunstimulierender Punkt, d.h. er stärkt das Immunsystem. So wird Di 11 bei Erkältungskrankheiten und allergischen Krankheiten behandelt. Di 11 wird auch bei Patienten eingesetzt, die überarbeitet sind, sich gestreßt fühlen und sich in einem Zustand der Erschöpfung befinden.

Di 11 ist ein immunstimulierender Punkt!

Di 11 wird wegen seiner immunmodulierenden Wirkung häufig auch bei Hauterkrankungen eingesetzt. Di 11 findet seine Anwendung vor allem zur Behandlung von Akne, Nesselsucht (Urtikaria), Juckreiz (Pruritus) und bei Entzündungszeichen an der Haut (Rötung, Schwellung, Wärme und Schmerz). Diese Hauterkrankungen können den gesamten Körper betreffen und müssen nicht auf das Gebiet der Dickdarmleitbahn beschränkt sein.

Di 11 hat auch einen besonderen Einfluß auf den Blutdruck. Di 11 kann einen zu hohen oder zu niedrigen Blutdruck ausgleichen.

Di 11 wird bei Schmerzen im Meridianverlauf wie Arm- und Schulterschmerzen sowie Nackensteifigkeit eingesetzt.

Di 11 wird bei Schmerzen im Meridianverlauf eingesetzt!

• Rekapitulieren Sie an dieser Stelle, welche Leitbahnen noch am Ellbogengelenk verlaufen!

• Di 11 wirkt zwar schmerzlindernd, aber nicht so stark wie Di 4. Gerade bei Patienten, bei denen Ihnen Di 4 nicht geeignet erscheint (v.a. bei Schwangeren), bietet Di 11 aber eine gute Alternative.

• Es ist nachgewiesen worden, daß es durch die „Nadelung"von Di 11 zur Ausschüttung von Substanzen kommt, die das Immunsystem positiv beeinflussen (bestimmte Interleukine und Interferone).

• Di 11 hilft bei Hauterkrankungen.

• Di 11 ist sowohl bei Hypertonie als auch bei Hypotonie indiziert.

• Sehen Sie sich nochmals den Leitbahnverlauf des Dickdarms an (s. Abb. 7.5, S. 82).

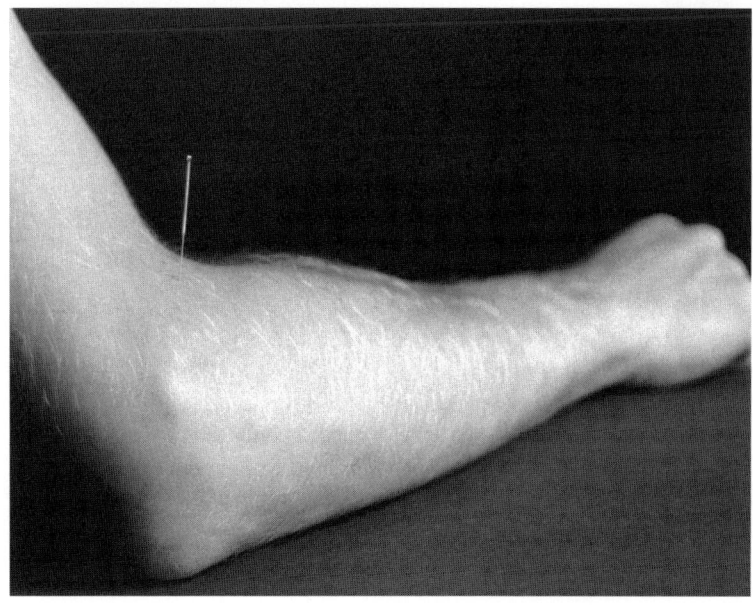

Abb. 7.7 Akupunkturpunkt Di 11

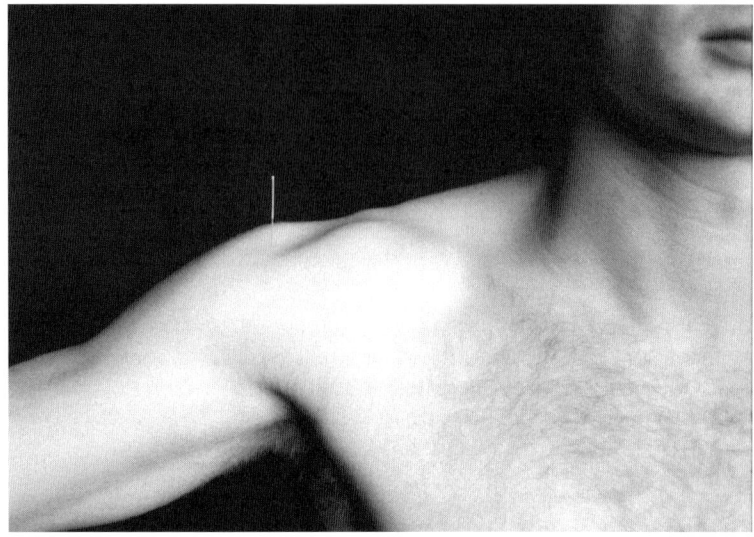

Abb. 7.8   Akupunkturpunkt Di 15

- **Anatomie:** Der Begriff Akromion kommt aus dem Griechischen und bedeutet „Äußerstes der Schulter". Er bezeichnet die höchstgelegene Stelle der Schulter am Schultergelenk.

- Zunächst sollte man den Punkt Di 15 betasten und die Haut leicht eindrücken, um den Patienten nach Druckempfindlichkeit fragen zu können – so kann man die Lage von Di 15 im Vorfeld schon sehr gut erfassen.

- Achten Sie darauf, daß Sie die Nadel nicht in ein entzündetes Schultergelenk stechen bzw. Di 15 nicht anwenden, wenn das Areal, in dem Di 15 liegt, entzündet ist.

- Di 15 wird sowohl entgegen dem Leitbahnverlauf bei Armbeschwerden als auch im Leitbahnverlauf für Störungen im Nacken eingesetzt.

- **Anatomie:** Die Nasolabialfalten ziehen seitlich der Nasenflügel in Richtung Mundwinkel. Die Nasolabialfalte sieht man sehr deutlich, wenn man den Patienten die Mundwinkel weit nach unten ziehen läßt.
Di 20 bildet den Endpunkt des Dickdarmmeridians (s. Abb. 7.5). Der Dickdarmmeridian zieht unterhalb der Nase auf die gegenüberliegende Seite.

Di 15 (Jian Yu)

Lage: Di 15 liegt oben auf der Schulter in einer Kuhle (Abb. 7.8). Di 15 findet man, indem man den Patienten den Arm seitlich bis zur Waagrechten anheben läßt – man sieht dann sowohl vor als auch hinter dem Akromion je eine Kuhle; Di 15 befindet sich im lateralen Anteil der vorderen Kuhle.

Zur Nadelungstechnik bei Di 15: Es ist sinnvoll, wenn man die Nadel bei waagrecht gehaltenem Arm senkrecht einsticht und das DE-QI-Gefühl auslöst, danach kann der Patient den Arm vorsichtig wieder absenken. Man darf die Nadel nicht zu tief stechen, da man mit der Nadel sonst tieferliegende Strukturen – vor allem das Schultergelenk – treffen könnte (s. Kap. 2.3, S. 16 ff.).

Anwendung:
- Lokale Wirkung: Di 15 ist ein wichtiger Punkt für die Behandlung eines chronischen Schulter-Arm-Syndroms sowie von chronischen Schultergelenkbeschwerden.
- Meridianwirkung: Di 15 hat auch einen starken Einfluß auf die obere Extremität; Di 15 kann zur Behandlung von Muskelschwäche und Lähmungen des Arms akupunktiert werden; auch zur Therapie von schmerzhaften Nervenreizungen im Bereich des Arms wird Di 15 angewendet.
Zudem wird Di 15 als Fernpunkt bei Nackensteifigkeit eingesetzt.

Di 20 (Ying Xiang)

Lage: Di 20 liegt seitlich des unteren Randes des Nasenflügels in einer Vertiefung (Abb. 7.9). Di 20 befindet sich in der Mitte zwischen dem Unterrand des Nasenflügels und der Nasolabialfalte in einer deutlich tastbaren Mulde.

Di 20 ist bei manchen Patienten sehr schmerzempfindlich und erhöht beim Akupunktieren die Freisetzung von Tränenflüssigkeit und Nasensekret deutlich, teilweise wird dabei auch der Niesreflex ausgelöst.

Anwendung:

- Lokale Wirkung und Meridianwirkung: Di 20 wird bei Erkrankungen im Bereich der Nase eingesetzt. Di 20 kann sowohl bei einer akut als auch chronisch verstopften Nase sowie bei länger anhaltendem Geruchsverlust akupunktiert werden.

Di 20 wird auch bei Nasennebenhöhlenentzündungen und Schleimhautpolypen in der Nase und den Nasennebenhöhlen (Geschwulste an der Nasenschleimhaut) angewendet.

Di 20 ist wichtig für Beschwerden im Bereich der Nase!

- Eine akut verstopfte Nase läßt sich auch durch eine kräftige Massage mit den Fingerspitzen am Punkt Di 20 vorübergehend aufheben.

Di 20 wird zur Behandlung von Zahnschmerzen eingesetzt, die vor allem die Zähne im vorderen Anteil des Oberkiefers betreffen; Di 20 wird außerdem bei Schmerzsyndromen im Ausbreitungsgebiet des N. trigeminus (Trigeminusneuralgie) angewendet. Di 20 ist bei einer Trigeminusneuralgie nur dann zu stechen, wenn der Patient die Nadel toleriert und nicht zu starke Schmerzen empfindet – versuchsweise kann sonst auch der gegenüberliegende Akupunkturpunkt Di 20 behandelt werden.

- Zur Trigeminusneuralgie siehe auch Dü 19 (s. Kap. 4.2.3, S. 46).

Di 20 kann ebenso wie Di 4 zur Therapie einer Lähmung der Gesichtsmuskulatur (Fazialisparese) akupunktiert werden.

Di 20 wird bei Schmerzzuständen im Gesicht eingesetzt!

- Di 20 kann nicht nur bei lokalen Schmerzen, sondern auch unterstützend zur Therapie einer Fazialisparese eingesetzt werden.

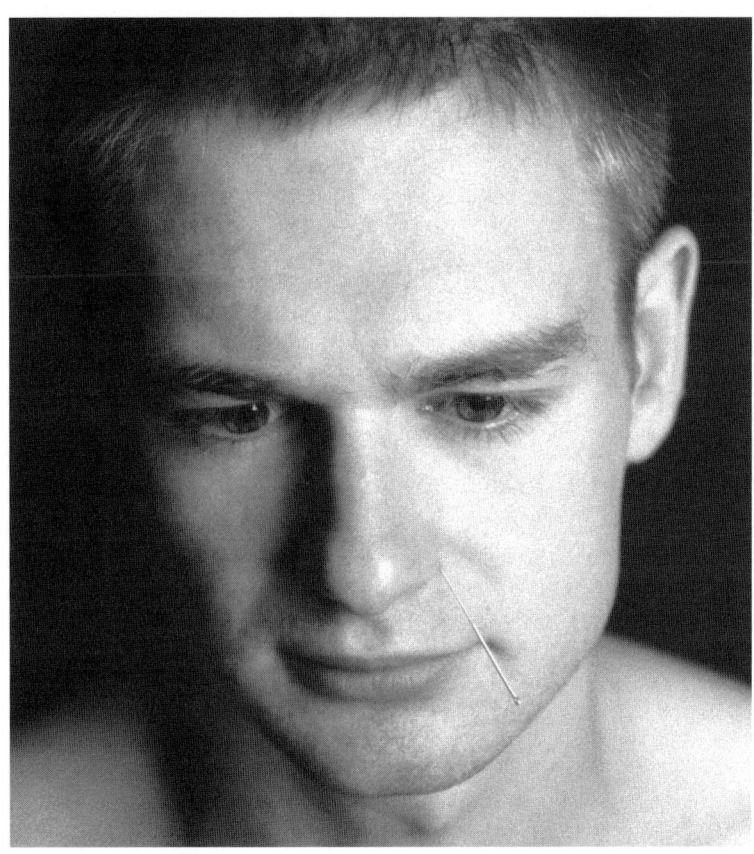

Abb. 7.9 Akupunkturpunkt Di 20

7.3 Fragen zum Kapitel Lunge – Dickdarm

1. Wo befindet sich der Akupunkturpunkt Lu 5?
2. Wieviele Punkte befinden sich auf dem Dickdarmmeridian?
3. Welche Organe sind dem Funktionssystem Lunge – Dickdarm zugeordnet?
4. Nennen Sie zwei Aufgaben des YIN-Organs Lunge.
5. Welche Meridiane ziehen über den Ellbogenbereich?
6. Welche Punkte kennen Sie, die zur Behandlung einer Trigeminusneuralgie angewendet werden können?
7. Wo liegt der Akupunkturpunkt Ma 36?
8. Welche Punkte können zur Therapie von Verdauungsstörungen (Diarrhö, Obstipation) eingesetzt werden?
9. Welche Organe kennen Sie, die durch das Temperaturverhalten von Nahrungsmitteln in ihrer Funktionsfähigkeit beeinflußt werden können?
10. Ein Patient klagt über Schmerzen im linken Schultergelenk – immer dann, wenn er seinen Arm über die Horizontale und nach vorne anheben möchte. Er sagt Ihnen, daß diese Beschwerden schon seit fast einem Jahr bestehen. Salben würden immer nur kurzfristig wirken. Das Schultergelenk ist weder gerötet noch geschwollen.
Der Patient bittet Sie um Hilfe. Welche Akupunkturpunkte können Sie zur Behandlung einsetzen?

Antworten zu diesen Fragen finden Sie auf Seite 134.

8 Funktionssystem Niere – Blase

Organsystem: YIN-Organ ➢ Niere
  YANG-Organ ➢ Blase

8.1 Niere
8.1.1 Die Funktionen der Niere

Die Niere kontrolliert die grundlegenden Prozesse des Lebens. Hierzu gehören die Geburt, das Wachstum und die Entwicklung sowie die Fortpflanzung. Die Niere ist also auf der einen Seite sehr eng mit dem Urogenitaltrakt und dessen Funktionen verbunden und auf der anderen Seite sorgt die Niere für das Gedeihen und das Reifen eines Lebewesens.

● Als grundlegende Prozesse des Lebens werden die Abläufe bezeichnet, ohne die ein Leben nicht möglich wäre.

Die Niere kontrolliert die Basisprozesse des Lebens!

In der Niere befindet sich die Substanz JING (Essenz – s. Kap. 1.3, S. 5). Die Essenz ist eine Art konzentriertes QI (Energie) – die Essenz besteht nur aus dem reinsten und wesentlichsten Anteil des QI.

● Das JING ist als Basissubstanz des Lebens aufzufassen.

Die Essenz ist eine Substanz, die von den Eltern auf das Kind übertragen wird und sich in der Niere ansiedelt. Die Eltern geben sozusagen einen Teil des eigenen JING an das Kind ab; dabei ist es wichtig zu wissen, daß die Mutter während der Schwangerschaft eine große Menge an Essenz an das Kind weitergibt. Diese Essenz ist mit einer wiederaufladbaren Batterie vergleichbar: Zum Zeitpunkt der Geburt eines Menschen ist die Batterie voll, während des Lebens nimmt die Energie aus dem Speicher stetig ab. Man kann diese Batterie jedoch mit QI aus der Nahrung und der Luft teilweise wieder auffüllen. Irgendwann wird die Batterie leer bzw. die Essenz aufgebraucht sein, und der Mensch stirbt. Jeder Mensch bekommt von seinen Eltern eine unterschiedliche Menge an Essenz übertragen und jeder Mensch geht mit seiner Essenz unterschiedlich um. So wird jemand, der sehr hektisch und exzessiv lebt, seine Essenz schneller verbrauchen und schlechter auffüllen können als jemand, der gesund lebt und Entspannung sucht.

● Eine Mutter verliert durch die Schwangerschaft eine große Menge von JING an ihr Kind. Eine Mutter, die selbst schon wenig JING besitzt, kann auch wenig JING während der Schwangerschaft an das Ungeborene weitergeben. Es ist also wichtig, daß die Mutter ihr JING stärkt, um sowohl sich als auch ihr Kind zu stärken – dies kann z.B. durch Entspannung und eine gesunde Lebensweise erfolgen.

Wenn die Essenz in der Niere abnimmt, nimmt auch die Lebenskraft ab. Dies kann sich zum einen in Unfruchtbarkeit oder Impotenz äußern, zum anderen kann es zu Konzentrations- und Gedächtnisstörungen kommen.

● Die Abnahme der Gedächtnisleistung ist eng mit dem SHEN verbunden (s. Kap. 4.1.1, S. 39 f.) – der Geist (SHEN) wird bei einer Abnahme des JING in seiner Funktion geschwächt.

In der Niere befindet sich das JING (Essenz)!

Der Niere werden die Knochen und die Zähne sowie die Haare zugeordnet. Wenn die Niere gut funktioniert und das JING ausreichend vorhanden ist, sind die Knochen und Zähne stabil, und die Haare sind voll und wachsen gut. Bei einer eingeschränkten Funktion der Niere und geschwächtem JING sind die Knochen und die Zähne porös und instabil, die Haare werden dünn und grau und fallen aus.

● Hier sehen Sie – wie bei den anderen Organen auch – eine Zuordnung bestimmter Strukturen zu einem bestimmten Organ. Bitte gehen Sie aber nicht durch eine „geschwächte Struktur" (z.B. Zahnfäule oder graue Haare) direkt von einer eindeutigen Schwäche des zugeordneten Organs aus (z.B. Nierenschwäche), sondern nutzen Sie diese Zuordnungen nur als Hinweise und Entscheidungshilfen für Störungen in bestimmten Organen.

Der Niere sind die Knochen, Zähne und Haare zugeordnet!

● Die Niere trennt die Flüssigkeiten in einen reinen und einen unreinen Teil. Der unreine Anteil wird an die Blase weitergeleitet, dort gesammelt und dann ausgeschieden (s. Kap. 8.2.1, S. 95).

Die Niere gehört zu der Wandlungsphase Wasser (s. Kap. 1.2, S. 3 f.). Zu der Wandlungsphase Wasser gehören auch die Flüssigkeiten des Körpers.

Die Niere ist für die Ausscheidung der Körperflüssigkeiten zuständig. Die Niere arbeitet hierbei eng mit der Milz und der Lunge zusammen (s. Kap. 6.1, S. 56 f. und Kap. 7.1, S. 75 f.): Die Niere unterstützt die Milz in ihrer Funktion, aufgenommene Flüssigkeit umzuwandeln und weiterzutransportieren; die Niere nimmt die Körperflüssigkeiten, die von der Lunge abgesenkt werden, auf und trägt so mit dazu bei, den einen Teil dieser Flüssigkeiten im Körper zu verteilen und den anderen auszuscheiden.

● Ein konzentrierter und dunkler Urin gilt als ein Zeichen für Hitze im Körper, da Hitze den Urin „eindampft". Große und reichliche Mengen an Urin sind dagegen als ein Zeichen für Kälte zu werten (Kälte und Hitze – s. Kap. 2.2.2, S. 10).

Bei einer Störung in der Niere kann die Ausscheidungsfunktion beeinträchtigt sein, und es kann zu einer Über- oder Unterproduktion von Urin kommen. Bei einer Unterproduktion ist der Urin stark konzentriert und sehr dunkel.

Die Niere reguliert die Ausscheidung der Körperflüssigkeiten!

● Merken Sie sich die psycho-somatischen Zusammenhänge z.B. so: Wenn man „sich aus Angst in die Hosen macht", dann kommt zuviel Wasser von der Niere.

Der Niere wird im psychisch-emotionalen Bereich die Emotion Angst zugeordnet. Bei Menschen, die sehr ängstlich sind, kann die Funktion der Niere durch die Angst gestört werden, und es kommt vor allem bei Kindern zu einer unzureichenden Kontrolle über die Ausscheidung des Urins (z.B. nächtliches Bettnässen).

Angst ist der Niere als Emotion zugeordnet!

● Bei der Zuordnung des Ohrs zur Niere wird nicht nur das Ohr mit seiner Funktion als Sinnesorgan (Mittel- und Innenohr) berücksichtigt, sondern auch die knorpeligen Anteile des Ohrs und der äußere Gehörgang.

Das Sinnesorgan, das der Niere zugeordnet wird, ist das Ohr. Wenn die Niere stark ist und ungestört arbeiten kann, ist das Hörvermögen gut, und das Ohr ist beschwerdefrei.

Bei einem Patienten mit geschwächter Nierenfunktion kann es dauerhaft zu Schwerhörigkeit (Hypakusis) und bestimmten Beschwerden wie z.B. klingenden Ohrgeräuschen (Tinnitus) oder Schwindelgefühl kommen.

Das Ohr ist das Sinnesorgan der Niere!

Akupunkturpunkte auf dem Nierenmeridian werden vor allem bei Erkrankungen des Urogenitaltrakts, bei Rückenschmerzen und bei allgemeiner Schwäche sowie Kälteempfindlichkeit eingesetzt.

8.1.2 Der Meridianverlauf der Niere
Verlauf der Leitbahn: innen und vorne (YIN)
Anzahl der Akupunkturpunkte: 27

● Bei den Punkten auf dem Nierenmeridian gibt es eine interessante Auffälligkeit: Kein Nierenpunkt befindet sich an einem Nagelfalzwinkel. Bei den anderen Leitbahnen, die den inneren Organen zugeordnet werden, liegt ein Anfangs- bzw. ein Endpunkt dagegen immer an einem Nagelfalzwinkel.

Der erste Punkt des Nierenmeridians befindet sich an der Fußsohle. Ni 1 liegt in einer Mulde zwischen dem 2. und 3. Mittelfußknochen. Der Nierenmeridian verläuft dann auf die Medialseite des Fußes zum Innenknöchel, zieht dort eine Schleife und steigt dann an der Innenseite des Beins zur Leistenregion und dann weiter über den Bauch und die Brustwand zum Punkt Ni 27 auf. Dieser letzte Punkt auf der Nierenleitbahn liegt zwischen dem Schlüsselbein und der 1. Rippe, 2 CUN lateral der Mittellinie (Abb. 8.1).

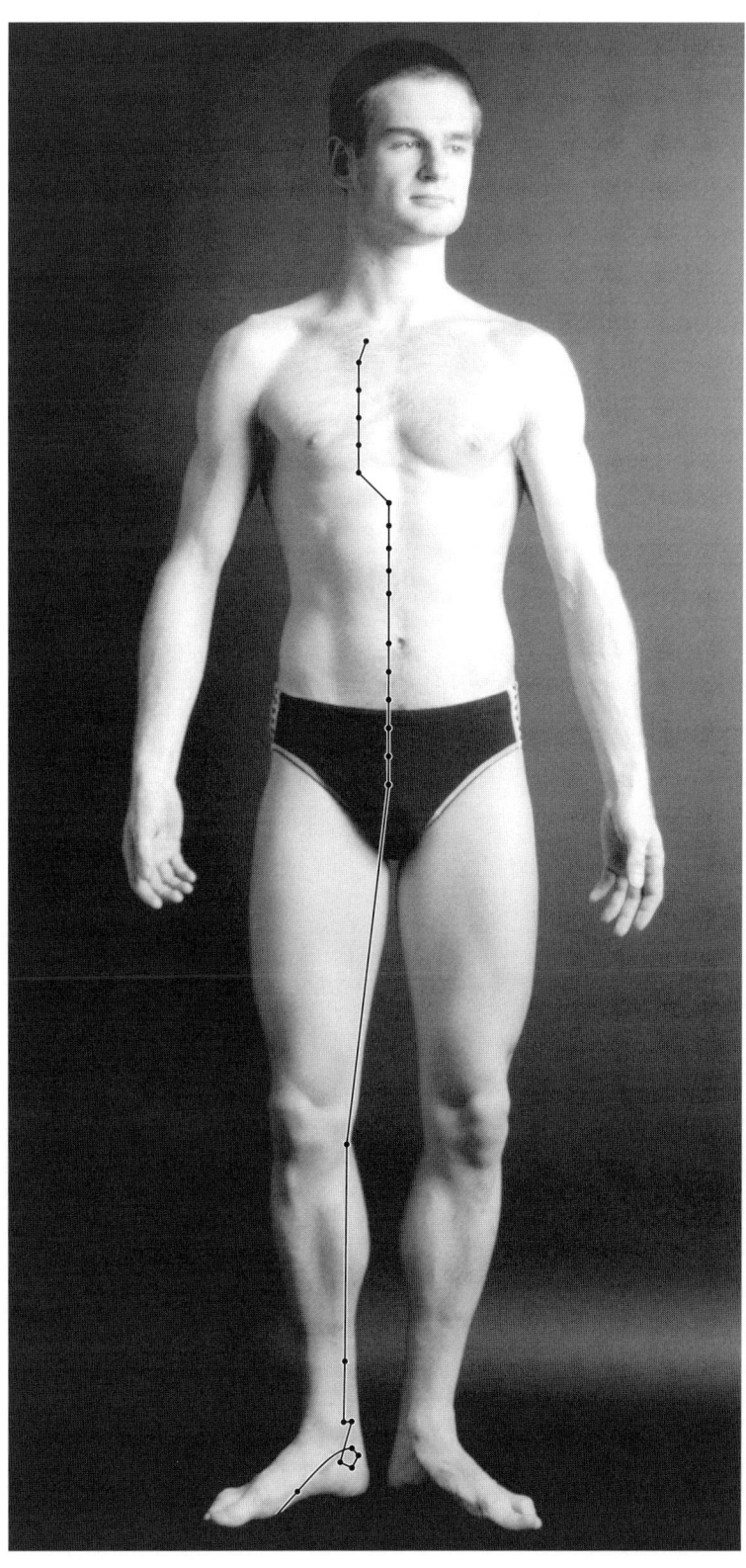

Abb. 8.1 Der Nierenmeridian im Verlauf

8.1.3 Nierenpunkte

Auf dem Nierenmeridian befinden sich die drei folgenden wichtigen Akupunkturpunkte:
Ni 3, Ni 6 und Ni 7.

Ni 3 (Tai Xi)

- Um die erhabenste Stelle des Innenknöchels zu finden, müssen Sie den Innenknöchel nicht nur genau betrachten, sondern auch anfassen und abtasten.

Lage: Ni 3 befindet sich auf der Mitte der Verbindungslinie zwischen dem Innenknöchel und der Achillessehne, der Sehne des Wadenmuskels (Abb. 8.2). Um die richtige Höhe für die Verbindungslinie zu finden, sucht man die erhabenste Stelle des Innenknöchels auf und tastet dann in Richtung Achillessehne eine Vertiefung, in der Ni 3 liegt.

- Ni 3 kann auch bei Schmerzen im Bereich des Innenknöchels eingesetzt werden.

Anwendung:
- Lokale Wirkung: Ni 3 wird bei chronischen Beschwerden der Achillessehne und des Sprunggelenks akupunktiert.

- Ni 3 kann als YUAN-Punkt das QI der Niere stärken – somit ist Ni 3 bei den unterschiedlichsten Erkrankungen mit Nierenschwäche einzusetzen: z.B. Konzentrations- und Gedächtnisstörungen, Haarausfall, ängstlichem Verhalten oder Ohrbeschwerden.

- Meridianwirkung: Ni 3 ist ein YUAN-Punkt (Quellpunkt – s. Kap., 2.4 S. 20); Ni 3 stärkt das Nieren-QI und bringt es in einen harmonischen Fluß. Ni 3 wird bei allgemeiner Schwäche eingesetzt.

Ni 3 stärkt zusätzlich die Essenz (JING) und ist deswegen auch bei Abgeschlagenheit und Erschöpfungszuständen anzuwenden.

Ni 3 sollte besonders bei Schwächezuständen, die zusätzlich mit Appetitlosigkeit und Schlafstörungen einhergehen, behandelt werden.

Ni 3 wird bei Schwächezuständen eingesetzt!

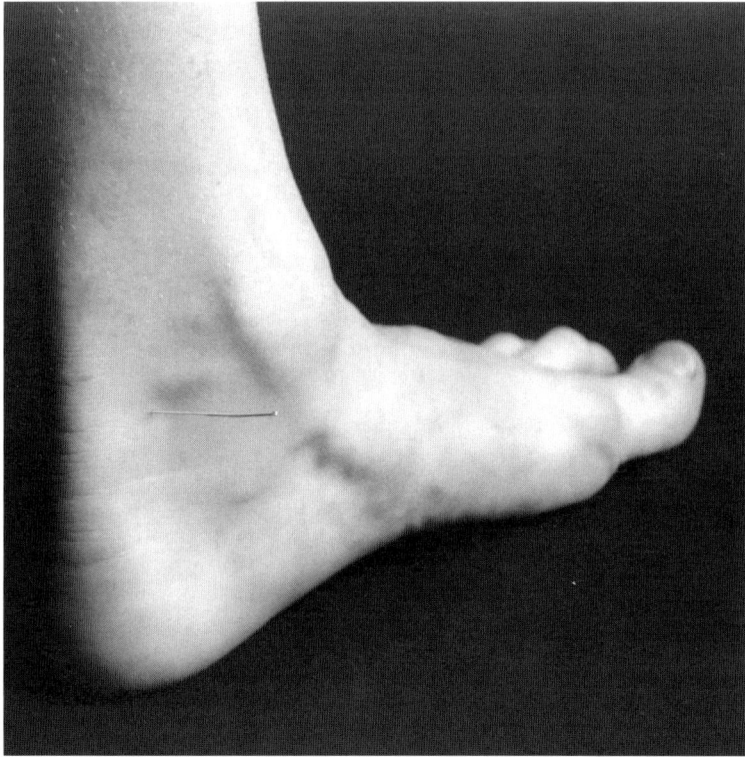

Abb. 8.2   Akupunkturpunkt Ni 3

Ni 3 ist bei Erkrankungen des Urogenitaltrakts einzusetzen. Zu diesen Erkrankungen gehören auf der einen Seite Störungen beim Wasserlassen (z.B. Harnträufeln und Bettnässen – letzteres vor allem beim Kind) und auf der anderen Seite gynäkologische Erkrankungen (z.B. Regelblutungsstörungen und Unterleibsschmerzen) sowie Störungen, die die Sexualfunktion betreffen, wie z.B. Unfruchtbarkeit und Impotenz. Diese sexuellen Störungen können sowohl beim Mann als auch bei der Frau mit Ni 3 behandelt werden.

● Nach der Auffassung der TCM sind Harntrakt und Geschlechtstrakt eng miteinander verbunden – ebenso bei der embryologischen Entwicklung.

Urogenitalerkrankungen werden über Ni 3 behandelt!

Ni 3 hat einen großen Einfluß auf die Wirbelsäule im Lendenbereich. Ni 3 kann deswegen bei akuten und chronischen lumbalen Rückenbeschwerden eingesetzt werden.

● Ni 3 wird bei Rückenschmerzen, vor allem im Bereich der Lendenwirbelsäule (LWS), akupunktiert.

Ni 6 (Zhao Hai)

Lage: Ni 6 befindet sich 1 CUN unterhalb der höchsten Stelle des Innenknöchels (Abb. 8.3). Ebenso wie bei Ni 3 suchen Sie die höchste Stelle des Innenknöchels auf und finden dann, wenn Sie mit dem Finger 1 CUN in Richtung Fußsohle rutschen, eine meist druckempfindliche Vertiefung, in der Ni 6 liegt.

● Ni 6 kann man sehr gut lokalisieren, wenn man mit der Fingerspitze Druck auf das Gebiet unterhalb des Knöchels ausübt und den Patienten nach der druckempfindlichsten Stelle fragt.

Anwendung:
● Lokale Wirkung: Ni 6 ist wie Ni 3 bei chronischen Sprunggelenkserkrankungen zu akupunktieren.

● Ni 6 kann ebenso wie Ni 3 bei Schmerzen im Innenknöchelbereich angewendet werden. Darüber hinaus kann Ni 6 bei einem instabilen Bandapparat akupunktiert werden.

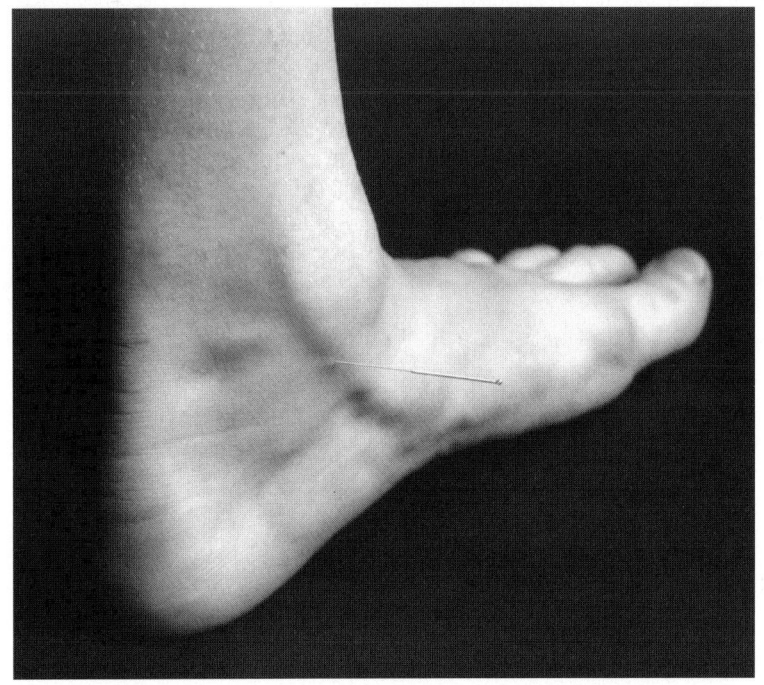

Abb. 8.3 Akupunkturpunkt Ni 6

- Wenig und konzentrierter Urin weist auf Hitze im Körper hin. Wenn auch noch andere Hitzezeichen vorliegen, ist eine Hitzesymptomatik sehr wahrscheinlich (s. Kap. 2.2.2, S. 10).

- Ni 6 wird bei verschiedenen Menstruationsstörungen – sowohl bei einem „Zuviel" (starke Blutungen) als auch bei einem „Zuwenig" (zu schwache Blutungen) – akupunktiert.

- Zum Thema Schlafstörungen siehe auch Kapitel 4.1.1 (S. 39 f.).

- Achten Sie darauf, daß Sie die Akupunkturnadel nicht in die Achillessehne stechen, sondern ventral davon.

- Alle chronischen Beschwerden, die im Bereich von Ni 7 liegen, können mit dem Einsatz von Ni 7 angegangen werden.

- Eine Nierenschwäche zeigt sich neben der allgemeinen Schwäche durch Symptome wie z.B. häufiges Frieren, kalte Hände und Füße, Kreuzschmerzen oder Potenzprobleme.

- Ni 7 kann gegebenenfalls neben einer schulmedizinischen Behandlung als ergänzende Therapie bei einer Nephritis (Nierenentzündung) oder Zystitis (Blasenentzündung) angewendet werden.

- Nachtschweiß kann bei den unterschiedlichsten Krankheitsbildern auftreten, wird aber dennoch dem Organ Niere zugerechnet.

• Meridianwirkung: Ni 6 wird ebenso wie Ni 3 bei Urogenitalerkrankungen eingesetzt. Ni 6 wird zur Behandlung von Störungen der Ausscheidungsfunktion der Niere angewendet. Ni 6 wird in diesem Zusammenhang vor allem bei einer Urinunterproduktion mit konzentriertem und spärlichem Harn akupunktiert.

Ni 6 wird bei gynäkologischen Krankheiten, vor allem zur Behandlung von Störungen der Regelblutung, eingesetzt, da Ni 6 die Gebärmutter in ihrer Funktion harmonisiert und Störungen ausgleicht.

Ni 6 wird bei Urogenitalerkrankungen eingesetzt!

Eine andere Anwendungsmöglichkeit von Ni 6 sind Schlafstörungen (Ein- und Durchschlafschwierigkeiten) und damit verbundene Müdigkeit am Tag.

Ni 7 (Fu Liu)

Lage: Ni 7 liegt an der Innenseite des Unterschenkels, am Vorderrand der Achillessehne (Abb. 8.4), 2 CUN oberhalb von Ni 3 (s.o.). Zum Auffinden sucht man zunächst Ni 3 auf der Mitte der Verbindungslinie zwischen dem Innenknöchel und der Achillessehne und findet dann 2 CUN proximal von Ni 3 den Punkt Ni 7.

Anwendung:
• Lokale Wirkung: Ni 7 kann zur Behandlung einer länger anhaltenden Muskelschwäche am Unterschenkel akupunktiert werden.
• Meridianwirkung: Ni 7 wird bei einer Schwäche der Niere behandelt. Ni 7 stärkt die Niere und kann deswegen bei Menschen eingesetzt werden, die sich insgesamt geschwächt und träge fühlen.

Ni 7 wird zur Stärkung der Niere eingesetzt!

Ni 7 wird auch bei Erkrankungen, die direkt das Organ Niere betreffen, akupunktiert. So wird Ni 7 bei Entzündungen der Niere, der Blase und bei Harnwegsinfektionen angewendet. Allerdings ist darauf hinzuweisen, daß die Therapie solcher Erkrankungen nie ausschließlich mit Akupunktur durchgeführt werden sollte. Akupunktur sollte vielmehr mit einer schulmedizinischen Behandlung (ggf. einschl. Antibiotikagabe) kombiniert werden (s. Kap. 2.3, S. 16 ff.).

Ni 7 ist eine sinnvolle Unterstützung bei Nieren- und Blasenerkrankungen!

Ni 7 findet seine Anwendung auch bei dem Auftreten von Nachtschweiß.

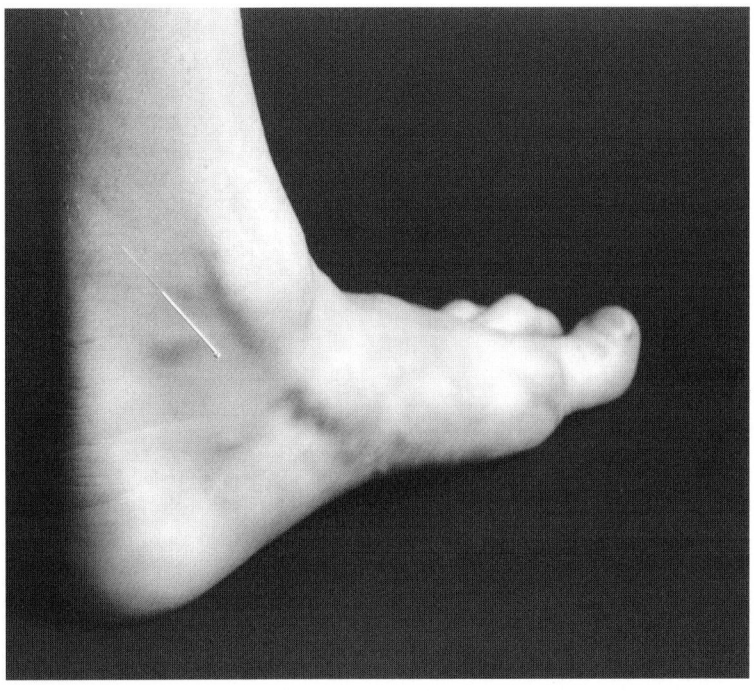

Abb. 8.4 Akupunkturpunkt Ni 7

8.2 Blase
8.2.1 Die Funktionen der Blase

Die wichtigste Funktion der Blase ist das Sammeln und Ausscheiden von Urin. Der Urin besteht aus den Resten der flüssigen und teilweise sogar auch der festen Nahrung. Hier sind gewisse Ähnlichkeiten mit der Funktion des Dickdarms zu sehen, der ja auch die unreinen Reste der Nahrung sammelt und dann ausscheidet. – Allerdings hat der Dickdarm noch eine weitere Funktion: Er dickt den Speisebrei, der vom Dünndarm kommt, ein (s. Kap. 7.2.1, S. 81).

Die Blase ist eng mit der Niere verbunden und unterstützt sie bei ihrer Arbeit, vor allem bei der Ausscheidung der Flüssigkeiten (s. Kap. 8.1.1, S. 90). Erkrankungen, die diese Ausscheidungsfunktion betreffen (z.B. Brennen oder andere Schwierigkeiten beim Wasserlassen), können mit der Akupunktur von Blasenpunkten behandelt werden.

Die Blase unterstützt die Niere!

Blasenpunkte werden bei Erkrankungen im Meridianverlauf behandelt. Wenn Sie sich den Meridian ansehen, können Sie sich mögliche Anwendungsgebiete für die Blasenpunkte selbst herleiten. So werden beispielsweise Akupunkturpunkte auf dem Blasenmeridian bei Stirnhöhlenentzündungen, Kopfschmerzen, Wirbelsäulenschmerzen eingesetzt.

Die Blase wird bei Erkrankungen im Leitbahnverlauf eingesetzt!

● Die Blase nimmt den unreinen Teil der Nahrungsreste, der von der Niere abgetrennt wurde, auf und sammelt ihn, bis er ausgeschieden wird.

● Hier wird wieder deutlich, daß YIN- und YANG-Organe eines Funktionssystems eng mit ihren Funktionen aneinander gekoppelt sind und intensiv zusammenarbeiten.

● Ein Bereich, über den der Blasenmeridian zieht, ist der Rücken. Deswegen werden auch besonders häufig Blasenpunkte zur Behandlung von Rückenschmerzen eingesetzt.

● SHU-Punkte existieren nur auf dem Blasenmeridian – sie sind auf keinem anderen Meridian zu finden.
Jedem SHU-Punkt wird ein bestimmtes Organ zugeordnet.

Auf der Blasenleitbahn befindet sich eine besondere Art von Punkten: die sogenannten SHU-Punkte. Die SHU-Punkte werden auch Zustimmungs- oder Einflußpunkte genannt (s. Kap. 2.4, S. 20). Diese SHU-Punkte befinden sich am Rücken und haben einen direkten Einfluß auf die Organe, die ihnen zugeordnet sind (z.B. Lunge, Leber, Gallenblase). Die SHU-Punkte werden vor allem bei chronischen Erkrankungen der entsprechenden Organe behandelt. Beispiele für SHU-Punkte finden Sie im Kapitel 8.2.3 Blasenpunkte.

● *Auf dem Blasenmeridian befinden sich die SHU-Punkte!*

8.2.2 Der Meridianverlauf der Blase
Verlauf der Leitbahn: außen und hinten (YANG)
Anzahl der Akupunkturpunkte: 67

● Der Blasenmeridian weist eine Besonderheit auf: Der Blasenmeridian teilt sich am Rücken in zwei Äste auf. Das bedeutet, daß auf jeder Körperhälfte je zwei Blasenäste nebeneinander verlaufen – insgesamt also vier.

Der Punkt Bl 1 liegt etwas medial vom inneren Augenwinkel. Der Blasenmeridian zieht dann in der Nähe der Mittellinie über die Stirn und den Kopf zum Punkt Bl 10 (Bl 10 liegt im Nacken – s. Kap. 8.2.3, S. 98). Von diesem Punkt Bl 10 teilt sich der Blasenmeridian in zwei Äste auf; der innere Ast verläuft 1,5 CUN seitlich der Mittellinie, der äußere Ast liegt weitere 1,5 CUN neben dem inneren Ast – d.h. daß sich der äußere Ast 3 CUN von der Medianlinie befindet. Diese beiden Äste ziehen über den Rücken, das Gesäß und den Oberschenkel zur Kniekehle, hier liegt der Punkt Bl 40 (s. Kap. 8.2.3, S. 108). An diesem Punkt treffen die zwei Äste wieder zusammen und verlaufen dann über die Rückseite des Unterschenkels am äußeren Knöchel vorbei zur Fußaußenseite. Die Blasenleitbahn endet mit dem Punkt Bl 67 am lateralen Nagelfalzwinkel der kleinen Zehe (Abb. 8.5).

● Auf den inneren Ästen befinden sich die wichtigeren Akupunkturpunkte. Die Punkte auf den äußeren Ästen werden sehr selten eingesetzt.

Der innere Ast des Blasenmeridians ist wichtiger als der äußere Ast. Der innere Ast wird eher bei organischen Erkrankungen, der äußere Ast bei lokalen Beschwerden eingesetzt und auch bei manchen Erkrankungen, die eine psychische Komponente beinhalten.

8.2.3 Blasenpunkte

● Auf dem Blasenmeridian befindet sich die größte Anzahl von Punkten, die Ihnen zu einem Organ vorgestellt werden.

Die wichtigsten Blasenpunkte sind: Bl 2, Bl 10, Bl 13, Bl 17, Bl 18, Bl 20, Bl 23, Bl 40 und Bl 60.
Insgesamt handelt es sich um neun Akupunkturpunkte.

Bl 2 (Zan Zhu)

● Bl 2 kann man auch oberhalb von Bl 1 aufsuchen; Bl 1 liegt etwas medial vom inneren Augenwinkel entfernt. – Punkte, die wie Bl 1 sehr nahe am Auge liegen, sollten eher nicht akupunktiert werden (s. Kap. 2.3, S. 16ff.).

Lage: Bl 2 befindet sich am medialen Ende der Augenbraue, senkrecht oberhalb des inneren Augenwinkels (Abb. 8.6). Zum Aufsuchen von Bl 2 stellen Sie sich eine senkrechte Linie vor, die durch den inneren Augenwinkel zieht. Bl 2 liegt am Schnittpunkt dieser Linie und der Augenbraue.

● Die hier geschilderte Stichtechnik bietet sich überall dort an, wo nicht besonders viel Unterhautfettgewebe vorhanden ist – ähnlich wie bei Gb 14 (s. Kap. 3.2.3, S. 32).

Beim Akupunktieren von Bl 2 können Sie mit Daumen und Zeigefinger einen kleinen Hautwulst über Bl 2 bilden und stechen die Nadel dann von schräg oben in Richtung Augeninnenwinkel in einem Winkel von ungefähr 45° ein.

Anwendung:
● Lokale Wirkung: Bl 2 wird bei chronischen Entzündungen der Stirnhöhle oder auch bei häufigen Stirnkopfschmerzen akupunktiert. Bei der Therapie der Kopfschmerzen

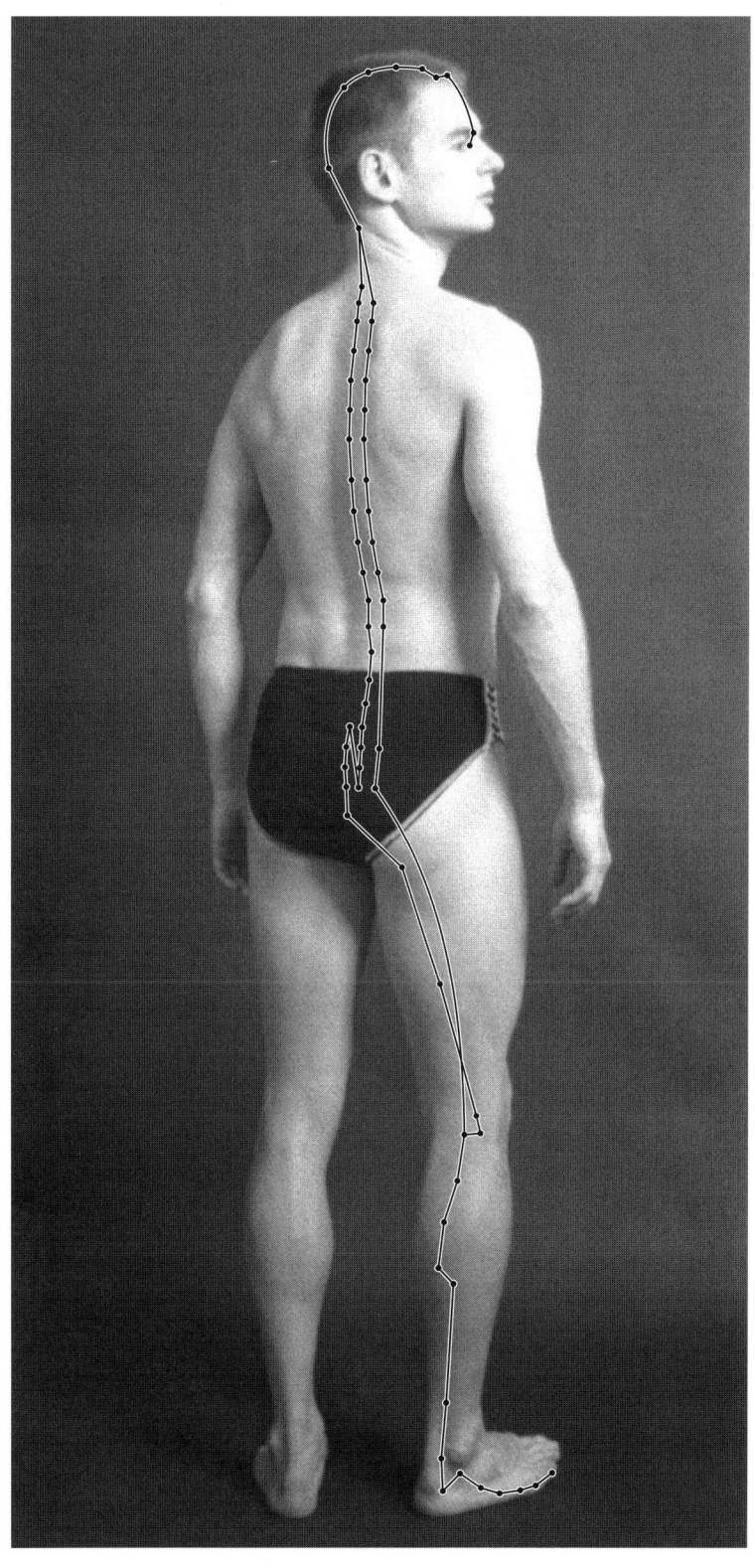

Abb. 8.5 Der Blasenmeridian im Verlauf

● Bl 2 kann nicht nur bei Stirnkopfschmerzen, sondern auch bei chronischen Stirnhöhlenvereiterungen akupunktiert werden, die häufig für Kopfschmerzen in diesem Bereich verantwortlich sind.

ist darauf zu achten, daß Bl 2 nicht bei akuten Kopfschmerzen genadelt wird, sondern im schmerzfreien Intervall. Bei Patienten mit halbseitigen Kopfschmerzen, vor allem bei Migräne, kann Bl 2 auf der gegenüberliegenden Seite eingesetzt werden. In solchen Fällen sollte Bl 2 ebenfalls nur im freien Intervall behandelt werden. Wenn ein Kopfschmerz- bzw. Migränepatient Angst vor der Nadel im Stirnbereich hat, so sollte man diese Bedenken respektieren und eher Fernpunkte einsetzen (s. Kap. 2.3, S. 16 ff.).

● Es existieren neben der Körperakupunktur ganz eigene Akupunkturtherapien, die nur auf der Anwendung von Somatotopen bzw. Mikrosystemen beruhen (s. Kap. 2.4, S. 21).

Bei Patienten, die keine Akupunkturnadeln im schmerzenden Gebiet haben möchten, bietet sich aber auch eine Akupunkturbehandlung über das Somatotop Ohr an (s. Kap. 2.4, S. 21); auf einem Somatotop bzw. Mikrosystem (z.B. Ohr oder Hand) spiegeln sich Körperstrukturen wider.

● Meridianwirkung: Bl 2 ist ein wichtiger Punkt bei der Behandlung von Augenerkrankungen wie z.B. gerötete Augen, Schmerzen oder Jucken am Auge und unscharfem Sehen.

● Bl 2 liegt zwar in der Nähe des Auges, aber die Entfernung von Bl 2 zum Auge läßt die Bezeichnung „Fernpunkt" durchaus zu – zumal Bl 2 auch bei akuten Erkrankungen am Auge eingesetzt wird.

Bl 2 wird auch bei einer gestörten Herstellung von Tränenflüssigkeit akupunktiert. Zu einer gestörten Herstellung zählen sowohl Über- als auch Unterproduktion sowie eine fehlerhafte Zusammensetzung des Tränenfilms, unter der es zu einem nicht regelmäßigen Tränenfluß oder dem Gefühl von „trockenen" Augen kommen kann.

● *Bl 2 wird bei Erkrankungen im Bereich des Auges eingesetzt!*

● Hier lernen Sie eine feste Punktkombination kennen, die mit dem eigenen Begriff „vorderes magisches Dreieck" belegt wurde.

Hier sei schon auf eine besondere Beschreibung verwiesen: Die beiden Punkte Bl 2 bilden zusammen mit dem YINTANG das sogenannte „vordere magische Dreieck". Der YINTANG befindet sich in der Mittellinie zwischen den Augenbrauen (s. Kap. 10, S. 127 f.). Dieses vordere magische Dreieck hat einen starken Einfluß auf den Nasenrachenraum und wird bei Erkrankungen in diesem Bereich behandelt.

● *Bl 2 bildet mit dem Punkt YINTANG das vordere magische Dreieck!*

Bl 10 (Tian Zhu)

● Die hier beschriebene Lage des Punktes Bl 10 klingt etwas kompliziert. Wichtig zur Orientierung ist eigentlich nur, daß Sie sich als Strukturen den M. trapezius und den Dornfortsatz des 2. HWK (Processus spinosus axis) merken.

Lage: Bl 10 liegt im Nacken, seitlich des Trapezmuskels. Bl 10 befindet sich auf einer horizontalen Linie, die etwas oberhalb des Dornfortsatzes des 2. Halswirbelkörpers verläuft, nicht ganz 1,5 CUN seitlich der Mittellinie (Abb. 8.7). Um Bl 10 zu finden, suchen Sie zuerst den Dornfortsatz des 2. Halswirbelkörpers bei leicht zurückgebeugtem Kopf auf; der 2. HWK ist der erste Wirbelkörper mit Fortsatz (Processus spinosus). Oberhalb dieses Dornfortsatzes stellen Sie sich eine waagrechte Linie vor. Auf dieser Linie befindet sich am seitlichen Rand des M. trapezius Bl 10 – Bl 10 liegt also nicht direkt auf dem M. trapezius.

Anwendung:

● Lokale Wirkung: Mit Hilfe von Bl 10 können lang anhaltende Beschwerden im Nackenbereich (z.B. Nackensteife, Schmerzen der Halswirbelsäule) oder auch Kopfschmerzen im Hinterhauptsbereich behandelt werden.

● Bl 10 ist ein Punkt, der sehr gut bei Beschwerden im Nacken eingesetzt werden kann.

● Meridianwirkung: Bl 10 wird als Fernpunkt bei akuten Kopfschmerzen im Bereich der Stirn eingesetzt.

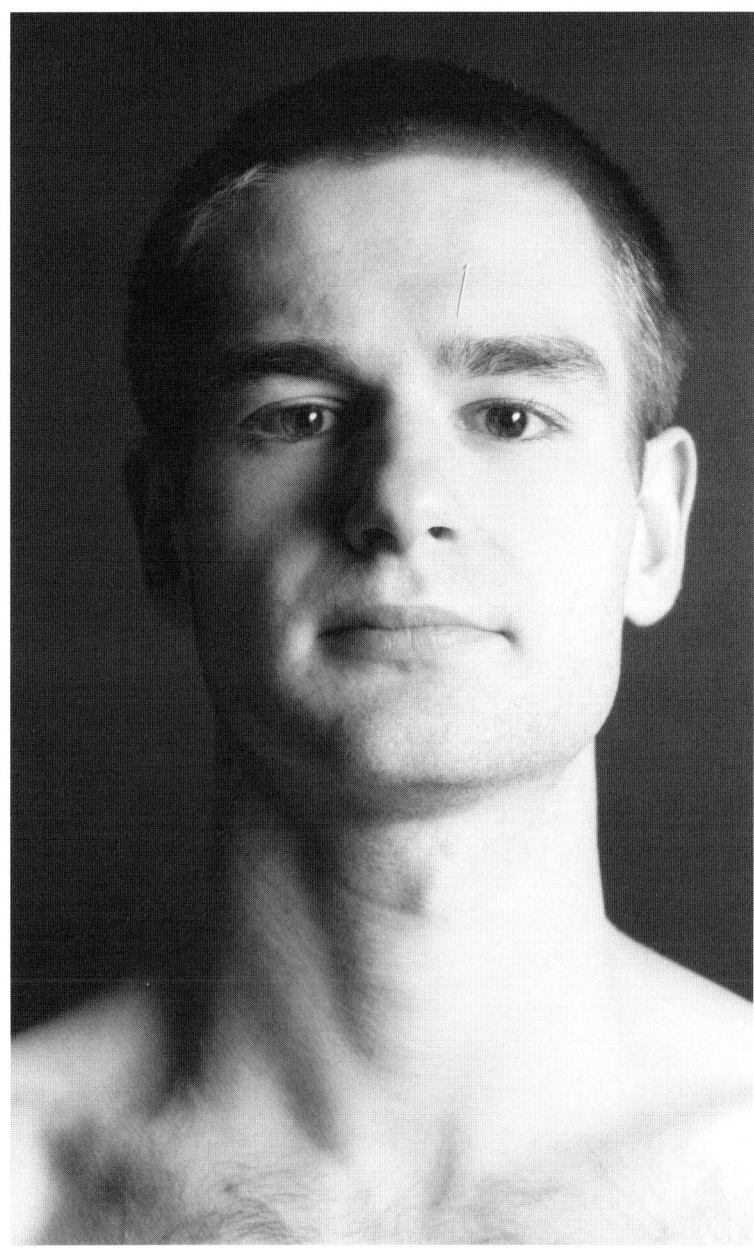

Abb. 8.6 Akupunkturpunkt Bl 2

Bl 10 hat auch einen Einfluß auf die Nase. So kann Bl 10 sowohl bei einer verstopften Nase als auch bei vermindertem oder sogar aufgehobenem Geruchs-
empfinden akupunktiert werden.

Eine weitere Fernpunktwirkung hat Bl 10 auf das Auge und wird so z.B. bei
plötzlich aufgetretenen Schmerzen am Auge genadelt.

● Hier lernen Sie verschiedene Fernwirkungen von
Bl 10 auf das Gesicht kennen.

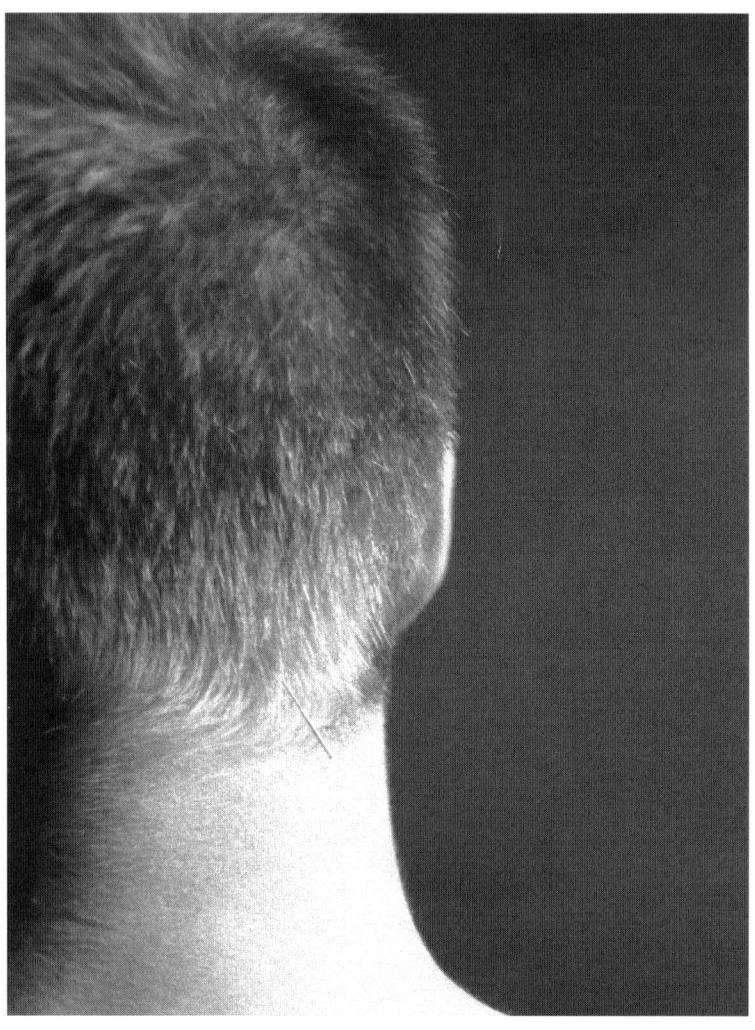

Abb. 8.7 Akupunkturpunkt Bl 10

- Zur besseren Orientierung wurden auf Abbildung 8.8 der 7. Halswirbelkörper (C7) und der 3. Brustwirbelkörper (Th3) eingezeichnet.

- **Anatomie:** Die Wirbelsäule besteht aus sieben Halswirbelkörpern (HWK), zwölf Brustwirbelkörpern (BWK), fünf Lendenwirbelkörpern (LWK), dem Kreuz- und Steißbein.
Die HWK werden mit C1 bis C7 bezeichnet (C für zervikal), die BWK mit Th1 bis Th12 (Th für thorakal) und die LWK mit L1 bis L5 (L für lumbal).

Bl 13 (Fei Shu)

Lage: Bl 13 befindet sich 1,5 CUN seitlich des Dornfortsatzes des 3. Brustwirbelkörpers (Abb. 8.8).

Zur Orientierung am Patienten sucht man zunächst den Dornfortsatz des 7. Halswirbelkörpers (Vertebra prominens – „hervorstehender Wirbel") auf. Dieser prominente Wirbel (C7) ist besonders gut bei vorgebeugtem Kopf zu fühlen. Von C7 tastet man sich dann über die Dornfortsätze (Processus spinosi) des 1. und 2. Brustwirbelkörpers zu Th3 (3. BWK). Seitlich von der Unterkante dieses Dornfortsatzes liegt in einer Entfernung von 1,5 CUN der Punkt Bl 13.

Beim Akupunktieren von Punkten wie Bl 13, die über der Lunge liegen, sollte man besonders darauf achten, daß das Risiko einer Verletzung so gering wie möglich gehalten wird – besonders gefürchtet ist der Pneumothorax, d.h. das durch die Verletzung bedingte Eindringen von Luft in den Pleuraspalt (s. Kap. 2.3, S. 16 ff.).

Deswegen sticht man solche Punkte in einem 45°-Winkel in Richtung des Wirbel-körpers – also von lateral nach medial. Die Stichtiefe sollte nicht mehr als 1 CUN überschreiten.

Um die Lokalisation von Bl 13 zu behalten, merkt man sich die Eselsbrücke „Th3 entspricht Bl **drei**-zehn"! Diese Merkregel stimmt für die Blasenpunkte 11 bis 17. Beim 8. Brustwirbelkörper gibt es keinen Blasenpunkt, der Punkt Bl 18 („**Acht**-ung!") liegt auf der Höhe des 9. BWK. Die Abzählung geht bis zum Kreuzbein.

Anwendung:

- Lokale Wirkung: Bl 13 wird bei chronischen Rückenschmerzen im Bereich der oberen Brustwirbelsäule als lokaler Punkt eingesetzt.
- Meridianwirkung: Der Punkt Bl 13 ist der Zustimmungspunkt (SHU-Punkt) der Lunge. Bl 13 hat als SHU-Punkt eine direkte Wirkung auf die Lunge. Bl 13 wird zur Behandlung von Erkrankungen der Lunge eingesetzt. Zu solchen Erkrankungen gehören Husten, Asthma, Kurzatmigkeit und Atemnot. Bl 13 kann auch bei lang anhaltender Grippe oder Bronchitis angewendet werden.

- Sie sollten sich angewöhnen, die Nadeln bei den Blasenpunkten am Rücken in einem 45°-Winkel in Richtung auf den Wirbelkörper vorzuschieben – so bleiben Sie in der Muskelschicht neben den Wirbelkörpern.

- Hier wird Ihnen eine kleine Merkregel angeboten, mit der Sie sich die Numerierung und die Wirbelkörperhöhe bei den Blasenpunkten am Rücken einprägen können.

- Bl 13 ist ein Nahpunkt für weiter kranial liegende Rückenbeschwerden. Bl 13 eignet sich sehr gut, um Muskelverhärtungen zu lösen, die häufig neben der Wirbelsäule auftreten.

- Bl 13 ist der Lungen-SHU-Punkt und wird vor allem bei chronischen Erkrankungen der Lunge eingesetzt. Auch bei Schwierigkeiten im Umgang mit Trauerprozessen („Nichtloslassenkönnen") kann Bl 13 eingesetzt werden (s. Kap. 7.1.1, S. 75).

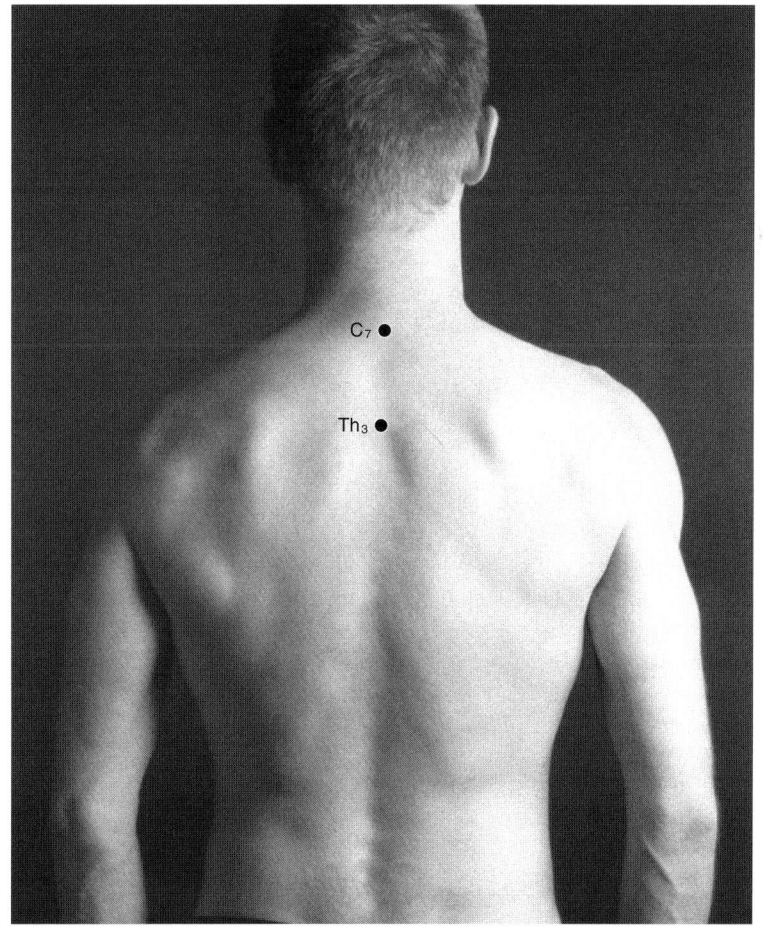

Abb. 8.8 Akupunkturpunkt Bl 13

BI 17 (Ge Shu)

- Um sich besser orientieren zu können, wurden auf Abbildung 8.9 der 7. Halswirbelkörper (C7), der 3. Brustwirbelkörper (Th3) und der 7. Brustwirbelkörper (Th7) eingezeichnet.
Denken Sie an die Merkregel der Blasenpunkt-Numerierung und Wirbelkörperhöhen-Bestimmung, die bei BI 13 (s.o.) erklärt wird: BI **sieb**-zehn liegt am **sieb**-ten Brustwirbelkörper.

Lage: BI 17 liegt 1,5 CUN seitlich des Dornfortsatzes des 7. Brustwirbelkörpers (Abb. 8.9). Um den Punkt BI 17 zu finden, kann man sich entweder vom Vertebra prominens (C7) an den Wirbeln bis Th7 nach unten tasten oder man sucht Th7 über den unteren Winkel des Schulterblatts (Angulus inferior scapulae) auf. Diesen Angulus inferior tastet man am besten, wenn der Patient die Arme seitlich am Körper herunterhängen läßt. Der Dornfortsatz des 7. BWK liegt auf Verbindungslinie zwischen den unteren Schulterblattwinkeln. Es ist beim Betasten der Dornfortsätze hilfreich, wenn der Patient den Rücken etwas nach vorne beugt. Von der Unterkante des 7. Brustwirbelkörpers liegt BI 17 1,5 CUN entfernt. Die Nadel wird am Punkt BI 17 in Richtung des Wirbelkörper in einem 45°-Winkel etwa 1 CUN tief eingestochen (diese Stichtechnik wurde bei BI 13 erläutert – s.o.).

Anwendung:

- BI 17 kann ebenfalls (wie BI 13) zur Auflösung von Muskelverhärtungen benutzt werden.

- Das Zwerchfell wird nach Ansicht der Traditionellen Chinesischen Medizin als eigenes Organ angesehen – es besitzt aber weder speziell zugeordnete Punkte noch eine Leitbahn.
- Ein Schluckauf (Singultus) ist durch eine Verkrampfung des Muskels „Zwerchfell" bedingt.

- Lokale Wirkung: BI 17 kann gegen chronische Schmerzen im Bereich der mittleren Brustwirbelsäule eingesetzt werden.
- Meridianwirkung: Der Punkt BI 17 ist der Zustimmungspunkt (SHU-Punkt) des Zwerchfells. BI 17 hat einen besonderen Einfluß auf das Zwerchfell und wird zur Therapie von Störungen, die mit dem Zwerchfell zusammenhängen, akupunktiert.

BI 17 wird beispielsweise bei einem Schluckauf, einer behinderten Atemverschieblichkeit des Zwerchfells oder bei einem Druckgefühl im Bauch, das sich bis zu Übelkeit und Erbrechen steigern kann, behandelt.

BI 17 beeinflußt als SHU-Punkt (Zustimmungspunkt) das Zwerchfell!

- BI 17 kann das XUE beeinflussen.

BI 17 besitzt neben seiner Eigenschaft als SHU-Punkt des Zwerchfells auch noch einen besonderen Einfluß auf das Blut (XUE). BI 17 kann Zustände, in denen das XUE (Blut) nicht richtig fließen kann oder in zu geringer Menge vorhanden ist, günstig beeinflussen.

- Eine Anämie (erniedrigter Hämoglobingehalt im Blut) oder eine Thrombose müssen selbstverständlich auch schulmedizinisch betrachtet werden. Aber gerade bei Patienten, die immer einen erniedrigten Hämoglobinwert haben und seitens der Schulmedizin nicht ausreichend behandelt werden können, kann eine Anwendung der Akupunktur diskutiert werden.

So wirkt BI 17 bei einer Anämie (Blutarmut) positiv auf die Milz ein, die an der Herstellung von XUE beteiligt ist (s. Kap. 6.1.1, S. 56). BI 17 bringt aber auch Blut, das ins Stocken gekommen ist (Blutstase), wieder in einen gleichmäßigen Fluß. Eine solche Blutstase zeigt sich z.B. in dunklem, klumpigem Regelblut oder einer Neigung zu Thrombosen (Blutpfropfbildungen).

BI 17 hat einen besonderen Einfluß auf das Blut (XUE)!

BI 18 (Gan Shu)

- Auf Abbildung 8.10 wurden die Wirbelkörper C7, Th3, Th7 und Th9 gekennzeichnet.
Bei der Merkregel zur Blasenpunkt-Numerierung und Wirbelkörperhöhen-Bestimmung müssen Sie daran denken, daß es beim achten Brustwirbelkörper keinen Blasenpunkt gibt und der Punkt BI 18 („**Acht**-ung!") auf der Höhe des 9. BWK liegt.

Lage: BI 18 liegt 1,5 CUN seitlich des Dornfortsatzes des 9. Brustwirbelkörpers (Abb. 8.10). BI 18 finden Sie, indem Sie sich am 7. Halswirbelkörper (Vertebra prominens) orientieren und dann an den Dornfortsätzen der Wirbel bis zum 9. BWK nach unten tasten bzw. vom 7. Brustwirbelkörper (Höhe des unteren Schulterblattwinkels) ausgehen. Die Dornfortsätze spüren Sie besser, wenn Ihr Patient den Rücken nach vorne beugt.

BI 18 befindet sich 1,5 CUN lateral von der unteren Kante des Dornfortsatzes von Th9. BI 18 sollte in Richtung Wirbelkörper in einem 45°-Winkel genadelt werden.

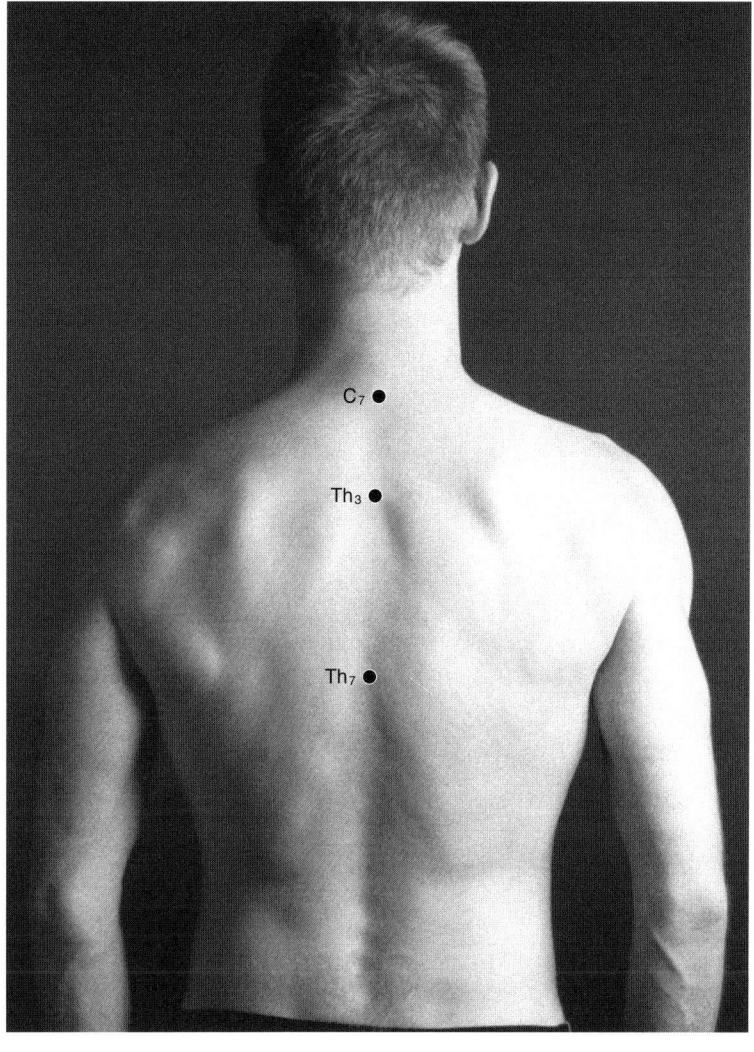

Abb. 8.9 Akupunkturpunkt Bl 17

Anwendung:

• Lokale Wirkung: Bl 18 wird bei chronischen Schmerzen, die etwa in der Mitte des Rückens liegen, angewendet.

• Meridianwirkung: Der Punkt Bl 18 ist der SHU-Punkt (Zustimmungspunkt) der Leber. Bl 18 wird zur Therapie von Lebererkrankungen eingesetzt. Damit sind sowohl Erkrankungen gemeint, die das Organ Leber direkt betreffen (z.B. Störungen des Leberstoffwechsels), als auch Krankheiten, die mit dem YIN-Organ Leber in Verbindung gebracht werden (s. Kap. 3.1.1, S. 26f.); zu solchen Krankheiten gehören Augenkrankheiten (mit Hitzesymptomen wie z.B. rote, trockene, brennende Augen). Der SHU-Punkt Bl 18 kann auch bei Magen-Darm-Beschwerden wie Übelkeit, Erbrechen und Durchfall eingesetzt werden.

• Bl 18 wird als Nahpunkt bei chronischen Schmerzen und bei chronischen Muskelverhärtungen neben der Wirbelsäule (paravertebral) eingesetzt.

• Bl 18 ist der Leber-SHU-Punkt und findet seine Anwendung vor allem bei chronischen Lebererkrankungen.

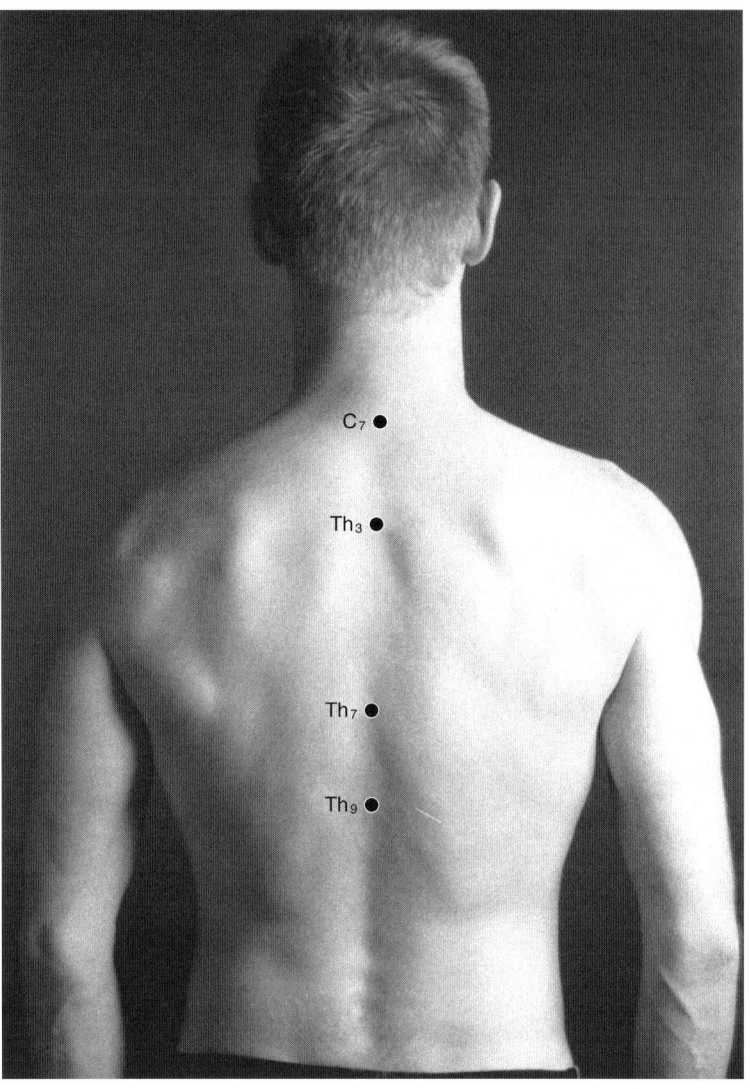

Abb. 8.10 Akupunkturpunkt Bl 18

• Auf Abbildung 8.11 sind die Wirbelkörper C7, Th3, Th7, Th9 und Th11 markiert.

• Prinzipiell kann jeder Blasenpunkt am Rücken für Beschwerden im entsprechenden Gebiet eingesetzt werden.

Bl 20 (Pi Shu)

Lage: Bl 20 liegt 1,5 CUN lateral von der Unterkante des Dornfortsatzes des 11. Brustwirbelkörpers entfernt (Abb. 8.11). Wie bereits schon bei den anderen Blasenpunkten am Rücken erwähnt, orientieren Sie sich am 7. Halswirbelkörper (Vertebra prominens) oder am 7. Brustwirbelkörper und zählen dann bis zum 11. Brustwirbelkörper nach unten.

Die Akupunkturnadel wird bei Punkt Bl 20 in einem 45°-Winkel in Richtung auf die Mittellinie gestochen.

Anwendung:

• Lokale Wirkung: Bl 20 kann bei chronischen Beschwerden im Bereich der unteren Brustwirbelsäule akupunktiert werden.

● Meridianwirkung: Der Punkt Bl 20 ist der SHU-Punkt (Zustimmungspunkt) der Milz. Bl 20 kann Erkrankungen des YIN-Organs Milz positiv beeinflussen. Bl 20 sorgt dafür, daß eine geschwächte Milz gestärkt wird. Der SHU-Punkt Bl 20 wird somit einerseits für die Behandlung der direkten Symptome einer gestörten Nahrungsumwandlung eingesetzt (Verdauungsstörungen, Appetitlosigkeit, Völlegefühl); andererseits lassen sich über Bl 20 auch die Folgesymptome einer schwachen Milz behandeln: Durch die eingeschränkte Nahrungsumwandlung stehen zu wenig QI und XUE zur Verfügung, dadurch kommt es zu Kraftlosigkeit, Müdigkeit, Abgeschlagenheit und schneller Erschöpfbarkeit, zusätzlich werden bei einer Milzschwäche die Flüssigkeiten nicht in ausreichendem Maße weitertransportiert, und es kommt zur Schleimbildung (s. Kap. 6.1.1, S. 56 f.).

Der Zustimmungspunkt der Blase Bl 20 sollte bei einem Patienten, der Symptome einer Milzschwäche zeigt, am besten zusätzlich mit Moxibustion tonisiert werden (s. Kap. 2.2.4, S. 14 f.). Um die Milz zu stärken und mit Energie zu ver-

● Bl 20 wird als Milz-SHU-Punkt hauptsächlich bei Symptomen einer Milzschwäche akupunktiert. Bei Patienten, die viel grübeln (psychisch-emotionaler Bereich) kann der Einsatz von Bl 20 überlegt werden (s. Kap. 6.1.1, S. 57).

● Es ist sehr gut, wenn Sie den Punkt Bl 20 als Ergänzung zu Milz- und Magenpunkten akupunktieren.
Das Problem, daß einige Punkte ventral und die SHU-Punkte dorsal liegen, können Sie lösen, indem Sie Ihren Patienten entweder in zwei Etappen (erst vorne -- dann hinten) oder in zwei Sitzungen (ein Mal nur Ventralpunkte, das andere Mal nur Dorsalpunkte) behandeln.

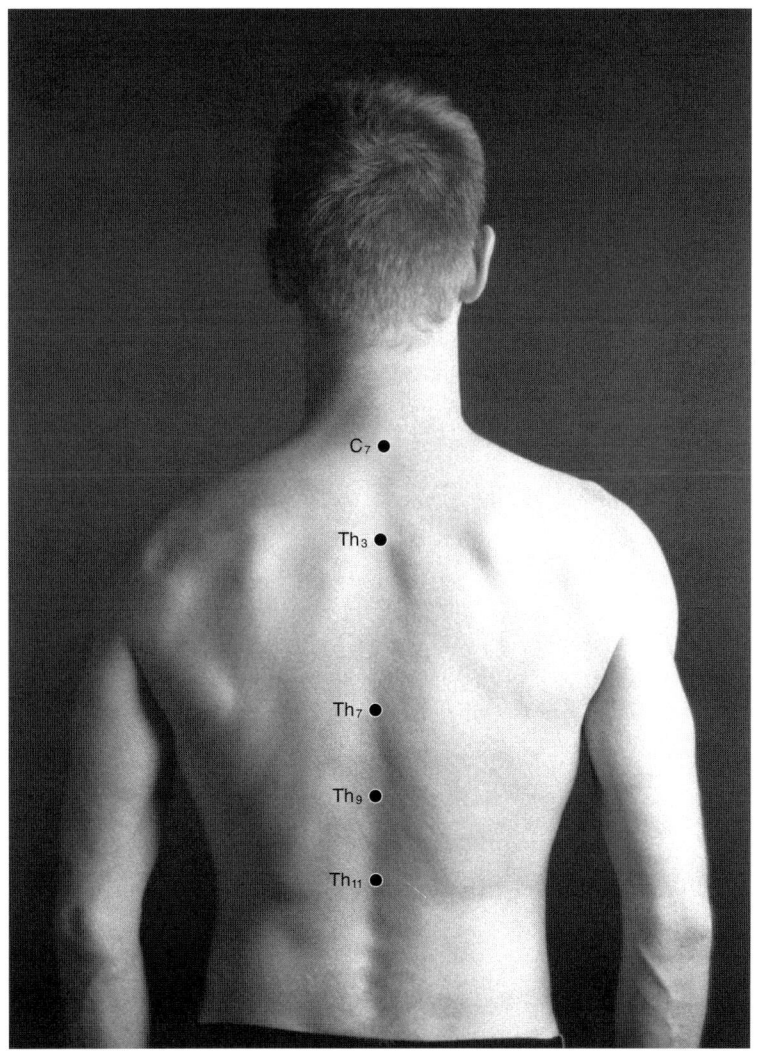

Abb. 8.11 Akupunkturpunkt Bl 20

sorgen, ist es sinnvoll, auch andere Punkte auf den Leitbahnen von Milz und Magen anzuwenden (s. Kap. 6.1.3, S. 58 ff. und Kap. 6.2.3, S. 66 ff.).

Bl 23 (Shen Shu)

Lage: Bl 23 liegt 1,5 CUN seitlich des Dornfortsatzes des 2. Lendenwirbelkörpers (Abb. 8.12). Um Bl 23 aufzusuchen, können Sie sich vom Vertebra prominens (C7) über die Brustwirbelsäule bis L2 herabtasten oder Sie tasten sich von unten nach oben, dabei orientieren Sie sich am Dornfortsatz des 4. LWK. Die Höhe des Dornfortsatzes von L4 liegt auf der Verbindungslinie zwischen der höchsten Stelle der beiden Darmbeinschaufeln (Cristae iliacae). Vom 4. LWK tasten Sie sich zum 2. LWK nach oben und finden 1,5 CUN lateral der Unterkante des Dornfortsatzes von L4 den Punkt Bl 23.

Anwendung:

● Lokale Wirkung: Bl 23 wird bei chronischen Rückenbeschwerden in der Lumbalregion als Fernpunkt eingesetzt. Bl 23 wird aber nicht nur bei einer solchen Lumbalgie akupunktiert, sondern auch wenn die Schmerzen im Verlauf des N. ischiadicus ausstrahlen (Lumbo-Ischialgie).

● Meridianwirkung: Der Punkt Bl 23 ist der SHU-Punkt der Niere. Erkrankungen, die das YIN-Organ Niere betreffen, werden über den SHU-Punkt der Niere (Bl 23) behandelt. Die Aufgaben der Niere werden in Kapitel 8.1 beschrieben (s. S. 89 f.). Die Niere kontrolliert den Urogenitaltrakt und dessen Funktionen, die Niere reguliert die Ausscheidung der Körperflüssigkeiten und in der Niere befindet sich das JING (Essenz).

Wenn die Niere ihre Funktionen durch eine Störung im Organ nicht mehr erfüllen kann, kommt es zu bestimmten Erkrankungen. Bei einer Nierenschwäche wird Bl 23 bei folgenden Erkrankungen akupunktiert: bei Impotenz und Unfruchtbarkeit sowie Regelstörungen als Störungen im Genitaltrakt, Schwierigkeiten beim Ausscheiden von Flüssigkeiten (z.B. Harnbrennen, Harnträufeln, unaufhörlicher Harndrang, Bettnässen) und bei allgemeinem Mangel an Lebenskraft durch zu wenig JING (Essenz).

Bl 23 ist der SHU-Punkt des YIN-Organs Niere!

Der Niere ist das Ohr als Sinnesorgan zugeordnet. Über Bl 23 können lang anhaltende Erkrankungen des Ohrs wie z.B. Schwerhörigkeit und klingende Ohrgeräusche (Tinnitus) behandelt werden. Bei akuten Ohrerkrankungen sollte man eher Gallenblasen oder SAN-JIAO-Punkte einsetzen (s. Kap. 3.2.3, S. 32 ff. und Kap. 5.2.3, S. 52 ff.).

Bl 23 wird bei chronischen Ohrerkrankungen eingesetzt!

● Es ist sicherlich viel einfacher, sich von L4 zwei Wirbel nach oben zu tasten, als von C7 die weite Strecke nach unten. Allerdings muß man das Aufsuchen von L4 häufiger üben, um tatsächlich auf die richtige Höhe von L4 zu treffen. Versuchen Sie auch, die Grenze der Lendenwirbelsäule nach unten abzutasten und den Beginn des Kreuzbeins zu identifizieren – auf diese Weise bekommen Sie Sicherheit bei der Höhenlokalisation der Wirbelkörper.
Auf Abbildung 8.12 finden Sie die Markierungen der Wirbelkörper C7, Th3, Th7, Th9, Th11 und L2.

● Wichtig ist immer daran zu denken, daß chronische Leiden über Nahpunkte und akute Erkrankungen über Fernpunkte behandelt werden (s. Kap. 2.2.3, S. 10).

● Bl 23 kann als SHU-Punkt bei länger bestehenden Erkrankungen der Niere (z.B. Unfruchtbarkeit) eingesetzt werden – teilweise aber auch bei akuten Beschwerden (z.B. Harnbrennen oder -träufeln). Wie Sie im Abschnitt über die Niere gesehen haben, wird der Niere die Emotion Angst zugeordnet (s. Kap. 8.1.1, S. 90). Interessanterweise kann Bl 23 auch akupunktiert werden, um ängstliche Menschen zu stärken – dazu wird dann eine tonisierende Technik angewendet (s. Kap. 2.2.4, S. 14 f.). Eine unterstützende Auseinandersetzung mit der Angst sollte in einem speziellen Gespräch erfolgen.

● Chronische Ohrerkrankungen werden „über die Niere" behandelt.
Akute Ohrerkrankungen werden eher mit Punkten auf der Gallenblasen- bzw. SAN-JIAO-Leitbahn behandelt!

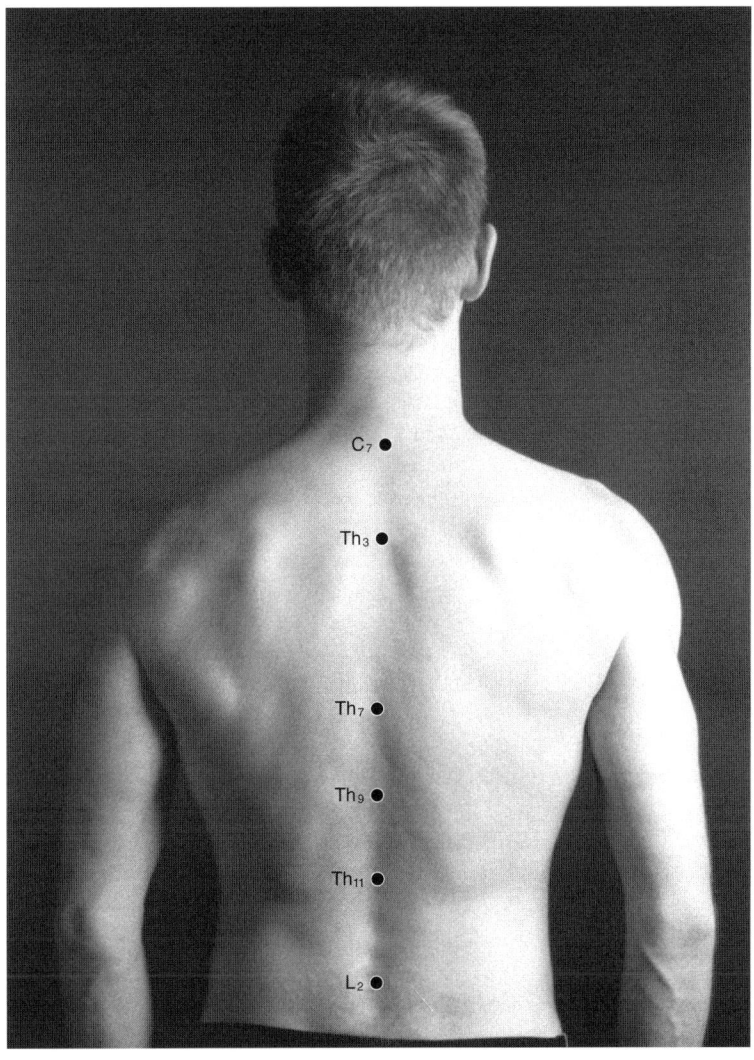

C_7 •

Th_3 •

Th_7 •

Th_9 •

Th_{11} •

L_2 •

Abb. 8.12 Akupunkturpunkt Bl 23

Bl 23 hat noch eine besondere Bedeutung: Die beiden Punkte Bl 23 bilden zusammen mit dem 4. Punkt auf dem außerordentlichen Meridian DU MAI (s. Kap. 9, S. 119 ff.) das sogenannte „hintere magische Dreieck". DU 4 liegt unterhalb des Dornfortsatzes des 2. LWK (s. Kap. 9.2.3, S. 120 ff.). Das hintere magische Dreieck wirkt besonders gut bei chronischen Beschwerden im Lendenbereich.

Bl 23 bildet mit DU 4 das hintere magische Dreieck!

• Bei Bl 2 haben Sie bereits das vordere magische Dreieck kennengelernt. Die Punkte Bl 23 und DU 4 ergänzen sich in ihrer lokalen Wirkung und stellen eine gute Punktkombination dar.

Bl 40 (Wei Zhong)

- Bl 40 liegt in der Kniekehle.

Lage: Bl 40 befindet sich in der Mitte der Kniekehle (Abb. 8.13). Beim Aufsuchen von Bl 40 orientieren Sie sich an der waagrecht verlaufenden Kniegelenksfalte, Bl 40 liegt in der Mitte dieser Falte. An diesem Punkt fühlen Sie den Puls der A. poplitea.

- Liegt der Patient auf dem Rücken und beugt leicht das Knie, so werden die Haut und die Muskeln in der Kniekehle entspannt, und man kann Bl 40 gut akupunktieren.

Beim Stechen von Bl 40 können Sie den Patienten auf den Bauch legen. Noch besser ist es, den Patienten zu akupunktieren, wenn die Haut in der Kniekehle nicht gespannt ist. Dazu legt sich der Patient auf den Rücken, winkelt sein Bein leicht an und dreht es etwas nach außen. Sie halten dann mit der einen Hand das Bein am Unterschenkel fest und setzen die Nadel in den Punkt Bl 40.

Anwendung:

- Bei chronischen Kniebeschwerden können Sie natürlich auch den Einsatz anderer Punkte, die direkt am Knie oder in der Nähe des Knies liegen, erwägen: Le 8 und Gb 34, Mi 9 und Ma 36.

• Lokale Wirkung: Bl 40 kann zur Behandlung von chronischen Knieproblemen eingesetzt werden. Zu solchen Leiden gehören z.B. lang andauernde Schmerzzustände und Schwierigkeiten beim Beugen des Knies. Eine Muskelschwäche und sogar eine Lähmung des Beins können mit Bl 40 gebessert werden.

- Bl 40 ist ein hervorragender Fernpunkt für Rückenschmerzen im unteren Wirbelsäulenbereich.

• Meridianwirkung: Bl 40 hat einen besonderen Einfluß auf den unteren Teil des Rückens. So wird Bl 40 bei akuten Schmerzen im Lendenbereich als Fernpunkt eingesetzt. Bl 23 wird dagegen bei chronischen Rückenschmerzen als Nahpunkt angewendet (s.o.).

Bl 40 wird bei akuten Schmerzen in der Lumbalregion eingesetzt!

- Nach der Auffassung der TCM können bestimmte Punkte Einfluß auf die Substanzen des Lebens nehmen (s. Kap. 1.3, S. 4f.). So kann Bl 40 erhitztes Blut (XUE) kühlen.

Bl 40 kühlt das Blut (XUE) beim Vorliegen einer Bluthitze. Bei einer Bluthitze kann es zum Auftreten von Fieberzuständen und Bewußtseinsstörungen kommen, oder es kommt zu Hauterkrankungen mit Hitzesymptomen wie heiße, rote Hautausschläge. Solche Zustände können über Bl 40 behandelt werden.

- Bettnässen wird als Enuresis bezeichnet und ist definiert als eine unwillkürliche Blasenentleerung nach der Vollendung des 4. Lebensjahres.

Bl 40 unterstützt die Niere und findet seinen Einsatz bei Impotenz und Bettnässen.

Bl 60 (Kun Lun)

- Bl 60 ist das seitenverkehrte Gegenstück von Ni 3, der auf der Innenseite des Beins zu finden ist (s. Kap. 8.1.3, S. 92f.).

Lage: Bl 60 befindet sich auf der Mitte der Verbindungslinie zwischen dem Außenknöchel und der Achillessehne (Abb. 8.14). Man sucht die erhabenste Stelle des Außenknöchels auf und tastet dann in Richtung Achillessehne eine Vertiefung, in der Bl 60 liegt.

Anwendung:

- Bl 60 ist auch bei der lokalen Wirkung das Pendant zu Ni 3.

• Lokale Wirkung: Bl 60 kann wie Ni 3 bei chronischen Beschwerden der Achillessehne (Achillodynie) sowie bei chronischen Beschwerden am Sprunggelenk angewendet werden.

Bl 60 kann auch bei Schmerzen am Außenknöchel und bei einer Instabilität des äußeren Bandapparats eingesetzt werden.

- Patienten mit instabilen Außenbändern knicken mit dem Fuß häufiger ein – es liegt also eine zu starke Einwärtsbewegung des Fußes vor (Supination!).

• Meridianwirkung: Bl 60 wird bei Erkrankungen im Verlauf des Blasenmeridians eingesetzt. Hierzu gehören vor allem Kopfschmerzen, Verspannungen und Schmerzen im Nacken- und Rückenbereich.

- Bl 60 ist ein Fernpunkt für Störungen im Verlauf der Blasenleitbahn.

Mit Bl 60 lassen sich auch Schmerz- und Schwächezustände des Beins behandeln.

Bl 60 wird bei Erkrankungen im Meridianverlauf eingesetzt!

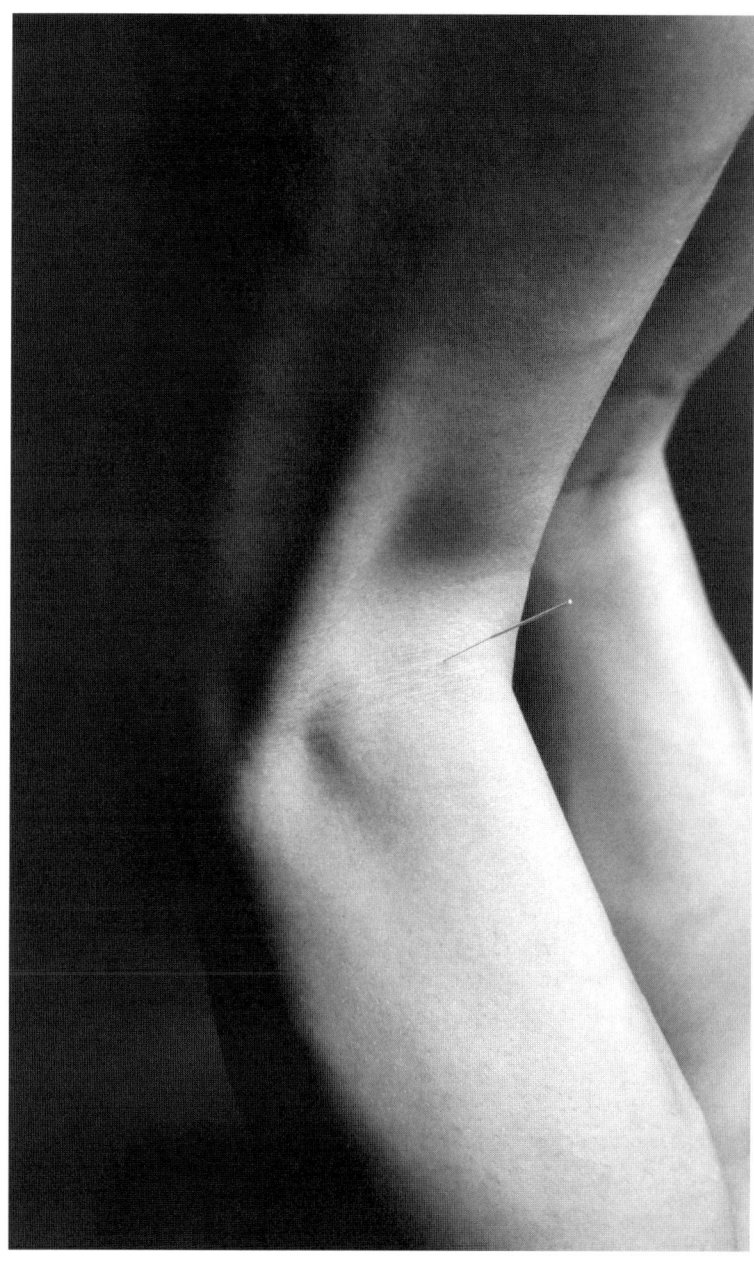

Abb. 8.13 Akupunkturpunkt Bl 40

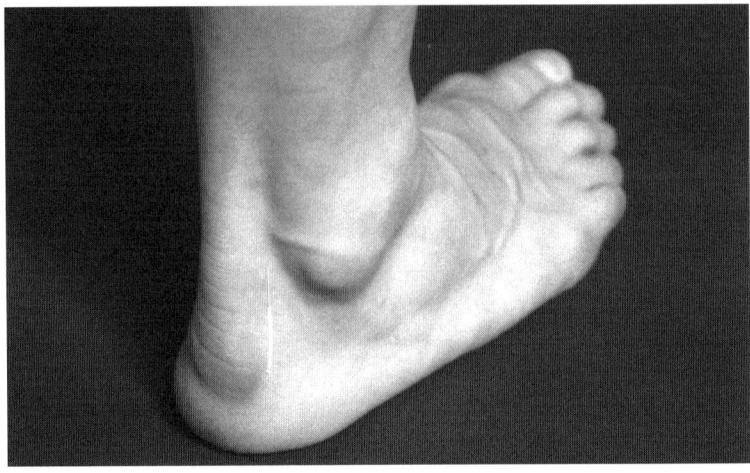

Abb. 8.14 Akupunkturpunkt Bl 60

8.3 Fragen zum Kapitel Niere – Blase

Antworten zu diesen Fragen finden Sie auf Seite 136.

1. Nennen Sie die Anzahl der Akupunkturpunkte auf dem Nieren- und dem Blasenmeridian.
2. Wo liegt der Akupunkturpunkt Ni 3?
3. Nennen Sie drei Funktionen des YIN-Organs Niere.
4. Wo liegt der Punkt Bl 18?
5. Kennen Sie noch die Wirkungen von Lu 9 aus Kapitel 7?
6. Welche Punkte kennen Sie, die bei Rückenbeschwerden im Bereich der Lendenwirbelsäule eingesetzt werden können?
7. Bei welchen Erkrankungen kann Bl 2 eingesetzt werden? Nennen Sie eine lokale Wirkung und eine Meridianwirkung.
8. Beschreiben Sie in groben Zügen den Verlauf der Blasenleitbahn.
9. Nennen Sie alle Organe, die YIN-Charakter haben.
10. Eine etwa dreißigjährige Patientin berichtet über eine chronische Nasennebenhöhlenentzündung und bittet Sie um eine „Nadeltherapie", da schulmedizinische Behandlungen bisher nicht den gewünschten Erfolg gebracht haben. Die Patientin beantwortet die Frage nach einer Schwangerschaft mit einem Schulterzucken.
   Welche Behandlungsmöglichkeiten haben Sie?

9 Außerordentliche Leitbahnen
REN MAI – DU MAI

In den vorangegangenen Kapiteln wurden Ihnen verschiedene Organe mit ihren Leitbahnen vorgestellt. Daneben existieren aber auch Leitbahnen ohne Zuordnung zu einem bestimmtem Organ. Diese Leitbahnen werden als sogenannte außerordentliche Leitbahnen bezeichnet. Von diesen außerordentlichen Leitbahnen gibt es zwei unpaarige und sechs paarige Leitbahnen. Bei diesen Leitbahnen ist im Namen immer das Wort „MAI" enthalten – „MAI" bedeutet in der Übersetzung „Leitbahn" oder „Gefäß" .

> ● Es existieren zwei unpaarig und sechs paarig angelegte außerordentliche Meridiane.

Von den außerordentlichen Leitbahnen sind die beiden unpaarigen Meridiane die wichtigen. Sie verlaufen auf der Mittellinie des Körpers: Die Leitbahn auf der Mitte der Körpervorderseite wird REN MAI (gesprochen: rönn mei) genannt. Die Leitbahn, die in der Mitte des Rückens verläuft, heißt DU MAI (gesprochen: du mei). Dabei hat die REN-Leitbahn YIN-Charakter (vorne), die DU-Leitbahn hat YANG-Charakter (hinten). Diese beiden Leitbahnen mit ihren Funktionen und ihren wichtigsten Punkten werden im folgenden vorgestellt.

> ● Die chinesischen Begriffe REN MAI und DU MAI müssen Sie sich merken!

Auf die sechs außerordentlichen Leitbahnen, die paarig angelegt sind, wird nicht näher eingegangen; man sollte nur wissen, daß sich diese Leitbahnen aus Punkten der Meridiane der YIN- und YANG-Organe, die Sie bereits kennengelernt haben, zusammensetzen.

> ● Die sechs paarig angelegten außerordentlichen Meridiane bestehen aus Punkten der Leitbahnen, die den inneren Organen der verschiedenen Funktionssysteme (Kap. 3 – Kap. 8) zugeordnet sind.

9.1 REN MAI
9.1.1 Die Funktionen des REN MAI

Der REN MAI hat als Meridian auf der Körpervorderseite YIN-Eigenschaften und einen besonderen Einfluß auf alle YIN-Organe und deren Leitbahnen. So kann der REN MAI bei Erkrankungen der Niere eingesetzt werden; zu solchen Erkrankungen gehören vor allem Beschwerden im Urogenitaltrakt wie z.B. Unfruchtbarkeit, Schwangerschaftsstörungen, Beschwerden bei der Menstruation und Störungen beim Wasserlassen. Daneben hat der REN MAI auch eine enge Beziehung zu Leber und Milz und wird bei Magen-Darm-Erkrankungen eingesetzt. Als letzter großer Einflußort sind die YIN-Organe Herz und Lunge im Brustraum zu nennen; REN-Punkte werden deswegen bei Herz- und Lungenerkrankungen angewendet.

> ● Der REN MAI beeinflußt die YIN-Organe und ihre Leitbahnen: Niere, Milz, Leber, Herz und Lunge (von kaudal nach kranial). Da die YIN- und YANG-Organe eng aneinander gekoppelt sind, hat der REN MAI natürlich über die YIN-Organe auch einen gewissen Einfluß auf die YANG-Organe.

Die Akupunkturpunkte des REN MAI werden nicht nur bei Störungen der YIN-Organe eingesetzt, sondern auch bei anderen Beschwerden, die im Verlauf der Leitbahn REN MAI auftreten können: Erkrankungen im Becken-, Bauch- und Brustbereich stimmen mit den Erkrankungen der YIN-Organe überein (s.o.); Beschwerden im Leitbahnverlauf an Hals und Kinn (z.B. Schluckschwierigkeiten, Sprach- und Sprechstörungen oder übermäßige Speichelproduktion) werden über REN-Punkte mit entsprechender Wirkung behandelt.

> ● Punkte auf dem REN MAI haben einen Einfluß auf den gesamten REN MAI im Verlauf. Der REN MAI verläuft vom Damm (Perineum) über die Körpervorderseite zum Kinn.

REN-Punkte werden bei Erkrankungen im Meridianverlauf eingesetzt!

- Durch den Einsatz von REN-Punkten können Schwächezustände behandelt werden.

- Wenn Sie Lu 7 und REN-Punkte gemeinsam anwenden möchten, sollten Sie Lu 7 vor den REN-Punkten akupunktieren.

- Die Wirkungen von Lu 7 sollten Sie im entsprechenden Abschnitt nochmals nachlesen (s. Kap. 7.1.3, S. 78f.).

- Synonyme für REN MAI sind „Konzeptionsgefäß" und „aufnehmende Leitbahn".

- Der erste Punkt des REN MAI befindet sich in der Mitte des Damms – der Damm ist das Gebiet zwischen After und Geschlechtsteilen.

- Die relativierende Meßtechnik ist vor allem am Bauch sehr hilfreich, um die Akupunkturpunkte genau lokalisieren zu können (s. Kap. 2.5, S. 22).

Eine weitere Einsatzmöglichkeit für Akupunkturpunkte auf dem REN-Meridian sind Erschöpfungszustände, die mit allgemeiner Schwäche und Abgeschlagenheit einhergehen.

Für den REN MAI gibt es einen sogennannten Einschaltpunkt: Lu 7 (s. Kap. 7.1.3, S. 78f.). Dieser Einschaltpunkt Lu 7 aktiviert den REN MAI. Lu 7 kann zusätzlich akupunktiert werden, um die Wirkung von eingesetzten REN-Punkten zu verstärken.

Lu 7 kann aber auch ohne den Einsatz von REN-Punkten akupunktiert werden; dadurch werden Erkrankungen im Bereich des REN MAI positiv beeinflußt (z.B. Regelstörungen, Magen-Darm-Beschwerden).

Der REN-Meridian wird von Lu 7 eingeschaltet!

Neben der Bezeichnung REN MAI werden auch die Begriffe „Konzeptionsgefäß" oder „aufnehmende Leitbahn" benutzt.

9.1.2 Der Verlauf des REN MAI

Verlauf der Leitbahn: vorne (YIN)
Anzahl der Akupunkturpunkte: 24

Der REN MAI beginnt mit dem Punkt REN 1 in der Mitte des Damms (Perineum), zieht dann auf der Mittellinie des Körpers über Bauch- und Brustraum zum Hals und endet mit dem Punkt REN 24. Dieser letzte Punkt des REN-Meridians liegt zwischen dem Kinn und der Unterlippe in einer deutlich tastbaren Vertiefung (Abb. 9.1).

9.1.3 REN-Punkte

Von den 24 Akupunkturpunkten auf dem REN MAI sind die folgenden vier Punkte wichtig: REN 4, REN 6, REN 12 und REN 17.

REN 4 (Guan Yuan)

Lage: REN 4 befindet sich 3 CUN unterhalb der Mitte des Bauchnabels (Abb. 9.2). Um sich am Bauch zu orientieren, muß man sich jedoch mit anderen Meßtechniken behelfen, da die Abmessungen bei einem Patienten deutlich variieren können, wenn der Patient z.B. sehr korpulent ist. Man setzt deswegen eine relativierende Meßtechnik ein: Der Abstand zwischen der Bauchnabelmitte und der Oberkante der Schambeinsymphyse (Symphysis pubica) beträgt immer 5 CUN. Man teilt dann diesen Bauchnabel-Symphysen-Abstand in fünf Abschnitte auf. So kann man REN 4 dann 3 CUN bzw. drei Abschnitte unterhalb der Mitte des Bauchnabels finden.

Anwendung:
- **Wirkung:** Der Punkt REN 4 wird sowohl bei akuten als auch chronischen Erkrankungen von inneren Organen, die im Bereich von REN 4 liegen, eingesetzt.

REN 4 wird bei gynäkologischen Krankheiten wie Unterleibsschmerzen, prämenstruellem Syndrom, Unfruchtbarkeit und geringer Regelblutung bzw. bei Ausbleiben der Regelblutung akupunktiert.

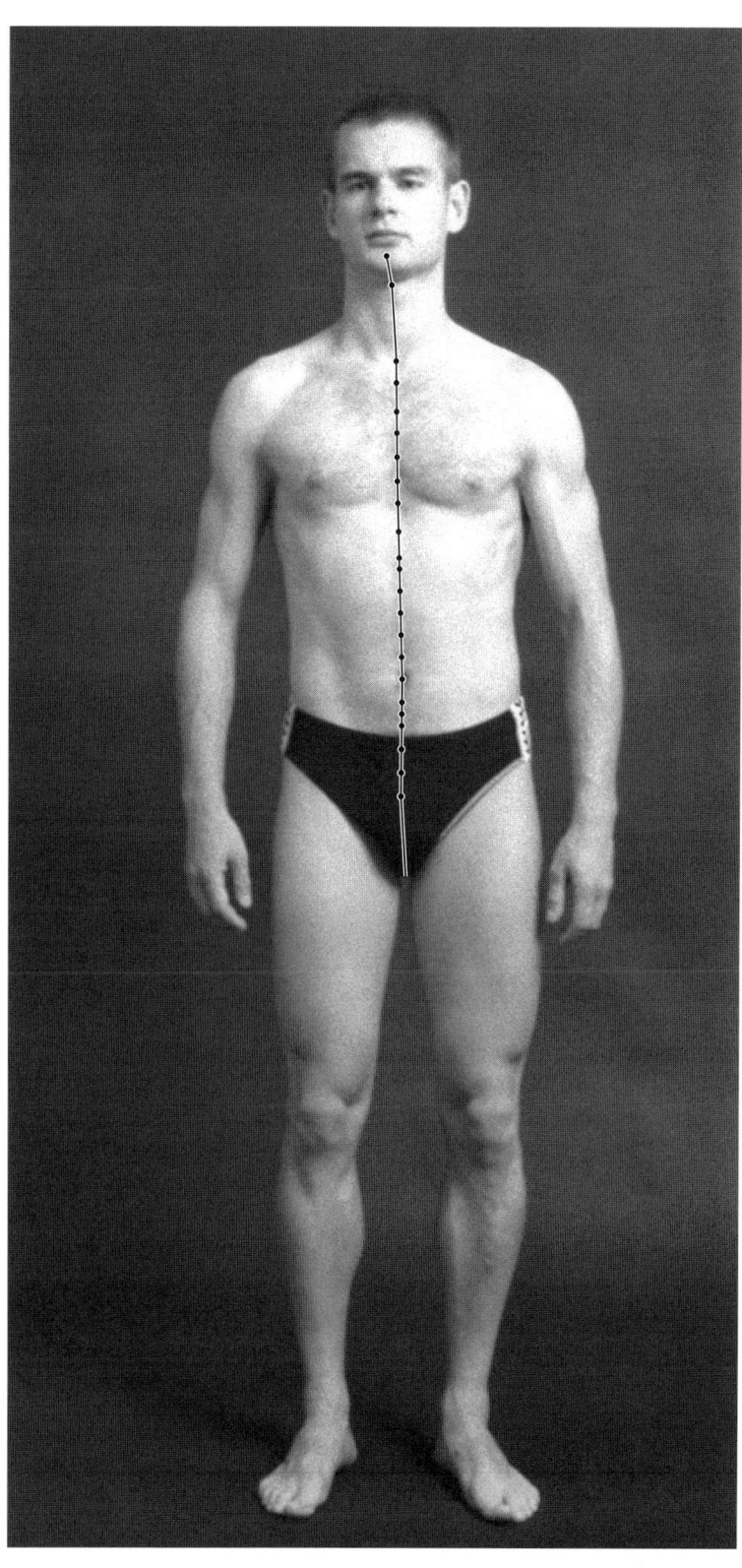

Abb. 9.1 Der REN MAI im Verlauf

● REN 4 wird bei urogenitalen Beschwerden und
bei Beschwerden des Dickdarms eingesetzt.
Eine Hämaturie muß selbstverständlich auch einer
schulmedizinischen Untersuchung zugeführt werden.

REN 4 wird bei urologischen Beschwerden behandelt. Hierzu gehören Blasen-
entleerungsstörungen, Brennen beim Wasserlassen, Bettnässen und Blut im Urin
(Hämaturie).
Auch bei der Behandlung von Durchfall wird REN 4 angewendet.

REN 4 wird bei Beschwerden im Unterbauch akupunktiert!

● REN 4 eignet sich sehr gut dazu, wieder
Energie in den Körper zu bringen.

REN 4 hat die Eigenschaft, das QI (Energie) zu stärken, und ist bei Patienten einzusetzen, die schon seit längerer Zeit erschöpft sind, sich häufig müde und kraftlos
fühlen und oft krank sind. Um das QI zu stärken, sollte man REN 4 tonisierend
behandeln – am besten mit Moxibustion (s. Kap. 2.2.4, S. 14f.).

REN 4 stärkt das QI!

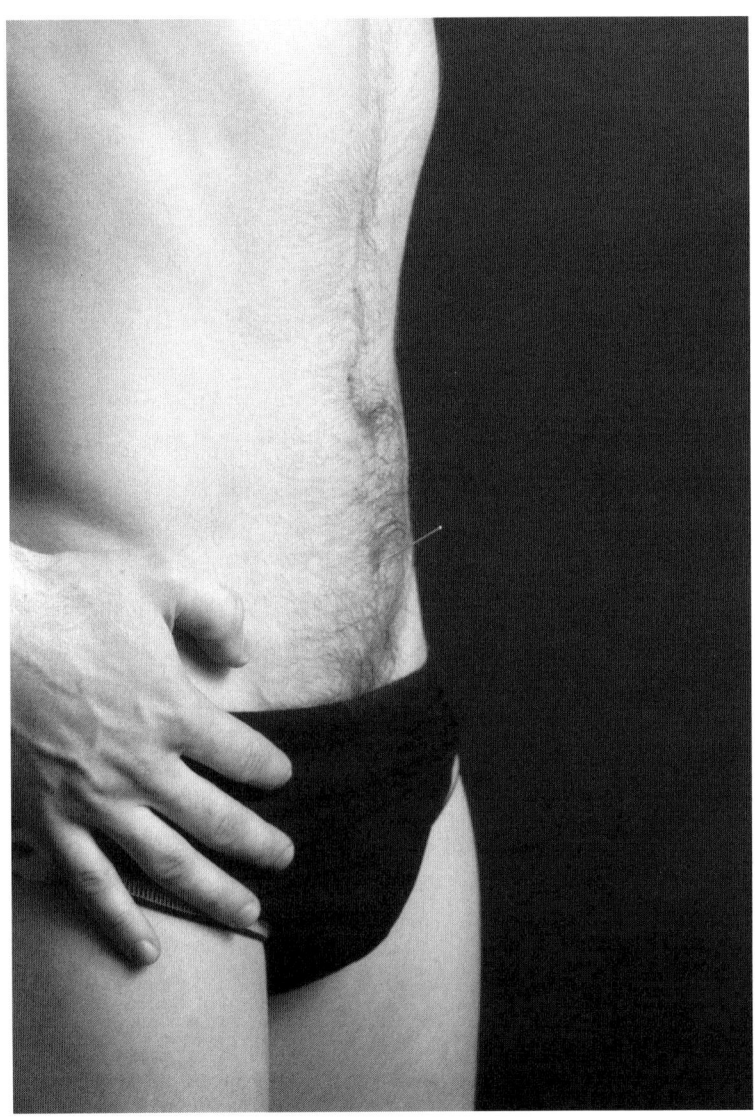

Abb. 9.2 Akupunkturpunkt REN 4

REN 6 (Qi Hai)

Lage: REN 6 liegt 1,5 CUN unterhalb der Mitte des Bauchnabels (Abb. 9.3). Um den Punkt REN 6 richtig zu lokalisieren, sollte man – wie bei REN 4 bereits beschrieben – die relativierende Meßtechnik einsetzen (s.o.). Man nutzt wieder die Tatsache, daß der Abstand zwischen der Bauchnabelmitte und der Oberkante der Schambeinsymphyse 5 CUN beträgt. Man unterteilt diesen Abstand wieder in fünf Abschnitte und findet dann 1,5 CUN (anderthalb Abschnitte) unter der Bauchnabelmitte den Punkt REN 6.

● **Anatomie:** Die Schambeinfuge oder Symphysis pubica gehört anatomisch gesehen zum Beckengürtel und bildet die Knochenverbindung zwischen rechtem und linkem Schambein. Die Symphyse tastet man im Bereich der Schambehaarung.

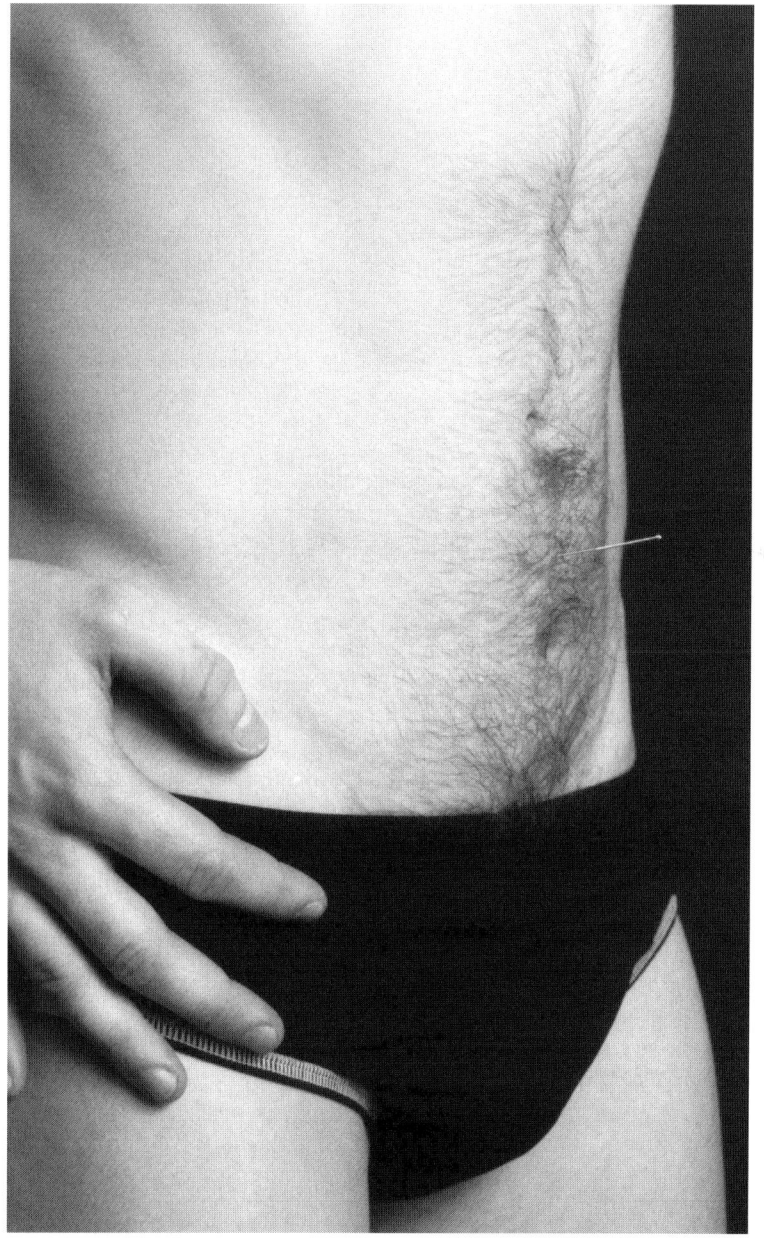

Abb. 9.3 Akupunkturpunkt REN 6

- REN 6 sollten Sie als Nahpunkt natürlich nur akupunktieren, wenn der Patient eine Nadel in diesem Gebiet akzeptiert – da er ja genau in diesem Areal Schmerzen angibt.

- REN 6 ist wie REN 4 sehr gut geeignet, Energie wieder in den Körper hineinzubringen.

- Hier lernen Sie eine sehr gute und einfache Punktkombination kennen, mit der Sie einem „ausgepowerten" Menschen Energie zuführen können. Eine Moxibustionsbehandlung von REN 6 und Ma 36 ist gerade in Zeiten von großem Streß eine Hilfe.

Anwendung:

- Wirkung: REN 6 wird vor allem bei Schmerz- und Spannungszuständen im Unterbauch eingesetzt. Solche Zustände können sowohl vom Genitaltrakt herrühren und treten besonders bei einer gestörten Regelblutung (z.B. krampfartigen Schmerzen) auf oder es kann sich auch um eine Störung des Magen-Darm-Trakts handeln.

REN 6 hilft bei einem schmerzenden oder gespannten Unterbauch!

REN 6 hat die Fähigkeit, das QI zu stärken. REN 6 wird dabei tonisierend behandelt, d.h. die Nadel wird gestochen, bis das DE-QI-Gefühl ausgelöst wird, und dann nicht mehr stark stimuliert. Bestenfalls brennt man noch einen Moxa-Kegel auf der Nadel ab (s. Kap. 2.2.4, S. 14 f.).

REN 6 wird bei Patienten eingesetzt, die sich in einem Zustand von häufiger Erschöpfung und Abgeschlagenheit befinden und sich zu allem, was sie tun wollen, sehr anstrengen müssen.

REN 6 kann sehr gut mit Ma 36 kombiniert behandelt werden. Beide Punkte können tonisierend gestochen werden (Moxibustion!) und helfen so, das QI zu stärken. Bei einem Patienten, der sich längere Zeit in einem kraftlosen Zustand befindet, müssen solche Moxibustionsbehandlungen in ein- bis zweiwöchigen Abständen wiederholt werden. Die Therapie wird über 1 bis 2 Monate fortgeführt, bis der Patient wieder „aufgefüllt" ist. Manchmal muß eine solche Behandlungsserie wiederholt werden, wobei man stets in Betracht ziehen muß, daß der Patient auch durch eine besondere körperliche oder psychische Belastung so erschöpft und „leer" sein kann. In jedem Fall sollte mit dem Patienten über die Möglichkeit solcher Ursachen gesprochen und gegebenenfalls auch eine Korrektur der Therapie vorgenommen werden (s. Kap. 2.2.3, S. 10 ff.).

REN 6 wird bei Erschöpfungszuständen tonisierend behandelt!

REN 12 (Zhong Wan)

- Die relativierende Meßtechnik wird in Kapitel 2.5 (S. 22) genau erklärt.
Einprägen sollten Sie sich unbedingt die Abstände Brustbeinspitze – Nabel (8 CUN) und Nabel – Symphyse (5 CUN).

Lage: REN 12 liegt 4 CUN oberhalb der Bauchnabelmitte (Abb. 9.4). Um die korrekte Lage zu finden, bedient man sich wie bei den Punkten REN 4 und REN 6 der relativierenden Meßtechnik: Der Abstand zwischen der Bauchnabelmitte und der Spitze des Schwertfortsatzes des Brustbeins (Processus xyphoideus sterni) beträgt 8 CUN. REN 12 liegt auf der Mitte dieser Strecke – 4 CUN unter dem Xyphoid und 4 CUN oberhalb des Nabels.

Anwendung:

- Wirkung: REN 12 ist der Alarmpunkt (MU-Punkt) des Magens (MU-Punkte – s. Kap. 2.4, S. 20).

- Sie haben schon einen anderen wichtigen MU-Punkt kennengelernt: Ma 25, den Alarmpunkt des Dickdarms (s. Kap. 6.2.3, S. 66 ff.).

Wenn eine Erkrankung des Magens vorliegt, wird der Patient bei Betasten und leichtem Drücken des Alarmpunkts REN 12 eine besondere Empfindlichkeit oder sogar Schmerzen angeben. REN 12 ist als MU-Punkt vor allem bei akuten Magenbeschwerden druckempfindlich. REN 12 wird nicht nur zur Diagnostik, sondern auch gleichzeitig zur Akupunkturbehandlung eingesetzt. Die Erkran-

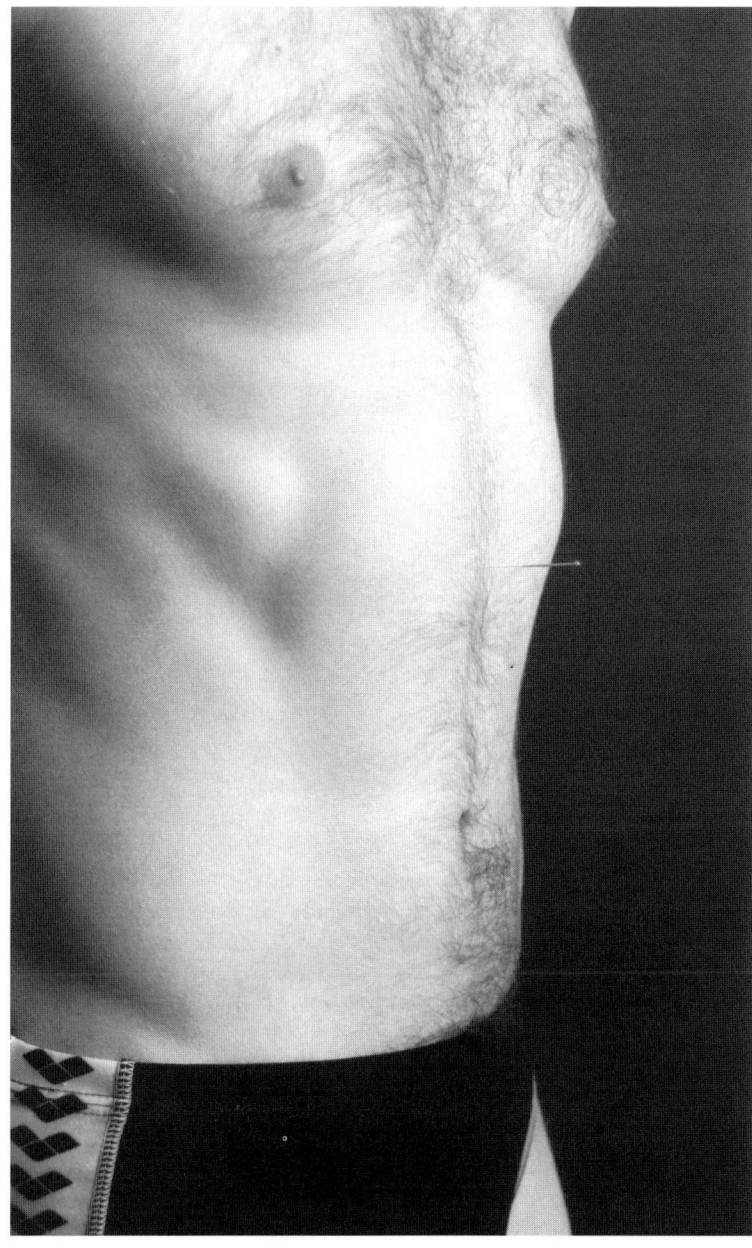

Abb. 9.4 Akupunkturpunkt REN 12

kungen, bei denen REN 12 angewendet wird, sind nicht nur auf Magenprobleme (z.B. Erbrechen, saures Aufstoßen, Appetitverlust, Entzündung der Magenschleimhaut) beschränkt, sondern REN 12 kann auch bei anderen Verdauungsstörungen (Durchfall oder Blähungen) und Schmerzen im Bauchraum akupunktiert werden.

REN 12 ist der Alarmpunkt (MU-Punkt) des Magens!

REN 17 (Shan Zong)

Lage: REN 17 liegt in der Mittellinie auf dem Brustbein, in Höhe des 4. Zwischenrippenraums (Abb. 9.5). Zum Auffinden des 4. Interkostalraums (4. ICR), suchen Sie zuerst den 2. Interkostalraum auf. Der 2. Interkostalraum liegt auf der Höhe der Knochenverbindung zwischen Handgriff und Körper des Brustbeins – diese Knochenverbindung ist leicht erhaben und gut auf dem Brustbein zu tasten, seitlich davon fühlen Sie den 2. Zwischenrippenraum (2. ICR). Nun tasten Sie sich in den übernächsten Interkostalraum nach unten und können dort den Punkt REN 17 auf dem Brustbein finden. Als helfende Orientierung beim Auffinden des 4. ICR kann Ihnen auch die Höhe der Brustwarzen dienen – denn der 4. ICR befindet sich auf Brustwarzenhöhe; allerdings ist diese Orientierung nicht immer sehr verläßlich, da es zu Höhenverschiebungen der Brustwarzen aufgrund anatomischer Gegebenheiten kommen kann.

Bei dem Punkt REN 17 müssen Sie darauf achten, daß Sie diesen Punkt nur oberflächlich bzw. flach akupunktieren, da sonst die Gefahr bestehen könnte, daß Sie das Brustbein durchstoßen oder durch kleine Löcher, die im Brustbein vorhanden sein können, das Herz bzw. die Herzhülle verletzen (s. Kap. 2.3, S. 16 ff.). Häufig ist es sogar besser, wenn Sie den Punkt REN 17 nur mit einer Moxa-Zigarre mit langsamen Auf-und-Ab-Bewegungen behandeln und so Ihrem Patienten Energie zuführen (s. Kap. 2.2.4, S. 14 f.).

Anwendung:

• Wirkung: REN 17 ist der Alarmpunkt (MU-Punkt) des oberen Erwärmers. Wie in Kapitel 5.2.1 ausgeführt, beeinflußt der obere Erwärmer vor allem die Atmung (s. Kap. 5.2.1, S. 51 f.). REN 17 wird bei Beschwerden, die die Atmung betreffen, eingesetzt: bei Husten, Schwierigkeiten beim Atmen (z.B. Keuchatmung oder Kurzatmigkeit) und Schmerzen im Brustkorb; REN 17 wird auch bei chronischen Erkrankungen wie Bronchitis und Asthma bronchiale akupunktiert. Bei Bronchitis hilft REN 17, den Schleim zu lösen. REN 17 dürfen Sie bei Asthma bronchiale nur im freien Intervall einsetzen. REN 17 ist zwar ein Nahpunkt und kann deswegen bei chronischem Asthma angewendet werden, aber im akuten Asthmaanfall müssen Sie den Patienten schulmedizinisch behandeln, da es bei einer falschen Behandlung neben schlimmen Folgen für den Patienten auch für Sie zu rechtlichen Schwierigkeiten kommen kann (s. Kap. 2.3, S. 16 ff.).

Wie oben bereits angesprochen, können Sie REN 17 bei Erkrankungen, die einer Energiezufuhr bedürfen, tonisierend mit Moxibustion behandeln. Die Krankheiten, die mit Moxibustion behandelt werden müssen, gehen mit Schwäche und Leere einher, z.B. mit schwacher Stimme bzw. Stimmverlust, kraftlosem Husten oder schwacher Atmung (Leere und Fülle – s. Kap. 2.2.2, S. 9).

REN 17 kann bei Schwächezeichen tonisierend behandelt werden!

• **Anatomie:** Zur besseren Orientierung ist es hilfreich, wenn man sich den Aufbau des Brustbeins noch einmal klarmacht: Das Brustbein (Sternum) besteht aus dem Handgriff (Manubrium), der den kranialen Anteil bildet, dem Körper (Corpus) und dem Schwertfortsatz (Processus xyphoideus), der das kaudale Ende des Brustbeins bildet.

• Um die Nadel am Punkt REN 17 sicher zu plazieren, können Sie mit Daumen und Zeigefinger einen kleinen Hautwulst über REN 17 bilden und die Nadel dann in diesen künstlich gebildeten Hautwulst einstechen.
Diese Stichtechnik sollte man überall dort anwenden, wo nicht besonders viel Unterhautfettgewebe (Subkutis) vorhanden ist – vergleichen Sie hierzu Gb 14 und Bl 2 (s. Kap. 3.2.3, S. 32 und Kap. 8.2.3, S. 96).

• Als MU-Punkt ist REN 17 bei einer Störung des oberen Erwärmers druck- bzw. schmerzempfindlich. REN 17 kann in seiner Funktion als MU-Punkt sowohl zur Behandlung als auch zur Therapie angewendet werden (s. Kap. 2.4, S. 20).

• REN 17 eignet sich sehr gut zur Behandlung einer schwachen Stimme (kraftlos und leise) – die Behandlung sollte allerdings nur mittels einer Moxa-Zigarre erfolgen.

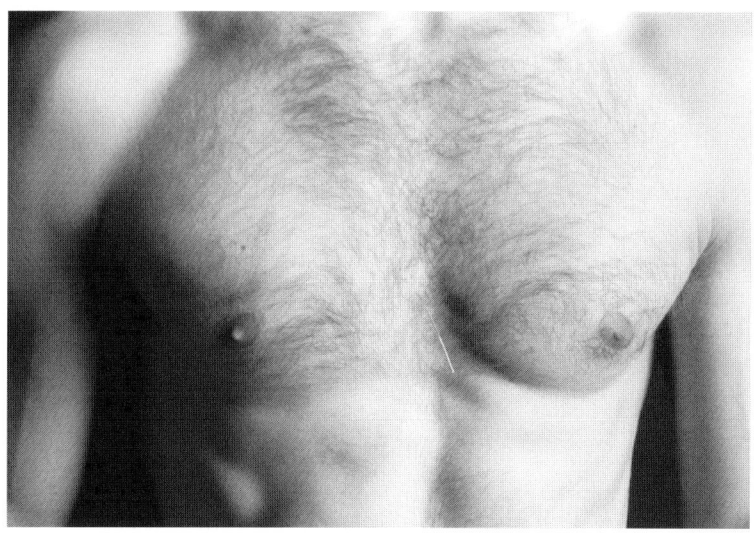

Abb. 9.5 Akupunkturpunkt REN 17

9.2 DU MAI
9.2.1 Die Funktionen des DU MAI

Der Meridian DU MAI liegt auf der Körperrückseite (YANG) in der Mittellinie.

Der DU MAI beeinflußt die YANG-Organe und die dazugehörigen Leitbahnen, er sorgt dafür, daß die YANG-Organe ihre Aufgaben erfüllen können und sich gegenseitig unterstützen.

Der DU MAI wird auch bei chronischen Wirbelsäulenbeschwerden eingesetzt; die DU-Punkte wirken positiv auf Beschwerden im Bereich des gesamten Rückens.

Der Meridian DU MAI stärkt das Immunsystem und kann bei einer geschwächten Abwehr, die zu Fieber und Erkältungskrankheiten führt, angewendet werden.

Die Leitbahn DU MAI hat eine besondere Wirkung auf den Kopf. Der DU MAI kann sowohl bei Störungen des Innenohrs (vor allem bei klingenden Ohrgeräuschen und Schwindelgefühl) als auch bei Kopfschmerzen und Migräne herangezogen werden. Zudem findet der DU MAI seinen Einsatz bei verschiedenen psychiatrischen und neurologischen Krankheiten. In der Traditionellen Chinesischen Medizin gehören zu diesen großen Anwendungsbereichen z.B. Gedächtnisstörungen, Wutanfälle, Schlafstörungen sowie Halbseitenlähmungen und verschiedene Krampfleiden.

Hierbei sollte man sich vor Augen führen, daß es auch Möglichkeiten gibt, sehr schwere Erkrankungen mit der Akupunktur zu behandeln. Allerdings sollten solche schwierigen Fälle erst mit der Akupunktur behandelt werden, wenn eine schulmedizinische Therapie keinen Erfolg zeigte. Aus rechtlichen Gründen ist es wichtig, daß man die Akupunktur bei Erkrankungen wie beispielsweise einem Krampfanfall nicht als frühe Behandlungsmethode wählt, sondern sie erst bei schulmedizinisch als austherapiert bezeichneten Patienten einsetzt (s. Kap. 2.3, S. 16 ff.). Selbstverständlich kann man die Akupunktur aber stets als eine ergänzende Behandlungsmöglichkeit in Betracht ziehen.

● Der Meridian DU MAI ist ebenso wie der REN-Meridian keinem bestimmten Organ zugeordnet, sondern sorgt dafür, daß die YANG-Organe gut funktionieren.

● Chronische Beschwerden an der Wirbelsäule lassen sich mit dem DU MAI beeinflussen.

● Der DU MAI wirkt einer schwachen Immunabwehr entgegen.

● Der DU MAI beeinflußt den Kopf in besonderem Maße. Akupunkturpunkte auf dem DU MAI werden einerseits bei Ohrbeschwerden, Kopfschmerzen, Migräne eingesetzt und andererseits auch bei Krankheiten, die das Gehirn betreffen. Dem Gehirn wird als einer optisch lediglich grauen Masse in der TCM kaum Beachtung geschenkt.

- Die Wirkungen von Dü 3 sollten Sie in Kapitel 4.2.3 nochmals nachlesen (S. 45).

Auch für den DU-Meridian gibt es – wie beim REN-Meridian – einen sogenannten Einschaltpunkt: Dü 3 (s. Kap. 4.2.3, S. 45). Dü 3 sorgt dafür, daß DU-Punkte, die akupunktiert werden sollen, besser und stärker wirken. Wie beim REN-Meridian sollte der Einschaltpunkt zeitlich gesehen vor den Punkten auf der DU-Leitbahn akupunktiert werden. DU-Punkte können natürlich auch ohne den Einsatz von Dü 3 akupunktiert werden.

DU MAI wird von Dü 3 eingeschaltet!

- Statt DU MAI gibt es auch die Begriffe „Lenkergefäß" und „Leitbahn der Steuerung".

Neben der Bezeichnung DU MAI existieren für diese Leitbahn auch die Synonyme „Lenkergefäß" oder „Leitbahn der Steuerung".

9.2.2 Der Verlauf des DU MAI

Verlauf der Leitbahn: hinten und oben (YANG)
Anzahl der Akupunkturpunkte: 28

- Der DU MAI verläuft vom Steißbein über die Medianlinie am Rücken und Kopf bis zur Oberlippe.

Der erste Punkt des DU MAI liegt in der Mitte zwischen Steißbein und Anus. Der DU MAI zieht von dort auf der Mittellinie des Körpers über den Rücken und Nacken weiter über die Mittellinie am Kopf (Pfeilnaht) bis zur Stirn. Von der Stirn verläuft der DU MAI über die Nase zur Oberlippe, schlägt dort auf die Innenseite der Oberlippe um und endet im Mund unterhalb des oberen Lippenbändchens mit dem Punkt DU 28 (Abb. 9.6).

9.2.3 DU-Punkte

Die drei wichtigsten Akupunkturpunkte auf der DU-Leitbahn sind: DU 4, DU 14 und DU 20.

DU 4 (Ming Men)

- Versuchen Sie das Aufsuchen des 4. LWK oft zu üben, damit Sie in der Höhenlokalisation an der Lendenwirbelsäule sicher werden. Tasten Sie die Dornfortsätze an der Lendenwirbelsäule sowohl nach oben als auch nach unten ab.
Die Methode des Nach-oben-Tastens (vom 4. LWK zum 2. LWK) ist wesentlich einfacher und eleganter als das Nach-unten-Tasten über die große Distanz vom 7. HWK zum 2. LWK.

Lage: DU 4 befindet sich unterhalb des Dornfortsatzes des 2. Lendenwirbelkörpers (Abb. 9.7). Der Punkt DU 4 liegt auf der gleichen Höhe wie Bl 23 (s. Kap. 8.2.3, S. 106f.). Man kann sich deshalb beim Aufsuchen von DU 4 der gleichen Hilfstechniken bedienen wie beim Aufsuchen von Bl 23: Die erste Möglichkeit besteht darin, daß man sich vom Vertebra prominens (HWK 7) über die Brustwirbelsäule bis zum LWK 2 nach unten tastet. Die andere Möglichkeit ist das Nach-oben-Tasten: Zunächst suchen Sie den Dornfortsatz des 4. LWK auf (Verbindungslinie zwischen der höchsten Stelle der beiden Darmbeinschaufeln). Vom 4. LWK tasten Sie sich dann bis zum 2. LWK nach oben und finden an der Unterkante des Dornfortsatzes den Punkt DU 4. Stechen Sie die Nadel unterhalb des Dornfortsatzes (Processus spinosus) des 4. LWK in die Haut ein und schieben Sie die Nadel dann langsam vor.

Anwendung:

- DU 4 wird bei Beschwerden der Lendenwirbelsäule eingesetzt.

- **Lokale Wirkung:** DU 4 ist vor allem als lokaler Punkt wichtig und wird bei chronischen Beschwerden der Wirbelsäule im Lendenbereich (Bewegungseinschränkungen, Schmerzen) behandelt.

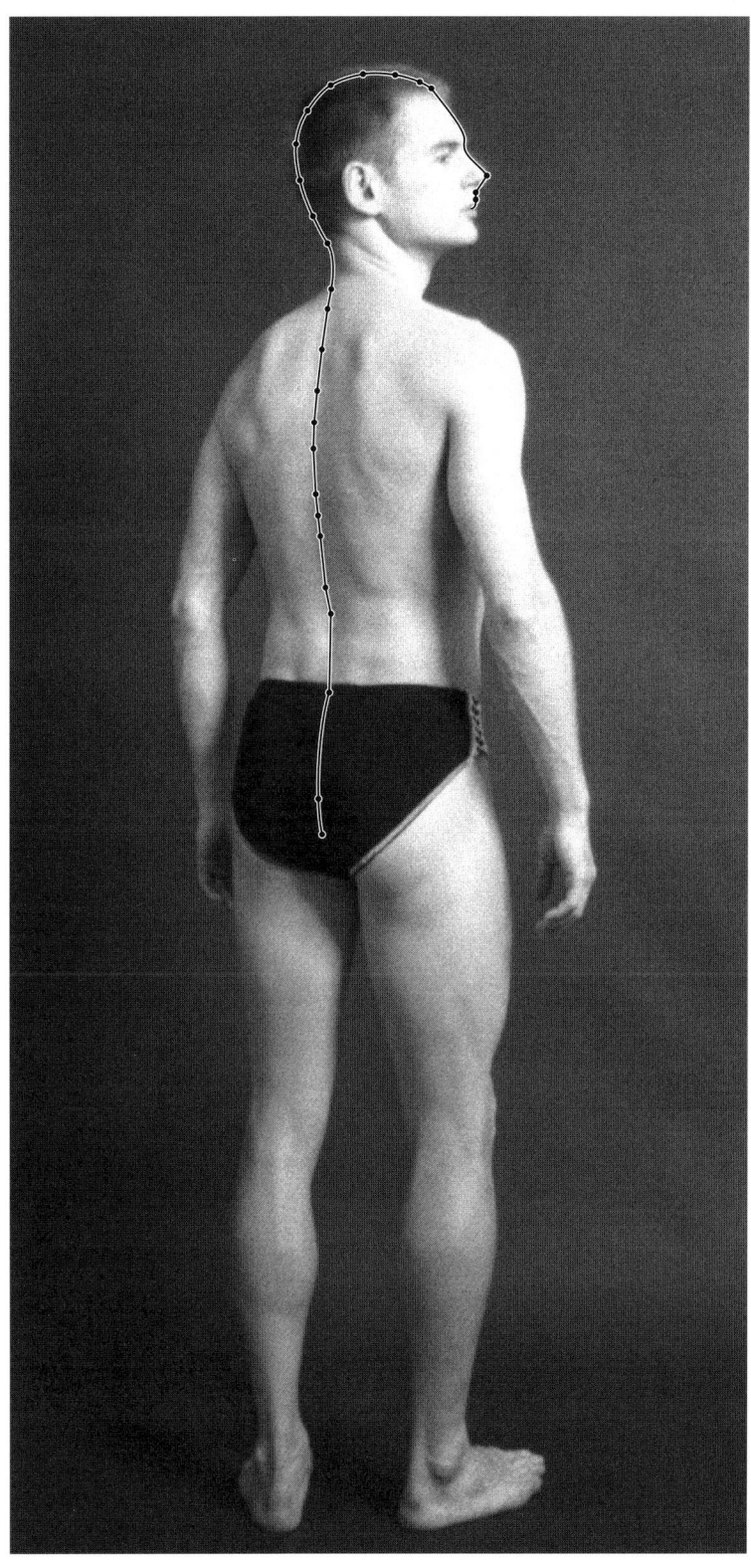

Abb. 9.6 Der DU MAI im Verlauf

● DU 4 beeinflußt das YANG-Organ Blase sozusagen von hinten – von dorsal.

● Meridianwirkung: DU 4 kann bei Erkrankungen des Urogenitaltrakts eingesetzt werden.
DU 4 findet dabei seine Anwendung sowohl bei Menstruationsstörungen als auch
bei Impotenz oder Bettnässen und Blasenschwäche (Inkontinenz).

DU 4 wird bei urogenitalen Erkrankungen akupunktiert!

● Die Akupunktur darf natürlich nicht nur bei
schulmedizinisch austherapierten Fällen eingesetzt
werden – bei einem großen Teil der Patienten wird
die Akupunktur zeitlich gesehen sowieso erst spät
eingesetzt wird. Die Akupunktur kann als ergänzende Behandlung eigentlich immer diskutiert werden.

DU 4 kann auch bei Erkrankungen im Bereich des Kopfes wie Kopf- und
Nackenschmerzen, klingenden Ohrgeräuschen und sogar Krampfanfällen angewendet werden. Bei der Therapie von Krampfanfällen ist es allerdings wichtig, daß
man sich an bestimmte Vorsichtsmaßnahmen hält und nur schulmedizinisch aus-
therapierte Patienten behandelt (s. Kap. 2.3, S. 16ff. und Kap. 9.2.1, S. 119).

DU 4 wird bei Beschwerden im Kopfbereich behandelt!

● Sehen Sie sich noch einmal die Lage und Wirkung des Punktes Bl 23 an (s. Kap. 8.2.3, S.106f.).
DU 4 und Bl 23 verstärken beim gemeinsamen Einsatz ihre lokale Wirkung.

DU 4 bildet mit Bl 23 das hintere magische Dreieck. Die drei Punkte (DU 4 in der
Mitte – Bl 23 rechts und links) haben zusammen eine sehr gute Wirkung bei chronischen Beschwerden im Bereich der Lendenwirbelsäule.

DU 4 und Bl 23 bilden zusammen das hintere magische Dreieck!

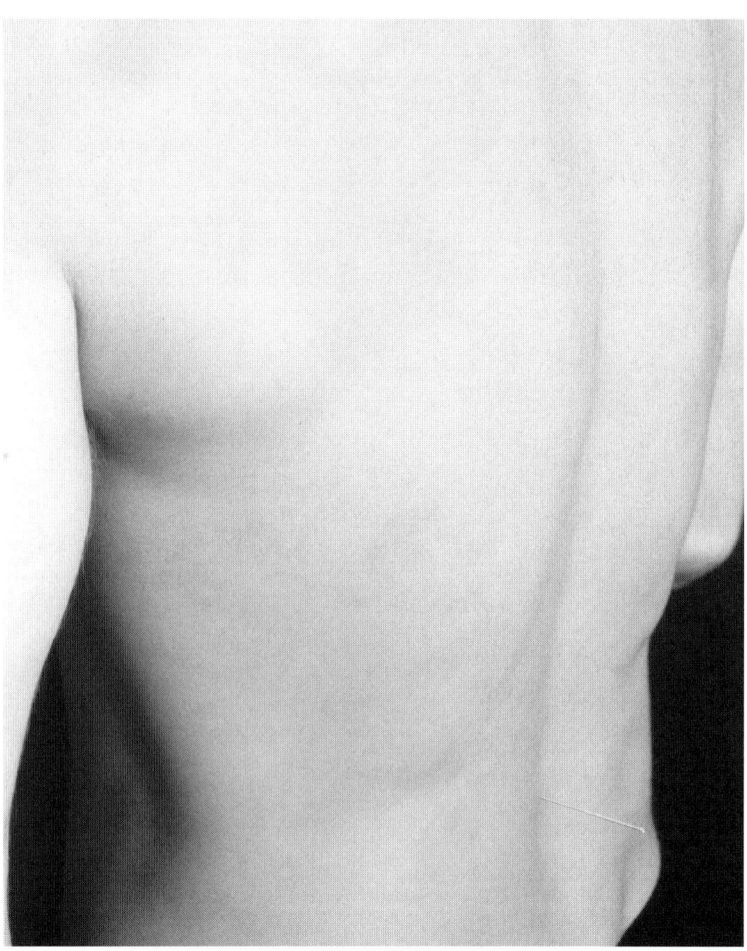

Abb. 9.7 Akupunkturpunkt DU 4

DU 14 (Da Zhui)

Lage: DU 14 liegt unterhalb des Dornfortsatzes des 7. Halswirbelkörpers (Abb. 9.8). Um den Akupunkturpunkt DU 14 zu finden, sucht man den 7. Halswirbel auf. Der 7. Halswirbel wird auch Vertebra prominens genannt, also hervorstehender oder vorspringender Wirbel. Den Vertebra prominens findet man am besten, wenn man mit den Fingern über die Dornfortsätze der Halswirbelsäule von oben nach unten tastet. Der Patient sollte dabei den Kopf nach vorne beugen. Man tastet beim 6. HWK einen leicht erhabenen Dornfortsatz und beim 7. HWK dann einen sehr deutlich erhabenen Dornfortsatz. Unter der Unterkante dieses Dornfortsatzes (7. HWK) wird die Nadel eingestochen.

● Versuchen Sie beim Einstechen der Nadel nicht auf Knochen zu treffen – wenn der Patient ein spitzes unangenehmes Gefühl angibt, haben Sie sehr wahrscheinlich die Knochenhaut (Periost) berührt.

● DU 14 liegt am unteren Bereich des Nackens – andere Punkte, die Sie im oberen Bereich des Nackens kennengelernt haben, sind Gb 20 und Bl 10 (s. Kap. 3.2.3, S. 35f. und Kap. 8.2.3, S. 98ff.).

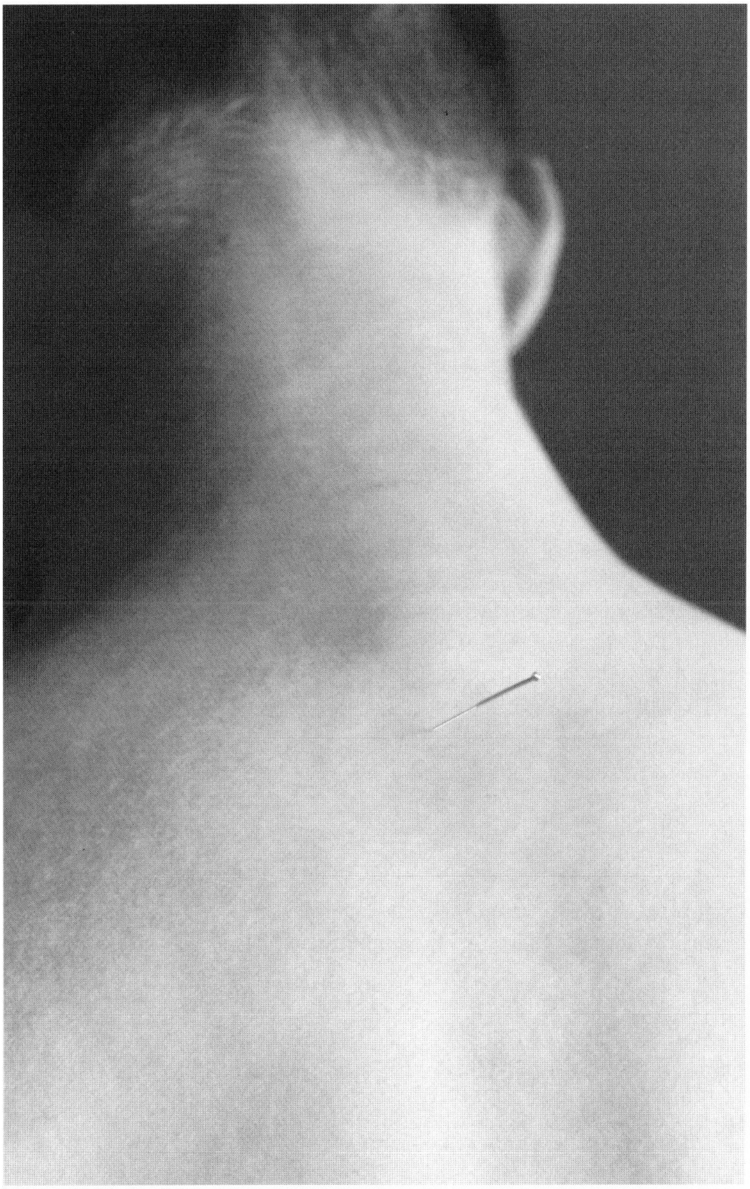

Abb. 9.8 Akupunkturpunkt DU 14

Anwendung:

● Lokale Wirkung: DU 14 kann bei lang anhaltender Nackensteifigkeit und Schmerzen im Nackenbereich akupunktiert werden.

● Meridianwirkung: DU 14 hat eine stimulierende Wirkung auf das Immunsystem und kann deshalb bei der Behandlung von Infektionskrankheiten, die den oberen und auch unteren Atemtrakt betreffen, eingesetzt werden.

● DU 14 beeinflußt das Immunsystem positiv – DU 14 besitzt eine immunmodulatorische Wirkung.

Wenn Sie bei einem Patienten eine Kältesymptomatik feststellen, können Sie DU 14 auch tonisierend mit Moxibustion behandeln. Bei einer Kältesymptomatik gibt der Patient an, daß er oft friert – häufig kann sich der Patient auch noch erinnern, daß er seine Erkältung bekommen hat, nachdem er Kälte ausgesetzt war; zusätzlich finden Sie bei einer Kältesymptomatik einen blassen Zungenkörper und einen hellen, meist weißen Zungenbelag (Kälte und Hitze – s. Kap. 2.2.2, S. 10).

● Wenn Sie einen Patienten mit Moxibustion behandeln wollen, sollten sich auch immer die Zunge anschauen. Kontraindikationen für die Moxibustion sind eine dunkelrote Zunge bzw. ein gelblicher Zungenbelag oder auch Hautveränderungen mit Hitzezeichen direkt an den Punkten, die Sie akupunktieren wollen, z.B. Überrötung oder Besenreißer (s. Kap. 2.2.4, S. 14f.).

DU 14 kann mit Moxibustion bei Kältekrankheiten behandelt werden!

DU 14 beeinflußt verschiedene Erkrankungen im Bereich des Kopfes positiv. Zu solchen Erkrankungen gehören Kopfschmerzen, Schwindelgefühl und klingende Ohrgeräusche (Tinnitus). Aber auch bei psychiatrischen und neurologischen Krankheiten wie lang andauernden Geisteskrankheiten und Krampfleiden kann DU 14 eingesetzt werden. Wie oben bereits angesprochen, dürfen solche Erkrankungen nur bei schulmedizinisch austherapierten Patienten mit Akupunktur behandelt werden (s. Kap. 2.3, S. 16ff.).

● Denken Sie daran, daß Akupunktur nicht bei akuten Psychosen angewendet werden darf – bei einer lang anhaltenden Geisteskrankheit kann man eine Akupunkturbehandlung als unterstützende Maßnahme jedoch durchaus diskutieren.

DU 14 kann bei Beschwerden im Kopfbereich eingesetzt werden!

DU 20 (Bai Hui)

Lage: DU 20 liegt oben auf dem Kopf, auf der Pfeilnaht (Abb. 9.9). Um DU 20 aufzufinden, müssen Sie die vertikale Ohrachse aufsuchen. Die vertikale Ohrachse zieht leicht nach dorsal abgekippt durch das Ohr – sie bezeichnet die Linie, die vom Ohrläppchen zur Ohrspitze verläuft. Nun stellen Sie sich eine Verlängerung der vertikalen Ohrachse nach oben vor und suchen den Schnittpunkt dieser Verlängerung und der Kopfmittellinie. Auf diesem Schnittpunkt liegt DU 20 – Sie finden an dieser Stelle eine Erhöhung des Knochens vor.

● **Anatomie:** Die Pfeilnaht (Sutura sagittalis) liegt genau auf der Mittellinie oben auf dem Schädeldach.
Die vertikale Ohrachse können Sie noch leichter auffinden, indem Sie das Ohr in der Mitte umbiegen – die „Knicklinie" stimmt mit der vertikalen Ohrachse überein.

DU 20 können Sie senkrecht oder in einem flachen Winkel akupunktieren; wenn Sie den flachen Winkel wählen, stechen Sie die Nadel schräg durch die Haut ein und schieben sie dann flach über dem Knochen nach hinten in Richtung Okziput (Hinterhaupt) vor.

● Einen künstlichen Hautwulst kann man bei DU 20 nicht bilden, da hier die Haut eng mit den darunterliegenden Strukturen verbunden ist.

Anwendung:

● Lokale Wirkung: DU 20 ist ein sehr guter Punkt für die Behandlung von Kopfschmerzen, die seit längerer Zeit häufig auftreten und damit einen chronischen Charakter haben. DU 20 sollte im schmerzfreien Intervall akupunktiert werden. Wenn der Patient akut über Kopfschmerzen klagt, ist es besser, Fernpunkte einzusetzen.

● DU 20 ist vor allem für die Behandlung von Kopfschmerzen geeignet, die oben am Kopf lokalisiert sind – so als würde „etwas im Kopf gegen das Schädeldach drücken."

● Meridianwirkung: DU 20 wird wie DU 4 und DU 14 bei Erkrankungen im Kopfbereich eingesetzt. Zu diesen Erkrankungen zählen Schwindelgefühl, Benommenheit,

Gleichgewichtsstörungen, klingende Ohrgeräusche und Krampfleiden sowie Ohnmachtsanfälle und Halbseitenlähmungen. Bei solchen neurologischen Notfällen ist die Akupunktur sicherlich nicht die Behandlungsform der ersten Wahl. Die Akupunktur kann bei solchen Erkrankungen entweder zusätzlich zur Schulmedizin eingesetzt werden oder dann, wenn der Patient im Sinne der Schulmedizin als austherapiert gilt.

● Halbseitenlähmungen können durch Gefäßverschlüsse oder Blutungen im Gehirn verursacht werden und sollten zur Abschätzung des Schadens durch bildgebende Verfahren (Kernspintomographie, Computertomographie) und den klinischen Verlauf beurteilt werden.

DU 20 wird bei Erkrankungen im Kopfbereich angewendet!

DU 20 hat zudem noch eine besonders harmonisierende Wirkung auf den Geist (SHEN – s. Kap. 1.3, S. 5 und Kap. 4.1.1, S. 39 f.). DU 20 wird bei Schlafstörungen, Gedächtnisstörungen und psychischen Unruhezuständen eingesetzt. DU 20 sorgt dafür, daß der Geist (SHEN) wieder seinen Platz im Herzen findet und sich dort niederlassen kann. DU 20 wirkt beruhigend und kann den Effekt haben, daß Ihr Patient etwas müde wird.

● DU 20 beruhigt den Geist und senkt ihn ab. Sie sollten Ihren Patienten generell darauf hinweisen, daß während und nach der Akupunkturbehandlung Müdigkeit und ein Erschöpfungsgefühl auftreten können – gerade wenn sich Ihr Patient „im Streß" befindet.

DU 20 harmonisiert den Geist (SHEN)!

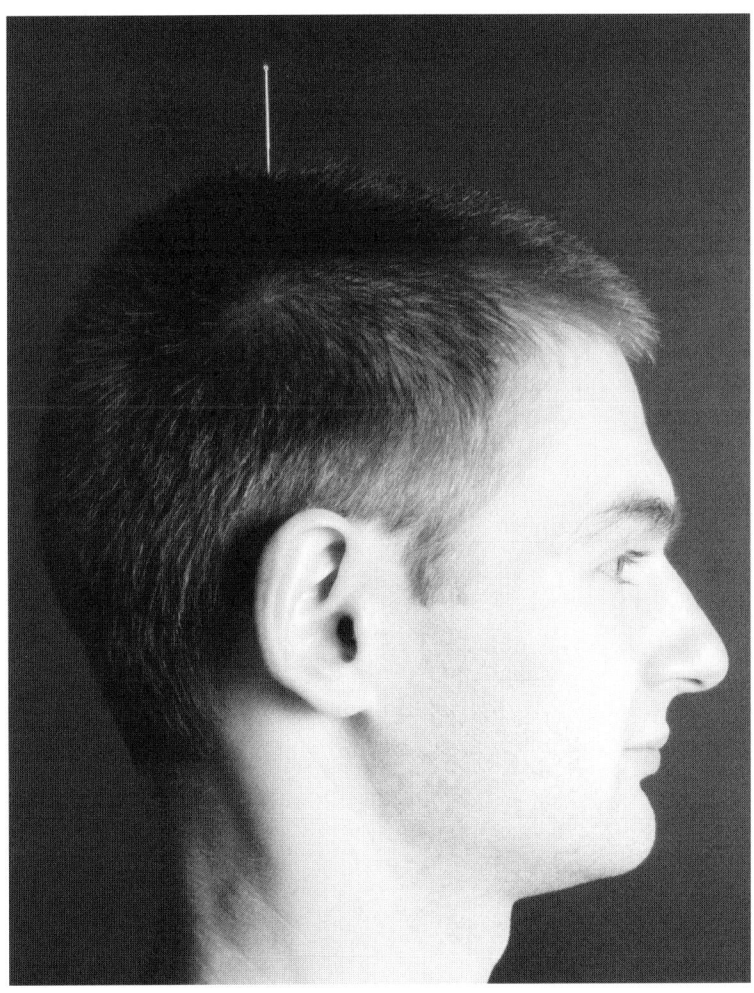

Abb. 9.9 Akupunkturpunkt DU 20

9.3 Fragen zum Kapitel REN MAI – DU MAI

Antworten zu diesen Fragen finden Sie auf Seite 137.

1. Beschreiben Sie den Verlauf des REN MAI.
2. Wo liegen die Akupunkturpunkte DU 4 und Bl 23?
3. Nennen Sie zwei Anwendungsmöglichkeiten für den Akupunkturpunkt REN 6.
4. Wieviele Punkte befinden sich auf dem REN-Meridian?
5. Wo liegt der Punkt Bl 10?
6. Wo liegt der Punkt Bl 40?
7. Welche Beziehung hat DU 20 zum Geist (SHEN)?
8. Beschreiben Sie die Lage von REN 12.
9. Welche Einsatzbereiche hat DU 14? Nennen Sie zwei Anwendungsmöglichkeiten.
10. Ein 55jähriger Patient (163 cm, 87 kg) klagt über schon seit 20 Jahren bestehendes Asthma bronchiale mit „ordentlicher Schleimproduktion", das mit Kortison-Spray und inhalativen Beta-Sympathomimetika behandelt wird. Der Patient fragt Sie nach einer unterstützenden Therapie.
   Welche Akupunkturpunkte können Sie zur Behandlung auswählen?

10 Extrapunkte

Neben den sogenannten klassischen Akupunkturpunkten, die Sie bisher kennengelernt haben, existieren auch noch Akupunkturpunkte, die weder einem Organ noch einer Leitbahn zugeordnet werden. Diese Punkte werden als sogenannte Extrapunkte bezeichnet und sind über den ganzen Körper verteilt.

Die Angaben über die Anzahl der Extrapunkte schwankt deutlich. Das liegt hauptsächlich an der Tatsache, daß verschiedene Autoren und Akupunkteure immer wieder zusätzliche Punkte gefunden und beschrieben haben. So gibt es Aufzeichnungen mit über 1000 verschiedenen Extrapunkten. Die WHO (World Health Organisation) hat im Rahmen einer Standardisierung die Anerkennung von 48 Extrapunkten empfohlen.

Auch eine einheitliche Numerierung ist aufgrund der unterschiedlichen Nomenklaturen schwierig; die Extrapunkte werden meistens mit Eigennamen bezeichnet. Die beiden Extrapunkte, die Ihnen im folgenden vorgestellt werden, werden in diesem Buch auch nur mit ihren Eigennamen genannt.

Es sei noch darauf hingewiesen, daß die Extrapunkte in anderen Büchern auch als „Punkte außerhalb der Meridiane", „Neupunkte" oder „außerordentliche Punkte" bezeichnet werden.

● Die Anzahl der klassischen Akupunkturpunkte beträgt 361. Sie gehören immer zu einem inneren Organ bzw. zu einem Meridian. Extrapunkte gibt es am ganzen Körper – hauptsächlich aber an Kopf, Armen und Beinen.

● Eine Nomenklatur, die sich durchzusetzen scheint, ist eine Numerierung der Extrapunkte für die Gebiete, in denen sie liegen (z.B. Kopf, Rücken). Daneben gibt es aber auch Vorschläge für eine fortlaufende Numerierung.

● Synonyme für die Bezeichnung Extrapunkte sind die Begriffe „Neupunkte" und „außerordentliche Punkte".

10.1 YINTANG und TAIYANG

Die zwei wichtigsten Extrapunkte Yintang und Taiyang sollen im folgenden beschrieben werden.

YINTANG

Lage: Der Extrapunkt YINTANG befindet sich in der Mitte zwischen den Augenbrauen (Abb. 10.1). Um den Punkt YINTANG zu finden, gleiten Sie mit dem Finger langsam vom Nasenrücken in Richtung Stirn – auf der Höhe der Augenbrauen tasten Sie dann eine Vertiefung. In dieser Vertiefung liegt der Extrapunkt YINTANG. Beim Akupunktieren dieses Punkts können Sie die Nadel entweder senkrecht in die Haut stechen oder Sie akupunktieren den Punkt über einen künstlich gebildeten Hautwulst, den Sie mit Daumen und Zeigefinger zwischen den Augenbrauen bilden – dieser Hautwulst bildet sozusagen eine Verlängerung der Nasenwurzel in der Längsachse. In diesen Hautwulst stechen Sie die Nadel in Richtung Nase in einem etwa 45°-Winkel ein. Bei dieser etwas schwierigeren Methode muß man darauf achten, daß man die Nadel etwas kranial des eigentlichen Punkts einsticht, damit man den Punkt YINTANG, der ja etwas tiefer in der Haut lokalisiert ist, auf der richtigen Höhe trifft.

● Die Technik, einen künstlichen Hautwulst zu bilden, wird Ihnen auch bei den Punkten Gb 14, Bl 2 und REN 17 vorgestellt (s. Kap. 3.2.3, S. 32, Kap. 8.2.3, S. 96 und Kap. 9.1.3, S. 118). Sie sollten diese Methode durchaus erst einmal bei sich selbst ausprobieren, indem Sie sich vor den Spiegel setzen und versuchen, z.B. den Punkt YINTANG zu akupunktieren.

Anwendung:

● Wirkung: Der Punkt YINTANG wird bei wiederholt auftretenden Kopfschmerzen im Bereich der Stirn eingesetzt. Der Punkt sollte allerdings bei solchen chronischen Kopfschmerzen nur im schmerzfreien Intervall akupunktiert werden. Bei akuten Kopfschmerzen sollten Sie Fernpunkte anwenden.

Der YINTANG wird bei chronischen Kopfschmerzen akupunktiert!

● Der YINTANG kann mit Punkten, die ebenfalls bei chronischen Kopfschmerzen und Migräne im Stirnbereich eingesetzt werden, kombiniert werden, z.B. Gb 14, Ma 8, Bl 2; denkbar sind auch Gb 20 und DU 20.

● Der YINTANG bildet mit den zwei Punkten Bl 2 das sogenannte vordere magische Dreieck, das einen starken Einfluß auf den Nasenrachenraum hat (s. Kap. 8.2.3, S. 96 ff.).

Der Punkt YINTANG hat außerdem eine Wirkung auf die Augen, die Nase und die Nasennebenhöhle der Stirn.

So wird der YINTANG bei Erkrankungen am Auge (z.B. bei geröteten, schmerzenden und brennenden Augen, Augentränen und Zucken der Augenlider), an der Nase (z.B. bei Schnupfen, verstopfter Nase und Nasenbluten) und bei einer Entzündung der Stirnnasennebenhöhle (Sinusitis frontalis) eingesetzt.

Der Extrapunkt YINTANG wird also vor allem bei Störungen, die in der näheren Umgebung dieses Punktes liegen, angewendet.

Der YINTANG wird zur lokalen Behandlung eingesetzt!

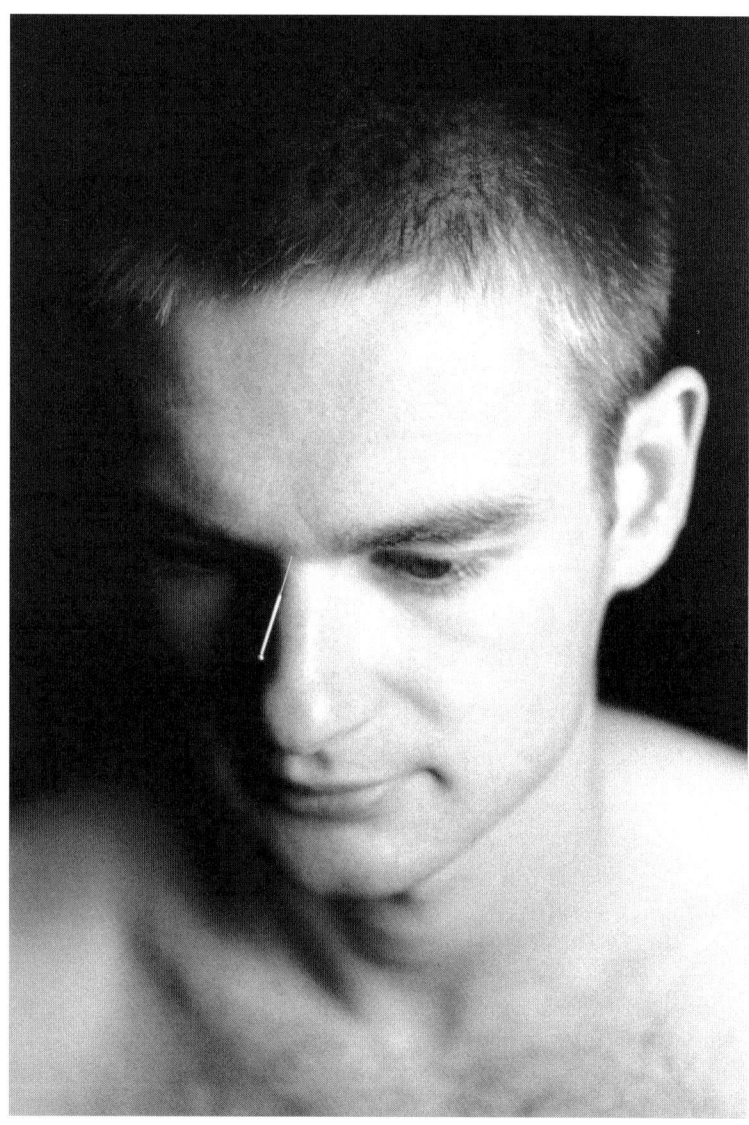

Abb. 10.1 Akupunkturpunkt YINTANG

TAIYANG

Lage: Der Extrapunkt TAIYANG liegt seitlich des äußeren Augenwinkels in einer Vertiefung (Abb. 10.2). Um den Punkt TAIYANG aufzufinden, stellen Sie sich eine Verbindungslinie vor, die zwischen dem äußeren Augenwinkel und dem lateralen Augenbrauenende liegt. Auf dieser Verbindungslinie suchen Sie den Mittelpunkt und finden 1 CUN weiter in Richtung Ohr den Punkt TAIYANG. Dieser Extrapunkt liegt in einer Vertiefung auf dem Schläfenmuskel (M. temporalis) und läßt sich besonders gut finden, wenn der Kiefer mehrmals angespannt und wieder entspannt wird. Wichtig ist, daß Sie bei der Punktsuche im Bereich der Vertiefung an der Schläfe bleiben.

● Beim Aufsuchen des TAIYANG können Sie sich sehr gut an der Vertiefung am Schläfenmuskel orientieren, die beim Betasten etwas druck- oder sogar schmerzempfindlich ist.

Anwendung:

● Wirkung: Der Extrapunkt TAIYANG wird vor allem bei Schläfenkopfschmerzen angewendet. Diese Kopfschmerzen sind meistens pochend und treten vermehrt in Situationen auf, die mit viel Streß und Druck vergesellschaftet sind.

In der Akupunktur kann der TAIYANG bei chronischen Kopfschmerzen im Bereich des TAIYANG bzw. bei Migräne eingesetzt werden. Sie sollten diesen Punkt nur im schmerzfreien Intervall akupunktieren. Bei einem akuten Migräneanfall kann der TAIYANG auf der kontralateralen Seite angewendet werden.

● Bei Kopfschmerzen kann eine sanfte Massage des Punktes YINTANG auch schon eine gewisse Linderung bringen.

Der TAIYANG wird bei seitlichen Kopfschmerzen und Migräne eingesetzt!

Der TAIYANG kann ähnlich wie der Extrapunkt YINTANG zur Behandlung von Augenerkrankungen eingesetzt werden. Der TAIYANG wirkt sehr gut bei Beschwerden am Auge, die durch Zugluft oder trockene klimatisierte Luft entstanden sind, so z.B. bei geröteten oder entzündeten Bindehäuten sowie tränenden und brennenden Augen.

● Bei Erkrankungen am Auge können Sie auch sehr gut zur Ergänzung Leber- und Gallenblasenpunkte einsetzen – vor allem, wenn die Beschwerden plötzlich („windartig"!) aufgetreten sind.

Der TAIYANG wird bei Augenerkrankungen angewendet!

Der TAIYANG wird auch bei der Trigeminusneuralgie eingesetzt. Die Trigeminusneuralgie ist ein Schmerzsyndrom, das auf den Versorgungsbereich des N. trigeminus (Hirnnerv V) beschränkt ist. Bei zu großer Empfindlichkeit bzw. Schmerzhaftigkeit im betroffenen Gebiet kann der TAIYANG gegebenenfalls nur auf der gegenüberliegenden Seite akupunktiert werden.

● Bei der Trigeminusneuralgie können auch die Punkte Dü 19 und Di 20 als Nahpunkte eingesetzt werden (s. Kap. 4.2.3, S. 46 und Kap. 7.2.3, S. 86f.) – als Fernpunkt kann Ma 44 zur Anwendung kommen (s. Kap. 6.2.3, S. 73).

Der TAIYANG wird bei der Trigeminusneuralgie eingesetzt!

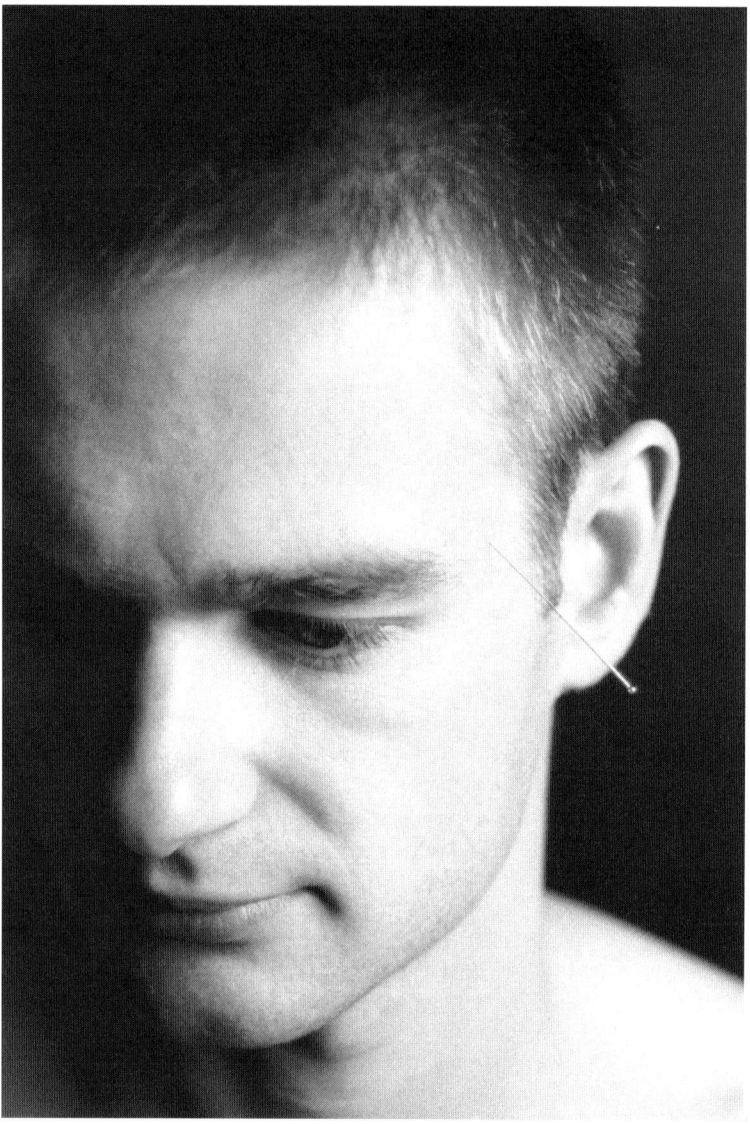

Abb. 10.2 Akupunkturpunkt TAIYANG

10.2 Fragen zum Kapitel Extrapunkte

1. Wo liegt der Extrapunkt TAIYANG?
2. Bei welchen Erkrankungen wird der YINTANG eingesetzt?
3. Welche Akupunkturpunkte kennen Sie, die bei allgemeiner Schwäche, Müdigkeit und Abgeschlagenheit eingesetzt werden können? Nennen Sie die wichtigsten.
4. Beschreiben Sie die Lage von DU 20.

Antworten zu diesen Fragen finden Sie auf Seite 138.

11 Antwortteil

1. Die Gallenblase ist ein Hohlorgan und damit ein YANG-Organ.
2. Der Lebermeridian verläuft von der großen Zehe über die mediale Seite des Beins zur Leiste und von dort über den Bauch zum Brustkorb.
3. Ein Ausbleiben der Regelblutung basiert nach der Auffassung der Traditionellen Chinesischen Medizin auf einem Mangel an XUE (Blut). Eine sehr häufige Ursache für einen XUE-Mangel liegt in einer Schwäche der Leber. Bei einer Leberschwäche kann die Leber ihre Funktionen nicht mehr richtig erfüllen und auch keine ausreichenden Mengen an XUE mehr bereitstellen.
4. Punkte, die Sie bei Störungen der Regelblutung akupunktieren können, müssen in der Lage sein, Einfluß auf die weiblichen Geschlechtsorgane – besonders die Gebärmutter (Uterus) – zu nehmen. Solche Punkte müssen außerdem das XUE kontrollieren. Punkte, die diese Eigenschaften haben, sind Le 3, Le 8 und Gb 41.
   Denken Sie auch an die unterschiedlichen Energie zu- und ableitenden Verfahren (s. Kap. 2.2.4, S. 14 ff.).
5. Le 3 liegt zwischen dem 1. und 2. Mittelfußknochen, etwa 1,5 CUN proximal des Großzehengrundgelenks.
   Le 3 kann als YUAN- oder Quellpunkt der Leber einen gestörten QI-Fluß der Leber ausgleichen und in einen harmonischen Fluß bringen – dadurch wird das QI der Leber gestärkt.
6. Zur Behandlung von chronischen Kniebeschwerden müssen Sie Punkte auswählen, die am Knie liegen (Nahpunkte). Zu diesen Punkten gehören Le 8 und Gb 34.
7. Gb 20 liegt in einer Vertiefung zwischen dem M. sternocleidomastoideus und dem M. trapezius, unterhalb des Hinterhauptknochens.
8. Akupunkturpunkte, die Sie bei einer Bindehautentzündung einsetzen können, sind Le 3 und Gb 20.
9. Auf der Leitbahn der Gallenblase befinden sich 44 Akupunkturpunkte.
10. Bei dem geschilderten Patienten liegt wahrscheinlich ein gestörter QI-Fluß der Leber vor. Die Kopfschmerzen weisen auf eine Fülle des Leber-QI im Bereich des Kopfes hin. Die Kopfschmerzen sind seitlich am Kopf lokalisiert (Schläfe), dort verläuft der Gallenblasenmeridian. Das Verhalten des Patienten (leicht aufbrausend und gereizt) ist ein weiterer Hinweis auf einen gestörten QI-Fluß der Leber.
    Das Behandlungskonzept: Man sollte mit Le 3 eine Harmonisierung des Leber-QI anstreben und gleichzeitig durch eine sedierende Technik die Fülle im Kopf ausleiten. Aufgrund des wiederholten Auftretens der Kopfschmerzen wird man auch Gb 14 als Nahpunkt einsetzen. Auch Gb 20 kann zur Behandlung angewendet werden, wegen seiner guten Wirkung bei Kopfschmerzen und weil die Schmerzen plötzlich – also windartig – auftreten.

11.1 Antworten zum Kapitel Leber – Gallenblase

11.2 Antworten zum Kapitel Herz – Dünndarm

1. Das SHEN bezeichnet den Geist und Intellekt, es belebt Körper und Bewußtsein. Der Geist (SHEN) ist im Herz beheimatet.
   Wenn das Herz geschwächt ist, findet der Geist (SHEN) im Herzen keinen richtigen Halt und schweift umher – das macht sich in der Nacht durch Schlafstörungen bemerkbar.

2. Die Zunge ist das Sinnesorgan des Herzens, und das Auge ist das Sinnesorgan der Leber.

3. Dü 19 wird bei Erkrankungen des Ohrs (z.B. Ohrenschmerzen, Schwerhörigkeit) und auch bei Zahnschmerzen eingesetzt. Eine dritte Indikation ist eine Trigeminusneuralgie.

4. Der Dünndarmmeridian zieht vom ulnaren Nagelfalzwinkel am kleinen Finger über die ulnare Seite des Arms und dann über das Schulterblatt zur Wange.

5. He 7 liegt in der Handgelenksbeugefalte, radial der Sehne des M. flexor carpi ulnaris.

6. Füllezeichen bei einem Patienten können z.B. sein: Überaktivität, Unruhe, eine laute Stimme und ein zu hoher Blutdruck (Hypertonie) und auch ein kräftiger, starker Puls.

7. Gb 14 liegt etwa 1 CUN oberhalb der Augenbrauenmitte, senkrecht über der Pupille beim Geradeausblick.

8. Zur Behandlung von Beschwerden im Nackenbereich können Sie Dü 3 einsetzen; Dü 3 schaltet die außerordentliche Leitbahn DU MAI ein. Wenn es sich um chronische Beschwerden handelt, kann auch Gb 20 als Nahpunkt akupunktiert werden.

9. Auf der Dünndarmleitbahn liegen 19 Punkte. Der letzte Punkt – Dü 19 – wird in Kapitel 4.2.3 (S. 46) ausführlich erläutert.

10. Zur Behandlung der geschilderten Symptomatik sollte man bei dem Wort „plötzlich" auch an das Wort „windartig" denken: Bei Winderkrankungen sollte man Punkte aus dem Funktionssystem Leber – Gallenblase einsetzen: z.B. Le 3 und Le 8; vielleicht auch Gb 34. Auf jeden Fall sollte man Fernpunkte auswählen, da es sich um ein akutes Geschehen handelt. Als Ergänzung kann man über Dü 3 nachdenken.
    Andere Punkte, die ebenfalls bei Übelkeit und Erbrechen wirksam sind, lernen Sie in späteren Kapiteln kennen.

11.3 Antworten zum Kapitel Perikard – SAN JIAO

1. Der SAN-JIAO-Meridian beginnt am ulnaren Ringfinger-Nagelfalzwinkel und verläuft dann über den Handrücken und die Arm-Außenseite über den Hals zum Ohr und endet dann am lateralen Augenbrauenende.

2. LUO-Punkte können QI auf das Organ bzw. auf die Leitbahn, mit dem sie nach dem YIN-YANG-Schema verbunden sind, transferieren und das gekoppelte Organ bzw. die Leitbahn stärken und harmonisieren.
   Beispiele für LUO-Punkte haben Sie in diesem Kapitel kennengelernt: Pe 6, Sj 5.

3. Der SAN JIAO besteht aus drei Körperhöhlen.
   - Die obere Körperhöhle (oberer Erwärmer) entspricht dem Brustkorb.
   - Die mittlere Körperhöhle (mittlerer Erwärmer) ist mit der Bauchhöhle gleichzusetzen.

- In der unteren Höhle (unterer Erwärmer) befinden sich die Becken- und auch ein Teil der unteren Baucheingeweide.
4. Der obere Erwärmer ist für die Atmung zuständig. Der mittlere Erwärmer überwacht die Verdauungsfunktion. Der untere Erwärmer kontrolliert vor allem die Urogenitalfunktion.
5. Auf dem Perikardmeridian befinden sich 9 Akupunkturpunkte.
6. Eine Auswahl von Anwendungsbereichen von Pe 6:
   - Nahpunkt bei chronischen Schmerzen im Handgelenk
   - Übelkeit, Brechreiz und Erbrechen
   - somatische Herz-Kreislauf-Beschwerden
   - Gedächtnisschwäche, Benommenheit, Schlafstörungen (SHEN!)
   - Regelblutungsstörungen (heftig, lang, schmerzhaft)
7. Sj 5 liegt 2 CUN proximal der dorsalen Handgelenksbeugefalte zwischen Radius und Ulna.
8. Dü 3 befindet sich etwas proximal und dorsal des Hautwulstes, der sich an der ulnaren Handkante am Rand der distalen Handbeugefalte aufwirft.
9. Herz-Kreislauf-Erkrankungen, die psychischen Ursprungs sind (z.B. Herzneurose), werden über das Herz behandelt. Eine Therapie somatischer Herz-Kreislauf-Beschwerden wird unter Einbeziehung des Perikards durchgeführt.
10. Bei chronischen Handgelenksbeschwerden können Sie Punkte einsetzen, die am Handgelenk oder in dessen Nähe liegen. Solche Punkte sind z.B. Pe 6, Sj 5 und He 7.

11.4 Antworten zum Kapitel Milz – Magen

1. Die Milz filtert die wichtigsten Inhaltsstoffe aus der Nahrung heraus und wandelt diese zu QI (Energie) und XUE (Blut) um; die Milz sorgt danach für die Verteilung dieser Substanzen im ganzen Körper.
2. Der Magen nimmt die Nahrung auf und zerlegt sie dann in ihre groben Bestandteile. In der Milz werden diese noch groben Nahrungsbestandteile kleinverdaut. Der Magen liegt beim Verdauungsprozeß vor der Milz.
3. Auf der Magenleitbahn liegen 45 Akupunkturpunkte. Der vorletzte Punkt Ma 44 wurde in Kapitel 6.2.3 mit Lage und Wirkung beschrieben.
4. Akupunkturpunkte am Fuß: Aus dem Funktionssystem Leber – Gallenblase haben Sie Le 3 und Gb 41 kennengelernt.
   In diesem Kapitel wurden Ihnen aus dem Funktionssystem Milz – Magen die Punkte Mi 3 und Mi 4 sowie Ma 44 vorgestellt.
5. Mi 6 liegt an der medialen Seite des Unterschenkels, 3 CUN oberhalb des Innenknöchels am Schienbeinhinterrand.
6. Ein Patient mit einer Milzschwäche kann folgende Symptome haben:
   - Verdauungsprobleme mit Blähungen und weichem Stuhlgang
   - Müdigkeit, Mattigkeit und Abgeschlagenheit (alle Organe sind in ihrer Funktion geschwächt)
   - Schleim in Lunge und Darm, Ödeme (Haut und Schleimhaut)
   - schnelles Zahnfleischbluten oder schnelle Blutergußbildung bei nur kleinen Verletzungen, Blutauflagerungen im Stuhl und stärkere Blutverluste bei der Regelblutung

- Vorfälle bzw. Absenkungen und Vorwölbungen der Blase, der Gebärmutter, des Rektums und des Anus
- eingeschränkte Konzentrations- und Merkfähigkeit

7. Für eine Milzschwäche kommen hauptsächlich drei Ursachen in Frage:
   - Ernährung: kalte und rohe Speisen und Getränke können nach der chinesischen Diätetik die Milz schwächen.
   - Psyche: Durch langes Grübeln, wenn man sich also lange mit einem quälenden Gedanken herumschlägt und sich sehr schwer mit dem Fällen einer Entscheidung tut, kann es zu einer Schwäche der Milz kommen.
   - Klima: Eine Milzschwäche kann auch durch Nässe und Feuchtigkeit, die in den Körper eindringen, verursacht werden.

8. Ma 25 befindet sich 2 CUN seitlich des Bauchnabels.

9. Der Milzmeridian beginnt an der medialen Seite der Großzehe (Nagelfalzwinkel) und verläuft dann an der medialen Seite des Beins über den Bauch zum Brustkorb (2. ICR), wo er in einer Spitzkehre wieder nach kaudal verläuft und auf der mittleren Axillarlinie im 6. ICR endet.

10. Zunächst einmal ist zu bemerken, daß die Migräne eine Krankheit ist, die nicht einfach zu behandeln ist.
    Folgende Punkte können zur Therapie einer Migräne eingesetzt werden: Ma 8 (Kap. 6), Gb 14 und Gb 20 (Kap. 3) und als Fernpunkte Sj 5 und Pe 6 (Kap. 5).

11.5 Antworten zum Kapitel Lunge – Dickdarm

1. Lu 5 liegt in der Ellbogenbeugefalte, und zwar lateral der Sehne des M. biceps brachii.

2. Die Dickdarmleitbahn besitzt 20 Akupunkturpunkte. Den letzten Punkt Di 20 haben Sie bereits näher kennengelernt (s. Kap. 7.2.3).

3. Dem YIN-Organ Lunge und dem YANG-Organ Dickdarm werden die Haut und das Sinnesorgan Nase zugeordnet.

4. Die Funktionen der Lunge:
   - Die Lunge sorgt für eine gleichmäßige Atmung.
   - Die Lunge besitzt durch die Haut einen engen Kontakt zur Außenwelt – unter der Haut befindet sich das Abwehr-QI.
   - Die Lunge sorgt für die Verteilung und den Weitertransport von Flüssigkeiten im Körper.

5. Meridiane am Ellbogen:
   - An der Innenseite des Ellbogens befinden sich die Leitbahnen von Lunge, Perikard und Herz (von radial nach ulnar).
   - An der Außenseite des Ellbogens befinden sich die Meridiane des Dickdarms, des SAN JIAO und des Dünndarms (von radial nach ulnar).

6. Bei einer Trigeminusneuralgie können unterstützend Dü 19 (s. Kap. 4.2.3, S. 46) und Di 20 (s. Kap. 7.2.3, S. 86f.) eingesetzt werden. Diese Punkte sollten während einer Schmerzattacke nicht auf der betroffenen Seite akupunktiert werden, sondern gegebenenfalls nur auf der Gegenseite oder im schmerzfreien Intervall.
   Als Fernpunkt bei der Trigeminusneuralgie können Sie Ma 44 einsetzen (s. Kap. 6.2.3, S. 73).

7. Ma 36 liegt 1 CUN lateral des Unterrandes der Tuberositas tibiae und 3 CUN unterhalb der Patella-Unterkante.

8. Auch wenn bei einer Verdauungsstörung die Funktionsfähigkeit des Dickdarms betroffen ist, müssen solche Beschwerden über Akupunkturpunkte von Milz und Magen sowie von Leber und Gallenblase behandelt werden.

   So kann man je nach Verlauf (akut oder chronisch, plötzlich oder schleichend) über den Einsatz folgender Punkte nachdenken:
   - Mi 3, Mi 6 und Ma 25, Ma 36, Ma 40
   - Le 3, Le 8, Le 13 und Gb 34

9. Viele Organe können durch Nahrungsmittel – vor allem durch kalte und rohe Speisen – geschädigt werden.

   Zu solchen Organen zählen der Dünndarm (Kap. 4), die Milz (Kap. 6) sowie die Lunge und der Dickdarm (Kap. 7).

10. Die Schulterschmerzen müssen unter verschieden Aspekten betrachtet werden.
    - Akut oder chronisch: Bei einer Zeitdauer von knapp einem Jahr spricht man von einem chronischen Leiden.
    - Innen oder außen: Die vorliegenden Beschwerden würde man als Erkrankung bezeichnen, die Außenzeichen besitzt – wobei andere Beschwerden im Text nicht genannt werden.
    - Leere oder Fülle und Kälte oder Hitze: Man erfährt im Text nichts näheres über den Patienten. Im Text wird nur gesagt, daß keine lokalen Fülle- oder Hitzezeichen vorliegen.

    Für die Therapie kann man Nahpunkte auswählen, da die Beschwerden chronisch sind und keine Entzündung vorliegt. Da der Patient Schwierigkeiten bei der Bewegung nach oben und nach vorne hat, würde man genau an dem Ort, der in seiner Funktion beeinträchtigt ist, Punkte suchen: Vorne und oben an der Schulter liegen Di 15 und Lu 1. Diese beiden Punkte könnte man einsetzen (Vorsicht: Lu 1 liegt über der Lunge – s. Kap. 2.3, S. 16ff.).

    Di 4 könnte ebenfalls angewendet werden, da er gegen Schmerzen wirkt und die Dickdarmleitbahn über die Schulter verläuft (Fernpunkt).

    Es gibt noch einen weiteren Fernpunkt, der bei Schulterschmerzen einzusetzen ist: Ma 38. Der Punkt Ma 38 sollte sedierend genadelt werden – am besten, wenn die Schulter dabei bewegt wird. Deswegen sollten Sie die Nahpunkte erst nach der starken Stimulation von Ma 38 einstechen – Sie brauchen die Schulter nur am Anfang der Behandlung bewegen zu lassen und können wenig später auch schon die Nahpunkte akupunktieren.

    Sie sehen, daß Fernpunkte wie Di 4 und Ma 38 auch bei chronischen Erkrankungen eingesetzt werden können.

    Somit hätte man schon eine recht gute Punktauswahl getroffen. Zusätzlich müßte man sich natürlich zur Vervollständigung des Behandlungskonzepts Gedanken über die Liegezeiten der Nadeln und die Behandlungsabstände machen: Aufgrund des chronischen Verlaufs sollte die Verweildauer der Nadeln im Körper zwischen 20 und 30 Minuten betragen und der Abstand zwischen den Sitzungen 1 bis 2 Wochen.

    Mit diesem Konzept würden Sie Ihren Patienten eine Weile behandeln und dann – je nach Verlauf – ihre Behandlungsstrategie beibehalten oder gegebenenfalls neu gestalten.

11.6　Antworten zum Kapitel Niere – Blase

1. Auf dem Nierenmeridian befinden sich 27 Akupunkturpunkte. Auf dem Blasenmeridian liegen 67 Punkte.
2. Ni 3 liegt auf der Mitte der Verbindungslinie zwischen der erhabensten Stelle des Innenknöchels und der Achillessehne.
3. Die Funktionen der Niere:
   - Die Niere kontrolliert die Basisprozesse des Lebens (Geburt, Wachstum, Entwicklung und Fortpflanzung).
   - Die Niere speichert das JING.
   - Die Niere kontrolliert Zähne, Knochen und Haare.
   - Die Niere reguliert die Ausscheidung der Körperflüssigkeiten.
   - Die Niere ist eng mit der Emotion Angst und dem Klima Kälte verbunden.
   - Die Niere hat eine enge Beziehung zum Ohr.
4. Bl 18 befindet sich 1,5 CUN lateral von der Dornfortsatzunterkante des 9. Brustwirbelkörpers. Denken Sie an die Merkregel für die Blasenpunkt-Numerierung und die entsprechende Wirbelkörperhöhe: Bl **acht**-zehn – „**Acht**-ung"!
5. Lu 9 hat lokale Wirkungen und Meridianwirkungen.
   - Lokale Wirkung: Lu 9 wird als Punkt am Handgelenk bei chronischen Beschwerden am Handgelenk (Nahpunkt) eingesetzt.
   - Meridianwirkung: Lu 9 kann als YUAN-Punkt einen gestörten QI-Fluß der Lunge korrigieren und wieder in einen geordneten Fluß bringen und zusätzlich auch das QI der Lunge stärken. Außerdem hat Lu 9 eine besondere Wirkung auf die Blutgefäße und kann bei verschiedenen Erkrankungen, die die Gefäße betreffen, eingesetzt werden.
6. Die Rückenbeschwerden müssen in akut und chronisch unterteilt werden. Bei akuten Rückenbeschwerden kann man – nach Ausschluß motorischer und sensibler Ausfälle – Fernpunkte einsetzen (z.B. Bl 40 und Bl 60). Chronische Beschwerden wird man über Nahpunkte wie z.B. Bl 23 behandeln.
7. Lokale Wirkung: Bl 2 kann bei chronischen Entzündungen der Stirnhöhle und Stirnkopfschmerzen eingesetzt werden. Meridianwirkung: Mit Bl 2 können verschiedene Augenerkrankungen behandelt werden.
8. Der Blasenmeridian verläuft vom inneren Augenwinkel über das Schädeldach zum Nacken und teilt sich dort in zwei Äste auf, die nebeneinander über den Rücken und die Oberschenkelrückseite bis zur Kniekehle ziehen, wo sie sich wieder vereinigen. Der Blasenmeridian läuft dann an der Unterschenkelrückseite zur Außenseite des Fußes und endet am lateralen Nagelfalzwinkel der Kleinzehe.
9. YIN-Organe (Parenchymorgane) sind die Leber, das Herz und das Perikard, die Milz, die Lunge und die Niere. Diese Organe sind hier in der Reihenfolge der Wandlungsphasen aufgelistet: Holz, Feuer, Erde, Metall und Wasser (s. Abb. 1.1).
10. Da es sich bei der Erkrankung der Patientin um ein chronisches Leiden handelt, sollte die Therapie über lokale Punkte erfolgen. Eine Nasennebenhöhlenentzündung (Sinusitis) kann alle Nasennebenhöhlen oder nur einzelne betreffen (z.B. Stirnhöhle oder Oberkieferhöhle) – deswegen würde man bei einer Beteiligung der Stirn Bl 2 und vielleicht auch Gb 14 einsetzen; bei einer Entzündung des Sinus maxillaris (Oberkiefer) würde man z.B. Di 20 akupunktieren.

Di 4 hat eine besonders gute Fernwirkung auf den Gesichtsbereich und könnte deswegen auch bei Sinusitis angewendet werden, aber in Unkenntnis über eine bestehende Schwangerschaft darf dieser Punkt nicht eingesetzt werden (s. Kap. 7.2.3, S. 83 f.)!

11.7 Antworten zum Kapitel REN MAI – DU MAI

1. Der REN MAI verläuft vom Perineum auf der Mittellinie der Körpervorderseite über Bauch, Brust und Hals bis zu einer Vertiefung zwischen Kinn und Unterlippe.
2. Bl 23 und DU 4 besitzen fast die gleiche Höhenlokalisation. DU 4 liegt unterhalb des Dornfortsatzes des 2. Lendenwirbelkörpers (L2). Bl 23 liegt 1,5 CUN lateral von der Dornfortsatzunterkante des 2. Lendenwirbelkörpers (L2).
3. Anwendungsbereiche von REN 6:
   - Schmerz- und Spannungszustände im Unterbauch
   - Zustände häufiger Erschöpfung und Abgeschlagenheit
4. Die Anzahl der Akupunkturpunkte auf dem REN MAI beträgt 24.
5. Bl 10 liegt im Nacken am seitlichen Rand des M. trapezius, etwa auf Höhe des Dornfortsatzes des 2. HWK (C2), knapp 1,5 CUN seitlich der Mittellinie.
6. Bl 40 liegt in der Mitte der waagrecht verlaufenden Kniegelenksfalte.
7. DU 20 wirkt harmonisierend auf den Geist (SHEN) und sorgt dafür, daß der Geist (SHEN) wieder „seinen Platz im Herzen" finden kann. DU 20 kann deswegen bei Schlafstörungen, Gedächtnisstörungen und psychischen Unruhezuständen eingesetzt werden.
8. REN 12 liegt 4 CUN unterhalb des Processus xyphoideus sterni bzw. 4 CUN oberhalb der Bauchnabelmitte. Denken Sie beim Aufsuchen von REN 12 an die relativierende Meßtechnik (s. Kap. 2.5, S. 22).
9. Du 14 hat lokale Wirkungen und Meridianwirkungen.
   Lokale Wirkung:
   - Verbesserung lang anhaltender Nackensteifigkeit
   - Besserung von Beschwerden im Nackenbereich
   Meridianwirkung:
   - Stimulierung des Immunsystems
   - Linderung von Kältekrankheiten (z.B. kalte Hände und Füße, häufiges Frieren)
   - positiver Einfluß auf Erkrankungen im Bereich des Kopfes (z.B. Kopfschmerzen, Schwindelgefühl und klingende Ohrgeräusche)
   - positiver Einfluß auf psychiatrische und neurologische Krankheiten
10. Bei dem Patienten wird man aufgrund der langen Krankheitsdauer vor allem lokale Punkte zur Behandlung auswählen.
    Aufgrund der Aspekte, daß der Patient „für sein Gewicht etwas zu klein" ist, daß Asthma mit Sekretbildung einhergeht und dem Verhalten des Patienten (die Tatsache, daß er auf Sie zugeht, zeugt von Aktivität und Initiative), kann man in diesem Fall wohl von einem Fülle-Patienten ausgehen (Leere und Fülle – s. Kap. 2.2.2, S. 9).
    Zur Therapie dieses „Fülle-Asthma" würde man als Nahpunkte REN 17 und Lu 1 auswählen (Vorsicht: Lu 1 liegt über der Lunge!) – Lage von Lu 1: 2 CUN

unterhalb des Schlüsselbeins und 6 CUN lateral der Mittellinie. Bei REN 17 sollte man aufgrund der Füllezeichen keine Moxibustion anwenden!

Als Nahpunkt auf der Rückseite des Brustkorbs würde man Bl 13 auswählen: Bl 13 ist der SHU-Punkt der Lunge und wird vor allem bei chronischen Erkrankungen der Lunge eingesetzt. Bl 13 würde man ebenfalls nicht mit Moxa-Kraut behandeln.

Als möglichen Fernpunkt könnte man Lu 5 einsetzen. Des weiteren wäre zu überlegen, ob man nicht auch Di 11 als immunmodulatorischen Punkt mit in das Behandlungskonzept aufnehmen sollte.

Die Medikamente sollte der Patient zunächst weiter einnehmen. Unter Beobachtung des Verlaufs und der Wirksamkeit der Akupunkturbehandlung kann über eine Reduzierung der Arznei diskutiert werden.

Die Liegezeiten der Nadeln und die Abstände zwischen den Behandlungen sollten wegen der Chronizität lange andauern (s. Kap. 2.2.3, S. 12):

- Verweildauer der Nadeln: zwischen 20 und 30 Minuten
- Abstand zwischen den Sitzungen: 1 bis 2 Wochen

Wichtig ist aber daran zu denken, daß es immer wieder Patienten gibt, bei denen die Akupunktur nicht so wirkt, wie man es sich wünscht. In solchen Fällen müssen Sie flexibel bleiben und erkennen, welche Grenzen die Akupunktur hat und inwieweit sogar zu überlegen ist, ob auch andere Therapien eingesetzt werden sollten.

11.8 Antworten zum Kapitel Extrapunkte

1. Der TAIYANG liegt 1 CUN lateral von der Mitte der Verbindungslinie, die zwischen dem äußeren Augenwinkel und dem lateralen Augenbrauenende liegt – in einer Vertiefung auf dem M. temporalis.

2. Einsatzbereiche des YINTANG:
   - chronische Kopfschmerzen und Migräne
   - Augenerkrankungen
   - Erkrankungen im Bereich der Nase
   - Sinus-frontalis-Beschwerden
   - Einfluß auf Erkrankungen des Nasenrachenraums im Einsatz mit Bl 2 (sog. vorderes magisches Dreieck!).

3. Die wichtigsten Akupunkturpunkte, mit denen man Energie zuführen kann, sind:
   - Ma 36 – siehe Kapitel 6.2.3 (S. 68 f.)
   - REN 4 und REN 6 – siehe Kapitel 9.1.3 (S. 112 ff. und 115 f.)
   - Bl 20, SHU-Punkt der Milz – siehe Kapitel 8.2.3 (S. 104 f.)
   - Bl 23, SHU-Punkt der Niere – siehe Kapitel 8.2.3 (S. 106 f.)
   - Mi 6 – siehe Kapitel 6.1.3 (S. 61 f.)
   - Ni 3 – siehe Kapitel 8.1.3 (S. 92 f.)

   Bei einigen dieser Punkte kann man auch sehr gut die Moxibustion anwenden: Ma 36, REN 4, REN 6, Bl 20, Bl 23. Beachten Sie, daß Moxibustion nicht bei Hitzezuständen angewendet werden soll (s. Kap. 2.2.4, S. 14 f.).

4. DU 20 befindet sich am Schnittpunkt der Verlängerungen der vertikalen Ohrachsen und der Mittellinie des Kopfes – also direkt auf der Pfeilnaht (Sutura sagittalis).

Anhang

Adressen von TCM-Bedarf-Vertrieben:

China Purmed, Sopienstr. 13, 76133 Karlsruhe, Tel. 07 21/3 60 40
Gaber-Med, Plaggenbahn 2, 46242 Bottrop, Tel. 0 20 41/56 92 56
Ostasiatischer Heilmittel Import, Brestlingweg 8, 70619 Stuttgart, Tel. 07 11/47 49 86
Seirin, Postfach 17 63, 63237 Neu-Isenburg, Fax 0 61 02/3 13 40
Bauer & Wermke, Lönsweg 12, 30938 Burgwedel, Tel. 0 51 39/ 9 88 40
asia-point, Probsteierstr. 18, 22049 Hamburg, Tel. 0 40/6 89 04 21

Adressen von Akupunktur-Gesellschaften

Deutsche Ärztegesellschaft für Akupunktur (DÄGfA), Würmtalstr. 54,
81375 München, Tel. 0 89/7 10 05 25
**Internationale Gesellschaft für Chinesische Medizin (Societas Medicinae Sinensis,
SMS),** Leopoldstr. 17, 80802 München, Tel. 0 89/33 56 74

oder Adressen über
Berufsverband Deutscher Akupunkturärzte e.V., Lichtentaler Str. 3,
76530 Baden-Baden, Fax 0 72 21/3 86 85

Adressen im Ausland

Österreichische Wissenschaftliche Ärztegesellschaft für Akupunktur (ÖWAA),
Schwindgasse 3, A-1040 Wien, Tel. 0 04 31/5 05 03 92 u. – 6 16 85 55
Österreichische Gesellschaft für Akupunktur und Aurikulotherapie,
c/o Huglgasse 1–3, A-1150 Wien, Tel. 0 04 31/9 81 04 57 54
Schweizerische Ärztegesellschaft für Aurikulomedizin und Akupunktur,
Kennerwiesstr. 2, CH-8575 Bürglen, Tel. 00 41 71/6 34 66 19

Sachverzeichnis

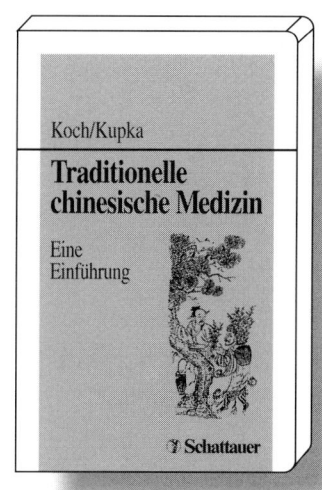

Koch/Kupka
**Traditionelle
chinesische Medizin**
Eine Einführung

1996. 144 Seiten,
14 Abbildungen,
17 Tabellen, kart.
DEM 15,–/öS 110,–/sFr 14,–
ISBN 3-7945-1623-4

Es besteht ein großes Interesse an fernöstlicher, traditioneller Heilkunde, gleichzeitig findet sich jedoch eine große Unkenntnis über Sinn und Inhalte dieser Heilkunst. Im Rahmen von Forschungsarbeiten zu verschiedenen fernöstlichen Heilkunden ist das vorliegende Buch entstanden. Es erklärt und beschreibt Sinn und Inhalt der traditionellen chinesischen Medizin in ansprechender, knapper Form.

Zunächst führen die Autoren den Leser in die Geschichte und Entwicklung der chinesischen Medizin ein, von ihren Ursprüngen bis in die Neuzeit. Anschließend wird auf die Diagnosemethode der chinesischen Ärzte, vor allem aber auf die besonderen Therapieverfahren wie Arzneischatz, Akupunktur, Moxibustion u.a. eingegangen.

Objektive und kritische Beschreibung „alternativer Heilmethoden"

Das Buch endet mit einem kritischen Vergleich zwischen fernöstlicher und westlich-naturwissenschaftlicher Heilkunde. Das Anliegen der Autoren ist es, Miß- verständnisse abzubauen und eine sachliche Offenheit gegenüber dieser Heilkunde zu vermitteln.

Aus dem Inhalt:
Das chinesische Denken
Geschichte der traditionellen
  chinesischen Medizin
Grundbegriffe der chinesischen
  Medizin
Der Krankheitsbegriff in der
  chinesischen Medizin
Die Grundsubstanzen:
  Qi, Xue, Jing, Shen
Die Orbisikonographie
Die Sinarteriologie und
  Foraminologie
Diagnose in der
  chinesischen Medizin
Die Therapie

http://www.schattauer.de

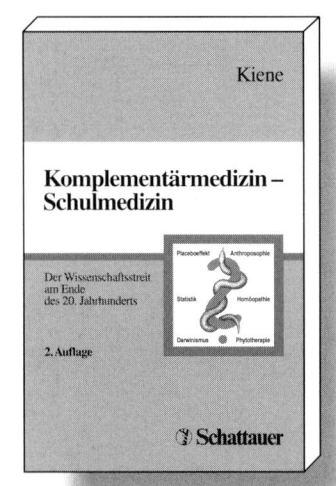

Kiene
**Komplementärmedizin –
Schulmedizin**
Der Wissenschaftsstreit am Ende
des 20. Jahrhunderts

2., durchgesehene und
erweiterte Auflage 1996.
192 Seiten, 1 Abbildung,
1 Tabelle, kart.
DEM 29,–/öS 215,–/sFr 29,–
ISBN 3-7945-1734-2

Komplementärmedizin – das heißt: erweiternde, ergänzende Medizin. Diese Komplementärmedizin ist es, um die nun am Ende des 20. Jahrhunderts ein Wissenschaftsstreit entbrennt, der jeden einzelnen Arzt tangiert.

Das vorliegende Buch ist eine engagierte und kritische Aufarbeitung dieser Auseinandersetzung. Im Mittelpunkt stehen dabei die zentralen Dogmen der herkömmlichen Wissenschaft und Medizin. Ihren gängigsten Argumenten gegen den Einsatz der Komplementärmedizin wird nach kritischen Untersuchungen fundiert und mit großer Sachkenntnis widersprochen.

Die 2. Auflage wurde korrigiert und um eine wichtige Meta-Analyse sowie neueste klinische Studien zur Misteltherapie und Homöopathie erweitert.

Engagierte und kritische Aufarbeitung zentraler Dogmen der Schulmedizin

---

Das Buch wendet sich an Ärzte, Studierende der Medizin und Wissenschaftler, die sich über Grundfragen der Medizin und die Auseinandersetzung zwischen Schul-

und Komplementärmedizin informieren und ihre eigene Meinung bilden möchten.

Meinungen zum Buch:

„Die Tatsache, daß das Buch von Kiene bereits in der 2. Auflage nach kurzer Frist neu aufgelegt wurde, zeigt, daß er Wesentliches zur Diskussion beitragen kann. Erfahrungsheilkunde, Heidelberg

„Endlich ein Buch, das einem Fakten an die Hand gibt für Diskussionen ..." Rückfall, München

„... eine wahre Rüstkammer für die Vertreter des neuen Paradigmas" Der Heilpraktiker, Düsseldorf

http://www.schattauer.de